"十三五"国家重点出版物出版规划项目
国家自然科学基金重大项目

国家出版基金项目
NATIONAL PUBLICATION FOUNDATION

应对老龄社会的基础科学问题研究丛书

主编 彭希哲

中国老年健康调查及数据库建设

郑真真　施小明　曾　毅　雷晓燕/著

科学出版社
龙门书局
北京

内 容 简 介

"中国老年健康调查"自1998年首次调查至2018年第8次调查,已经走过了20年历程。本书回顾了20年8次调查的延续和变化,介绍了根据历次调查结果组成的中国老年健康追踪调查数据库、健康长寿地区典型调查及生物标志物数据库以及中国老年健康环境和遗传交互作用研究数据库,并综述近20年学者利用老年健康追踪调查的相关研究成果。本书还重点介绍2017~2018年第8次调查的设计,涉及老年心理健康和认知功能数据收集的扩展与调查实施方案,以及调查的主要描述性结果。

本书适合中国老龄社会研究领域的学者、大专院校师生、政府官员和社会公众阅读参考。

图书在版编目(CIP)数据

中国老年健康调查及数据库建设/郑真真等著. —北京:龙门书局,2021.11
(应对老龄社会的基础科学问题研究丛书/彭希哲主编)
"十三五"国家重点出版物出版规划项目 国家出版基金项目 国家自然科学基金重大项目

ISBN 978-7-5088-5889-0

Ⅰ.①中… Ⅱ.①郑… Ⅲ.①老年人-健康调查-中国 Ⅳ.①R161.7

中国版本图书馆 CIP 数据核字(2020)第 250648 号

责任编辑:刘英红/责任校对:贾娜娜
责任印制:霍 兵/封面设计:无极书装

科学出版社 出版
龍門書局
北京东黄城根北街 16 号
邮政编码:100717
http://www.sciencep.com
三河市春园印刷有限公司 印刷
科学出版社发行 各地新华书店经销

*

2021 年 11 月第 一 版 开本:720×1000 1/16
2021 年 11 月第一次印刷 印张:16 1/2
字数:375 000
定价:165.00 元
(如有印装质量问题,我社负责调换)

丛书编委会

主　编：彭希哲

副主编：（以姓氏笔画为序）

　　　　左学金　　何文炯　　曾　毅　　翟振武

编　委：（以姓氏笔画为序）

　　　　于景元　　左学金　　李树茁　　李善同

　　　　杨　泽　　吴开亚　　何文炯　　汪寿阳

　　　　胡　湛　　彭希哲　　辜胜阻　　曾　毅

　　　　翟振武

"应对老龄社会的基础科学问题研究丛书"序

人口老龄化是一个世界性议题，它是人口再生产模式从传统型向现代型转变的必然结果，也是当今社会经济发展和社会现代化的一个重要趋势，并已成为中国社会的常态。在目前的社会经济制度安排下，我们仍对这种前所未有的人口学变化及其所带来的影响缺乏必要和及时的反应、适应和调整，中国人口老龄化的特殊进程亦使得这种挑战更显严峻。

人口老龄化首先表现为人口问题，我们不仅要对人口进行更深入的研究与调控，更要考虑到社会、经济、环境等多元要素对老龄化进程的制约。老龄化的影响已经逐渐渗透到中国社会的各个方面，并与各种历史的、当前的和未来的社会发展要素不断地相互影响，形成一个超复杂的经济社会系统问题。因此，应对老龄社会需要统筹中国社会的各种资源以形成合力，对整个社会的组织和运行进行改革和再设计，以使中国社会在老龄化的背景下继续健康、协调地运行和发展。

为此，国家自然科学基金委员会经过两年的论证，于2014年启动了重大项目"应对老龄社会的基础科学问题研究"（71490730）的招标工作。其主要目标有两方面。

其一，立足中国经济、社会和环境的现实，针对中国老龄社会的自身特征，在全球化、市场化、信息化的时代背景下，充分考虑中国人口转变和社会转型的进程，响应城乡统筹、代际和谐发展的时代要求，深入研究面向社会整合和可持续发展的应对中国老龄社会的重大基础科学问题，进行理论创新和前瞻性研究，提出符合中国实践的新理论和新方法。

其二，根据我国转变经济发展方式、保障和改善民生的重大需求，针对老龄化的发生发展规律、现在及未来老年人群体的新特征、老龄社会的社会支持系统与经济形态，以及相关制度安排和政策重构等科学问题展开系统研究，支撑国家宏观决策和治理实践需求，并造就一支在国内外有影响的跨学科研究队伍。

最终，经过选拔和评审，以复旦大学作为牵头单位并联合中国人民大学、北京大学、浙江大学、上海社会科学院所组成的跨学科研究团队承担了这一重大项目，首席科学家为复旦大学的彭希哲教授，经费量1800万元，执行期自2015年起至2019年止。项目涵括5个相互独立却又紧密关联的专项课题：

课题一"特征、规律与前景——老龄社会的人口学基础研究"（71490731）由中国人民大学承担，负责人为翟振武教授；课题二"健康老龄化——老年人口健康影响因素及有效干预的基础科学问题研究"（71490732）由北京大学承担，负责人为曾毅教授；课题三"代际均衡与多元共治——老龄社会的社会支持体系研究"（71490733）由浙江大学承担，负责人为何文炯教授；课题四"公平、活力与可持续——老龄社会的经济特征及支持体系研究"（71490734）由上海社会科学院承担，负责人为左学金研究员；课题五"整体性治理——应对老龄社会的公共政策和公共管理体系重构研究"（71490735）由复旦大学承担，负责人为彭希哲教授。整个项目的核心团队成员超过 50 人，聚集了一批人口学、管理学、经济学、社会学、心理学、医学、生物学、数学、环境科学、信息科学、政治学等领域的一流专家学者，其中不乏教育部长江学者、新世纪百千万人才工程专家等顶尖人才。经过团队成员五年多的鼎力合作，产生了一大批高质量的科研成果，在《中国社会科学》、*The Lancet*、*Demography*、*Governance* 等国内外重要学术期刊发表论文近 400 篇，由其形成的决策咨询报告多次得到国家领导人批示，获得第八届中华人口奖、第七届高等学校科学研究优秀成果奖（人文社会科学）、第八届高等学校科学研究优秀成果奖（人文社会科学）、第七届中国人口科学优秀成果奖、第三届中国老年学奖、第七届钱学森城市学金奖等各类国家及省部级奖项近 60 种，并参与资助了两项大型老龄社会追踪调查：CLASS（China Longitudinal Aging Social Survey，中国老年社会追踪调查）和 CLHLS（Chinese Longitudinal Healthy Longevity Survey，中国老年健康影响因素跟踪调查）。

为了推动这些成果在更大的范围内共享，促进相关学科领域的发展和高水平研究队伍的建设，为老龄社会相关的制度、政策与法规的设计、制定和运行提供理论指导与方法支撑，项目组和科学出版社合作，论证设计了"应对老龄社会的基础科学问题研究丛书"出版计划，并于 2018 年入选"十三五"国家重点出版物出版规划项目，2020 年获得国家出版基金支持。丛书计划持续出版系列老龄科学研究领域的学术专著，并于 2021~2022 年推出第一批 17 部。

作为国家自然科学基金重大项目"应对老龄社会的基础科学问题研究"的重要研究成果集群，本丛书的出版是多方通力合作、协同努力的结果。我们首先衷心感谢国家自然科学基金委员会的大力支持，感谢吴启迪、何鸣鸿、李一军、高自友、杨列勋、刘作仪等基金委时任领导的鼓励与指导，感谢于景元、辜胜阻、汪寿阳、李善同、李树苗、杨泽等学术领导小组专家的指点与建议，感谢吴刚、霍红、方德斌、卢启程、杜少甫、张江华等基金委工作人员的细致工作和周到服务，感谢原新、丁金宏、李娟、林义、黄鲁成、凌

六、冯帅章等专家学者的帮助，感谢复旦大学、中国人民大学、北京大学、浙江大学、上海社会科学院的支持及在管理上提供的便利，感谢复旦大学公共管理与公共政策研究国家哲学社会科学创新基地、复旦大学人口与发展政策研究中心、中国人民大学人口与发展研究中心、北京大学国家发展研究院、浙江大学老龄和健康研究中心、上海社会科学院经济研究所的团队支持，感谢全国老龄工作委员会、中国老龄协会、国家卫生健康委员会、民政部、人力资源和社会保障部、国家统计局及各级政府部门的帮助，感谢兄弟院校和合作科研机构及团队的帮助，感谢项目组全体成员和参与项目工作的博士后及研究生们的辛勤劳动。此外还要感谢科学出版社的认可及支持，尤其是马跃和魏如萍老师对于我们申报"十三五"国家重点出版物出版规划项目和国家出版基金的鼎力协助。我们将再接再厉，为推动建设一个"不分年龄人人共建共治共享"的社会而奋斗。

"应对老龄社会的基础科学问题研究"项目组

2020 年 12 月

前言：中国老年健康调查及数据库建设基本情况概述[①]

一、中国老年健康调查概况

北京大学"中国老年健康影响因素跟踪调查"及数据库建设和交叉学科研究由国家自然科学基金委员会管理科学部主任基金应急研究项目、重大项目、重点项目及国际合作项目，国家社会科学基金特别委托项目，教育部 211 工程，科学技术部 973 项目和国家科技支撑计划，美国国立老龄研究院（National Institute on Aging，NIA）、美国国立卫生研究院（National Institute of Health，NIH）和联合国人口基金等联合资助，1998～2018 年在全国 23 个省（区市）随机抽取大约一半县市进行八次跟踪调查，累计入户访问 11.3 万人次，其中最需照料的 80 岁及以上高龄老人占总样本的 67.4%，其余为较低龄老人和中年对照组，包括：2.01 万人次百岁老人，2.68 万人次 90～99 岁老人，2.93 万人次 80～89 岁老人，2.01 万人次 65～79 岁老人，1.12 万人次 35～64 岁中年人。同时，访问了 2.89 万位追踪调查时已死亡的曾受访老人的直接家庭成员，收集了老人死亡前健康状况、生活质量、医疗和照料需求成本等详细数据。1998～2018 年的 8 次跟踪调查中，还收集了 4.08 万位被访者的血样或唾液遗传样本，包括 8431 位百岁老人、8773 位 90～99 岁长寿老人、8860 位 80～89 岁老人、10 139 位 65～79 岁老人和 4609 位 40～64 岁中年对照组，用于开展中国老龄健康交叉学科创新研究。

中国老年健康调查 1998～2008 年第 1、2、3、4 次调查的组织实施工作由北京大学与中国老龄科学研究中心及北京美兰德信息咨询有限公司（原国家统计局信息中心改制）合作开展；2009～2018 年第 5、6、7、8 次调查的组织实施工作由北京大学与中国疾病预防控制中心（以下简称中国疾控中心）合作开展；2020 年及以后调查的组织实施工作将由北京大学、中国人口与发展研究中心和中国疾控中心环境与健康相关产品安全所合作开展。

中国老年健康调查存活老人和死亡老人的数据质量得到了国内外学者的普遍认可，已成为国际国内学界公认、世界上类似调研中 80 岁以上高龄老人（最需照料和研究）样本最大并有相应较年轻老人对照组、数据信息十分丰富和研究潜力

[①] 作者：曾毅（北京大学国家发展研究院教授、杜克大学老龄与人类发展研究中心教授）。

巨大的交叉学科发展项目。我们的政策咨询报告得到了多位中央领导同志批示，两次被国家发展和改革委员会主办的《改革内参·高层报告》列为主报告呈送中央和地方领导。

我们跨社会、自然科学的交叉学科团队的研究成果已在《柳叶刀》(*Lancet*)、《自然》(*Nature*)子刊、《美国医学协会学刊》(*The Journal of the American Medical Association*, *JAMA*)子刊、《科学通报》、《经济研究》、《经济学季刊》等顶级和知名期刊发表。2017年3月，世界健康科学顶级期刊《柳叶刀》杂志集团将我们关于中国高龄老人健康发展趋势及应对战略策略论文作为重要科学发现专门举行面向全球的网上新闻发布，宣布"这是世界上规模最大的高龄老人研究，其发现对中国和其他所有面临人口老化挑战的国家都有重要意义"[①]。我们的"中国高龄老人存活与健康调查分析"被《医学科学报》、《中国科学报》、科学网和《科学新闻》杂志选为"2017中国十大医学进展"45个候选科研杰出成果之一[②]。经专家评审、社会公示，中国老年健康调查研究项目集体成果专著《中国健康老龄发展趋势和影响因素研究》(曾毅、陆杰华、雷晓燕、施小明等著)入选"2017年度国家哲学社会科学成果文库"(2017年全国共申报426项，有39项成果入选)。

国家自然科学基金委员会在2009年度报告"成果巡礼"专栏中以一页篇幅重点表彰本项调查研究；2010年本项目在国家自然科学基金资助与管理绩效国际评估中，被选为"面向国家重大战略需求和应对重大事件提供基础支撑作用的典型案例"。迄今为止，国家自然科学基金支持"中国老年健康调查研究"项目中已经结题的2个重点项目和1个国际合作重点项目，以及在研的重大项目课题的所有专家委员会中期评估和结题评估结果都是"优秀"。

二、中国老年健康调查交叉学科数据库开发

（一）中国健康老龄化研究数据资源共享

中国老年健康调查1998～2018年8次老龄健康跟踪调查的数据在删除个人隐私信息后已向社会和学界免费开放，包括：合计11.3万人次的存活老人生理心理健康、认知功能、社会参与、行为、饮食营养、生活习惯、社会经济状况、家庭结构、代际关系、老年家庭照料需求、照料提供和成本等个体微观数据，以及2.9

[①] 北京大学曾毅教授和合作者联袂的关于中国高龄老人存活与健康的论文在《柳叶刀》上发表，网址为 http://pkunews.pku.edu.cn/xwzh/2017-03/23/content_297194.htm.

[②] 佚名：2017年中国十大医学进展/新闻人物候选展示，2017年12月25日，http://news.sciencenet.cn/htmlnews/2017/12/398160.shtm[2020-09-20].

万位 65 岁以上已死亡老人死亡前健康状况、照料成本与生活质量等个体微观数据。除了为国家健康老龄化科学决策应用研究服务外，已通过北京大学开放研究数据平台（网址为 http://opendata.pku.edu.cn/）和中国人口与发展研究中心执行的"国家人口宏观管理与决策信息系统"（Population Administration Decision Information System，PADIS）和"全民健康保障信息化工程"数据库平台向学界和社会开放免费使用。

据不完全统计，截至 2020 年 4 月 10 日，有 8480 位学者（不包括其学生和项目成员）正式注册免费使用中国老年健康调查数据；这些学者使用该调查数据已发表成果有：专著 17 本；国际匿名评审 SCI（Science Citation Index，科学引文索引）和 SSCI（Social Sciences Citation Index，社会科学引文索引）学术刊物论文 356 篇;国内期刊论文 455 篇；通过答辩博士学位论文 35 篇，硕士学位论文 104 篇；递交政策咨询报告 60 篇。

（二）与中国老年健康调查基本数据有机整合的三个专题研究数据集

在中国老年健康调查 1998～2014 年 7 次跟踪调查合计近 10 万人次数据已公开发布并得到广泛应用基础上，我们于 2017 年 10 月向学界和社会发布以下与老龄健康调查对象个体数据有机链接整合的三个专题数据集。

（1）老年人群及其成年子女配对样本数据，即我们于 2002 年和 2005 年在 8 个省区市（广西、广东、福建、江苏、浙江、山东、北京、上海）收集的 4478 位老人与其 35～65 岁成年子女配对的家庭及代际关系互动十分详细的 2 次跟踪调查数据。

（2）中国老年健康影响因素生物医学指标数据。我们在 2009 年、2012 年和 2014 年进行的 8 个健康长寿地区典型调查中，与中国疾控中心密切合作，组织医生对老年调查对象进行健康体检，采集及提取生物医学指标共 7334 人，包括血常规检查、尿常规检查及血浆生化检查等三个方面共 30 多项生物医学指标。

（3）中国老年健康影响因素跟踪调查社区数据，包括全国 23 个省区市 860 多个县、县级市或区的社会经济、医疗和老龄服务、空气污染和其他环境污染等社区信息，并与中国老年健康调查个体数据相匹配。

（三）中国老年健康调查全基因组扫描数据分析

北京大学健康老龄与发展研究中心研究团队与深圳华大基因研究院（2017 年正式更名为深圳华大生命科学研究院，后文均简称为华大基因研究院）合作完成了对中国老年健康调查的 2178 名百岁老人和 2299 名中年对照组每人 560 万个基因位点关于长寿的全基因组关联分析（genome-wide association study，GWAS）。我们的百岁老人样本量是世界上已发表百岁老人GWAS研究最大样本量的2.7倍。我们发现了 11 个与长寿密切相关并在中国南北方人群中得到相互验证的基因位点，其中2个新发现的基因位点与长寿相关达到$P<5×10^{-8}$全基因组显著性水平（国际上欧洲和美国分别发现 1 个与长寿相关达到全基因组显著性水平的基因位点）。我们还发现 4 个生物遗传信息通道与长寿显著相关。我们与美国新英格兰地区百岁老人研究（New England Centenarian Study，NECS）、欧盟健康长寿研究项目（Insight into the Determinants of Exceptional Aging and Longevity，IDEAL）进行国际对比分析，探索中欧美人群老龄健康易感基因的异同。我们团队的关于健康长寿的 GWAS 创新成果已于 2016 年 2 月在《自然》杂志子刊 Scientific Reports 发表。

我们的全球首次、百岁老人样本最大的分性别关于健康长寿的 GWAS 已取得鼓舞人心的创新进展；例如，我们首次发现 11 个只与男性长寿显著相关的独立基因位点和 11 个只与女性长寿显著相关的独立基因位点。我们发现 NAD^+代谢通路可能为女性长寿特异性通路，而免疫与炎症相关信号通路可能为男性长寿特异性通路；我们的分性别关于健康长寿的 GWAS 论文已于 2018 年在世界健康科学顶级期刊《美国医学协会学刊》子刊 JAMA Network Open 正式发表。

（四）遗传—环境交互作用及老龄健康精准管理研究取得重要创新成果

基于中国老年健康调查所收集的遗传与跟踪调查数据，北大交叉学科团队首次发现并在国际知名 SCI 期刊发表的成果包括：携带 FOXO 基因类型的高龄老人经常喝茶对认知功能的健康改善作用比不携带这些 FOXO 基因类型者显著要大；携带 FOXO1A-209 基因类型和喝茶之间的交互作用显著降低高龄老人的死亡风险；经常喝茶还使被多国数据证实的携带 FOXO1A-209 等位基因对死亡率产生的显著负面影响有效逆转为可观的正面影响，这一显著关联在两个独立的汉族老人队列中得到相互验证。

基于"中国健康长寿人群队列研究"的遗传与跟踪调查数据以及结构方程模型分析，我们发现并在国际知名 SCI 期刊发表了 ADRB2-2018 和 ADRB2-2019 基因类型与高龄老人负面情绪（焦虑孤独症状）显著负相关，它们与负面情绪的交互作用对高龄老人认知功能有显著负面影响，而它们与经常锻炼和参加社会休闲活动的交互作用对高龄老人自评健康有显著改善作用；经常锻炼、参加社会休闲活动在携带 ADRB2 基因的人群中对老年健康的影响，比在不携带 ADRB2 基因类型人群中的影响要大得多。

我们在国际知名 SCI 期刊已发表的成果表明，控制各种相关协变量后，在

APOE4 携带者中，居住在拥挤家庭、地震中房屋受损、家庭经济困难等生活重压导致自评健康差的概率分别增高 478%、531%和 483%。然而，在 *APOE4* 非携带者中，类似的这几个生活重压的经历导致自评健康差的概率分别只增高 55%、105%和 69%。

三、开发中国老年健康调查数据库，深化老龄健康和交叉学科研究前景展望

北京大学、中国人口与发展研究中心、中国疾控中心团队将在相关政府部门大力支持下，努力深入开展中国家庭人口可持续发展和健康老龄化政策咨询及有效干预的相关应用研究，如不同年龄、性别的城乡老年人口在 1998~2018 年死亡率、心理生理健康和社会参与变化趋势及其成因分析；居住模式和家庭结构对老年健康的影响及政策干预研究；城镇基本医疗保险和新型农村合作医疗对老龄健康的影响及政策干预研究；生物医学指标与老年人尤其是高龄老人健康的相关关系及其调节作用和性别差异研究；空气等环境污染对老年健康的影响实证分析；老年人死亡前生活质量和照料需求的影响因素及其性别差异分析和社会干预研究；等等。

为什么患有同样的疾病且具有相同体质、吃了同样的药或同样的饮食营养，有人管用，有人不管用甚至起反作用？这与个体差异有很大关系，包括年龄、性别、社会经济特征、行为、营养和遗传基因以及非常重要的方面——社会行为营养与遗传基因的交互作用。例如，我们团队在国际一流期刊发表的成果表明，经常喝茶使携带 *FOXO1A* 基因类型对死亡率的负面影响逆转为显著正面影响；经常锻炼和参加社会休闲活动在携带 *ADRB2* 基因类型的高龄老人中对健康的影响比相同其他特征的不携带者显著要大得多。然而，我国在环境—遗传交互作用对老龄健康的影响这一研究领域仍然十分薄弱。我们将继续努力对我国为不同基因类型老人提供不同的饮食营养和社会行为等有效干预方案的精准健康管理研究开发做出应有贡献。

四、本书宗旨和基本结构

本书旨在为致力于老龄研究的学者提供老年健康影响因素实证研究的资料和参考依据。本书由四篇组成。第一篇回顾中国老年健康调查的 20 年历程，综述1998 年以来八次追踪调查的延续和变化；第二篇介绍 2017~2018 年中国老年健

康调查第 8 次调查的设计、关于老年心理健康和认知功能数据收集的扩展、第 8 次调查实施方案，以及数据质量评估；第三篇介绍第 8 次调查的主要描述性结果；第四篇介绍中国老年健康调查数据库，并综述近 20 年学者们利用老年健康追踪调查的主要研究成果。附录收入了中国老年健康调查第 8 次调查问卷、中国老年健康调查数据库列表及应用中国老年健康调查数据库的部分研究成果。

曾 毅

2020 年 4 月

目　　录

第四篇　中国老年健康调查数据库及其应用

第一篇
中国老年健康调查简介：
20 年历程回顾

第1章 中国老年健康调查（1998～2018年）概况[①]

　　中国人口自 20 世纪 50 年代以来发生了巨大的变化，尤其是 20 世纪六七十年代人口死亡率明显下降和 20 世纪 70 年代以后生育率快速降低，这促成了中国人口转变在相对较短的时期内完成。死亡率大幅下降和生育率快速降低必然导致人口的快速老龄化，人口学家预见到中国将很快从一个年轻型人口转向老年型人口，老年人口的绝对数量和老年人口占总人口比重的上升速度将是史无前例的，因此，中国需要未雨绸缪，积极应对人口老龄化带来的挑战。不过，20 世纪 80 年代后逐渐恢复的人口相关社会调查主要关注生育问题，对老年人口的关注很有限。20 世纪八九十年代先后开展了一些较具代表性的调查，如 1986 年北京大学等开展的"中国三省二市老年人口 1‰抽样调查"（张纯元，1991）、1987 年中国社会科学院人口与劳动经济研究所在 28 个省区市开展的"中国 60 岁以上老年人口抽样调查"（田雪原，1988；杨子慧，1988）、1988 年天津社会科学院社会学研究所在 9 个城市开展的"中国九大城市老年人状况抽样调查"（胡汝泉，1991）、1992 年中国老龄问题全国委员会和中国老龄科学研究中心在 12 个省区市开展的"中国老年人供养体系调查"等。但直到 20 世纪 90 年代末，中国还没有形成全国范围的老年人口健康与家庭、社会、经济、环境等综合性基础数据，尤其缺乏对 80 岁以上高龄老人情况的了解。

　　1998 年北京大学启动了"中国高龄老人健康长寿影响因素"研究项目，开展具有全国代表性的老年人口跟踪调查，收集信息涵盖人口、社会、经济、家庭、健康等方面的内容，自 1998 年至 2018 年利用调查数据进行了跨学科、跨单位的多项合作研究。这项调查后更名为中国老年健康影响因素跟踪调查，本书以下统一简称为中国老年健康调查，英文缩写为 CLHLS（Chinese Longitudinal Healthy Longevity Survey）。这项调查历经 20 年，2018 年完成了第 8 次跟踪调查。1998～2018 年这 20 年间，中国的经济社会发展迅速，老年人口也发生了明显的变化，为了适应相关人口和社会经济变化与老年研究需求，各次跟踪调查在问卷内容上主要调查内容保持不变，但根据需要有所调整和增删；累计 65 岁及以上存活和去世老人的记录超过 13 万条。为了使更多学者了解中国老年健康调查成果及其数据库，本书首先介绍调查特点、历次调查概况和调查内容的变化，其次介绍 2018

　　[①] 本章作者：郑真真（中国社会科学院人口与劳动经济研究所研究员、北京大学国家发展研究院健康老龄与发展研究中心研究员）。

年第 8 次调查的抽样设计、调查内容扩展、实施方案、数据质量评估和主要调查结果，最后介绍中国老年健康调查数据库的内容及数据开放应用情况。2018 年第 8 次调查问卷、历次调查的数据库信息及应用中国老年健康调查数据库的部分研究成果以附录形式附在书后，方便读者参考查询。

中国老年健康调查及相关研究的团队由北京大学国家发展研究院曾毅教授牵头，1998 年以来，参与调查和研究的机构与个人数量众多，包括研究人员、高校教授、博士后和研究生等，很多研究不仅是机构合作、多人参与，也是多年累积的成果。本书除了引用已经发表的相关文献外，涉及内容为团队合作多年累积成果时，使用"CLHLS 研究团队"或"课题组"的表述，特此说明。

1.1　中国老年健康调查的特点

中国老年健康调查项目于 1998 年进行了首次调查。该项目启动之初，制定了三个方面的研究目标：①通过多学科交叉联合攻关，从个人、家庭、社会、经济、环境、生物学等方面寻找与健康长寿相关的因素，并了解其影响健康长寿的内在机制；②利用有利于健康长寿的个人、家庭、社会、经济、环境、生物学等方面的因素，减少或消除不利因素，最大限度缩短带病生存期限，提高老年人晚年生活质量，减少老年人个人痛苦及家庭和社会负担，为人类逐步达到既长寿又健康的目标做出贡献；③分析国家老龄工作的重点、难点，为老年人相关决策和管理提供科学依据。围绕这些研究目标，中国老年健康调查在抽样和问卷设计方面具有不等比例随机抽样的特点，收集信息涵盖人口、社会经济、生活方式和健康等多维度内容。

1.1.1　抽样设计特点

中国老年健康调查的抽样设计，采用了比较灵活的多阶段不等比例随机抽样方法，综合考虑样本的代表性、信息收集的可靠性、调查实施的可行性，并尽量使调查数据能够满足研究需求。当时虽然已经有一些在老年人口中开展的社会调查，但由于高龄老人（本书将 80 岁及以上老年人称为高龄老人）总数相对较少，对这类人群的了解十分有限。但是，相当多的健康问题和照料需求都发生在高龄阶段。如果按照实际人口结构用等比例抽样的方法选取样本，将使样本高度集中在相对较低的年龄段及女性老人，从而使高龄老人尤其是男性高龄老人因样本量太少而失去代表性及研究意义。此外，还要考虑跟踪调查时存活人数的年龄性别分布。如果按照等比例抽样方法选取样本，90 岁以上的男性样本人数太少，且这类人群的死亡率高于较为年轻的高龄老人和女性老人，两年之后跟踪调查时男性老人的存活人数将大幅减少，从而无法满足研究需求。采取不等比例抽样方法，可以调查到足够多的高龄老人尤其是百岁以上的老人。

基于老年人口的特点和中国不同阶段的社会变化，他们的年龄与其社会经济状况和健康状况密切相关，年龄的准确可靠在研究中至为关键，因此抽样时避开了年龄申报准确性不高的地区。例如，对 1990 年中国第四次全国人口普查的结果分析发现，新疆人口年龄堆积现象最为显著（查瑞传等，1996）。1998 年最终抽样选择了 22 个省区市，即辽宁、吉林、黑龙江、河北、北京、天津、山西、陕西、上海、江苏、浙江、安徽、福建、江西、山东、河南、湖北、湖南、广东、广西、四川、重庆，这些省区市在 1990 年的总人口为 9.85 亿，占全国总人口的 85.3%。

由于该调查在样本设计时对高龄老人、男性老人、城镇老人进行了超比例抽样，在估计和分析这些老人的相应指标时会具有较好的稳定性。不过，当研究者利用该数据计算变量的均值或分布以反映老年人口总体状况时，或进行不同组间比较时，需要使用权数（课题组在提供调查数据时都附上了权数[①]）。

1.1.2　信息收集特点

该调查的信息收集特点是覆盖指标综合性强，还包括与健康相关的生物指标及去世被访者临终状况等信息。调查问卷的设计思路首先确定了生活方式、社会环境、遗传、医疗条件等决定健康的四大主要因素，经过多次反复讨论，设计了有关老人的如下方面的问题，1998 年第 1 次调查问卷共包括 92 个问题 180 项：①被访者个人的基本情况，包括年龄、性别、民族、居住地、居住安排；②性格心理特征，包括被访者的自我性格特征评判、对本人健康状况与生活质量状况的自我评价；③认知能力，包括定向能力，反应能力，注意力及计算能力，记忆，语言、理解和自我协调能力；④生活方式，包括饮食、吸烟、喝酒、锻炼、家务劳动及社会活动参与等；⑤生活自理能力，包括日常生活自理能力、工具性日常生活活动能力；⑥个人背景及家庭结构，包括受教育程度、婚姻史、经济状况、医疗支出、父母亲信息、兄弟姐妹和子女信息；⑦身体健康信息，包括血压、心率、身高、体重、被访者自报疾病等，还询问了被访者生病时的照料者及能否得到及时治疗等信息。调查问卷最后一部分由调查员填写访问后的观察记录，说明被访者是否能听清问题、是否能接受体检、被访者自报的年龄信息是否准确，如果现场有人替老人代答，要记录代答者与被访老人的关系，最后设一道开放题，调查员可做更详细说明或记录调查时的观察与感受。此后的各次跟踪调查一直延续了初次调查问卷核心框架和内容，但每次都有变动或扩充（有关问卷内容变动

---

① 权数设计详见 "中国高龄老人健康长寿研究" 课题组. 2000.《中国高龄老人健康长寿调查数据集（1998）》，北京大学出版社，第 12～13 页。

的介绍，详见第 2 章）。

1998 年的入户访问调查由一名调查员和一名医务人员共同进行，医务人员对被访老人进行了基本健康体检，收集了血压、心率、身高、体重等指标信息。此外，1998 年及后续的几次跟踪调查还采集了部分被访者的生物样本。1998 年采集了部分老人的指尖血样本，2008 年采集了被访者的唾液样本，2009 年、2012 年和 2014 年在典型调查地区采集了被访者的血液和尿液样本，2018 年采集了被访者的唾液样本。

该调查在信息收集方面的特点还包括，在 1998 年以后的各次调查中，除了访问或跟踪存活的被访者之外，还访问了曾经接受过访问但已去世老人的亲属，通过回顾性调查收集去世老人临终信息，主要包括：死因、死亡地点、健康状况、生活自理能力、住院和卧床不起情况、健康服务利用情况、主要生活照料者等，还包括老人临终前的婚姻、居住方式、社会保障、经济来源、家庭经济状况、去世前生活方式和居住环境等。

1998 年基线调查时，收集了被访老人所住社区的信息，包括自然环境、人口、社会经济指标；此后，根据统计年鉴收集了被访老人所在县区的相关信息。2008～2014 年的调查增加了环境质量（污染和灾害）指标，社区数据共涵盖六个方面 106 个指标，即自然环境、人口构成、经济发展、居民消费、社会福利、环境质量。

1.2　历次调查概况

中国老年健康调查在 1998 年的首次调查，共有 9093 位 80 岁及以上老人成功受访，如果不包括出现在抽样名单中但入户访问前已经去世、迁移或健康原因无法接受访问的老人，本次调查的访问成功率约为 88%。2000 年的第一次跟踪调查，调查对象包括 3 类 5 个人群：①1998 年被访问过到 2000 年调查时尚存活的高龄老人；②1998 年被访问过到 2000 年调查时已去世的高龄老人的亲属；③新增补的样本，调查区域内 1998 年不足百岁到 2000 年进入百岁的老人、存活老人现有的 80 岁及以上兄弟姐妹、1998 年被访问过到 2000 年调查时已去世和失访老人的替代样本。

课题组从 2002 年起，将被访者的年龄范围扩大到 65 岁及以上所有年龄，除 80 岁及以上高龄老人外，新增了 65～79 岁老人的样本，其抽样与上述 80～99 岁老人抽样方法相同。2002 年和 2005 年在 8 个省区市（广西、广东、福建、江苏、浙江、山东、北京、上海）增加了 4478 位被访老人的 35～65 岁成年子女子样本。成年子女的抽样原则为：如果被访老人有两个或更多符合条件的子女，则根据老人出生月份选择访问对象。例如，如果被访老人有两个子女符合条件，若老人在上半年出生就访问年长的子女；若老人在下半年出生就访问年轻的子女，以此类推。这种抽样原则操作简便，也具有随机抽样的效果。

2008 年跟踪调查选取了广东三水、广西永福、海南澄迈（海南抽样点为后增加，此后的调查均在全国 23 个省区市开展）、河南夏邑、湖北钟祥、湖南麻阳、山东莱州 7 个健康长寿地区做典型地区调查，分别于 2008 年和 2009 年对典型地区和其他非典型地区进行了调查。在 2005 年调查范围的基础上，2008～2009 年调查增加了与被访老人无任何血缘关系的 40～59 岁对照组的样本（对照组样本根据老人的出生月份和编号尾数选取，可以是老人的儿媳、女婿等家庭中与老人无血缘关系的成员）。在健康长寿地区的调查，增加调查了百岁老人 60 岁以上的子女。

2011 年在典型地区以外的跟踪调查未新增替补受访者，仅访问 2008 年曾接受调查到 2011 年尚存活的老人及 2008 年曾接受调查到 2011 年已去世老人的亲属（即纯跟踪）。2012 年，在 8 个典型地区（增加了江苏如东）进行跟踪调查，调查对象与 2009 年相同，并对死亡和失访样本进行了替补。2014 年，在非典型地区对 2011 年样本进行了跟踪调查，在 8 个典型地区除了跟踪调查之外，还新增了老年人样本。

2018 年调查①的抽样省区市不变，在全国 23 个省区市的 509 个区县级单位调查了 15 874 人，其中随访跟踪调查 3441 人，同时调查了 2014～2018 年去世老人的亲属 2226 人。表 1-1 为历次调查的老年人样本规模。图 1-1 展示了按照初次调查年分类的各调查年份样本分布。

表1-1　中国老年健康调查历次样本规模　　　　单位：人

调查年代及年龄范围	存活被访者	去世老人
1998 年基础调查（80 岁及以上）	9 093	—
2000 年跟踪调查（80 岁及以上）	11 199	3 368
2002 年跟踪调查（65 岁及以上）	16 064	3 343
2005 年跟踪调查（65 岁及以上）	15 638	5 874
2008 年跟踪调查（65 岁及以上）	16 954	5 228
2011 年跟踪调查（65 岁及以上）	9 765	5 642
2014 年跟踪调查（65 岁及以上）	7 192	2 879
2018 年跟踪调查（65 岁及以上）	15 874	2 226
历次样本累计（65 岁及以上）	101 779	28 560

注：本书在表述第 5 次和第 6 次调查年份时用"2008/2009"或"2008"、"2011/2012"或"2011"表示，两种形式不做区分

① 中国老年健康调查第 8 次跟踪调查的实施年份为 2017～2019 年，主要调查工作于 2018 年完成。考虑到行文和图表简便，书中用"2018"表示第 8 次调查的年份。

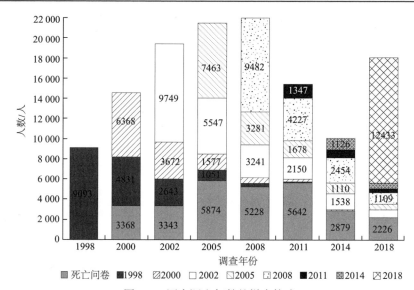

图 1-1　历次调查年份的样本构成

注：存活样本以初次调查年份分类，各调查年份最上段为该次调查新增样本，最下段为对死亡老人亲属的调查，仅
标出超过千例样本的数值

1.3　主要调查内容

中国老年健康调查问卷由问卷封面信息和被访者类别、知情同意书、问卷主体、调查员访问后观察记录 4 个部分组成。2018 年的调查问卷见附录 1，问卷主体包括 7 个部分：①基本状况；②对现状的评价及性格情绪特征；③一般能力；④生活方式；⑤日常活动能力；⑥个人背景及家庭结构；⑦生理健康。

在问卷中的被访者基本状况部分，一个重要工作是反复核实被访者的年龄，包括询问属相、阴历和阳历的出生日期，因为对于老年研究尤其是高龄老年群体的研究来说，年龄的准确性至关重要。这部分还收集了被访者的出生地信息，包括精确到省市（县）的被访者出生地及出生时该地是属于城镇还是农村。有 4 个问题是关于被访者的居住安排，包括目前与谁同住（家人、独居或养老机构），如果与家人同住，需要列出同住人数和同住成员与被访者的关系、性别和年龄等，2011 年后的问卷增加了同住者的吸烟情况。如果被访者是独居或住养老机构，则需要询问这种居住安排的起始年月。

对现状的评价及性格情绪特征部分，包括老人对自己生活现状的评价和健康状况的评价，还有一组 7 个问题询问老人与这种情况的相似程度，用于测试性格。这些问题要求被访老人亲自回答。如果老人无法亲自回答，调查问卷在答案中设置了"无法回答"的选择。在这里需要说明的是，调查问卷对所有问题都设置了是否代答的说明，如果该问题是由他人代答则需要进行标记。

对被访者能力的调查内容包括一般能力，如请被访者说出现在的大致时间（上午、中午、下午、晚上）、月份和季节，以及本区/乡的名称。还有一些问题用来测试被访者的反应能力、注意力及计算能力等。这部分内容也要求被访者亲自回答。如果以上两组问题被访者不能亲自回答，则需要调查员记录不能回答的原因。

生活方式部分涉及被访者每日吃主食、水果、蔬菜的情况，以及是否经常食用肉类、蛋类、豆制品、腌菜、糖以及饮茶等内容。对于有关吸烟和喝酒的问题不仅询问了目前情况，也需要了解过去是否有吸烟、喝酒等情况。生活方式的另一部分则是关于被访者的活动情况，包括过去和当前体育锻炼、从事体力劳动的情况，以及当前做家务、务农、休闲娱乐和从事宗教活动的情况。

关于被访者的日常活动能力部分，包括一套国际常用的日常生活自理能力量表（activity of daily living scale，ADL 量表），2002 年以后增加了工具性日常生活活动能力量表（instrumental activities of daily living scale，IADL 量表）。这两套量表构成了对老人躯体功能的测量指标（顾大男，2011）。2005 年以后增加了日常活动受限时的主要帮助者和照料费用方面的信息收集。

个人背景及家庭结构部分在问卷中占了相当大的篇幅，收集了有关被访者本人、配偶及家庭等较为详细的信息。本人相关信息包括受教育年限、60 岁以前主要从事的职业、目前主要生活来源、目前婚姻状况、本人需要照料时的主要照料者等。2002 年增加了被访者的生活保障和照料资源方面的内容，2005 年以后增加了社会保障和医疗费用方面的信息收集。

家庭部分包括父母情况、兄弟姐妹基本情况、本人生育数量及子女基本情况等。2002 年以后增加了被访者日常交流对象及与子女之间的关系等信息。2005 年以后增加了被访者所在社区的社会服务的提供现状，以及被访者对居住安排的意愿。

被访老人的健康状况是本次调查的重要内容，利用这部分信息可以构建比较系统的老年健康状况隶属等级模型（顾大男，2011）。这部分由被访者自报、访员测试和医务人员体检等内容组成。被访者自报的内容包括过去两年患病情况、目前患病种类及是否妨碍日常生活等，2011 年增加了对牙疼和听力困难的询问；访员测试的内容包括被访者的视力、牙齿情况，上肢活动能力和站立、走步、弯腰的能力；医务人员体检的内容包括血压、心率、身高和体重等。

对两次调查间死亡的老人，本调查通过询问其家属，回顾已死亡被访老人的确切死亡时间、老人临终的婚姻状况和离退休状况、老人生前参保和养老金领取状况、老人临终共同居住的成员情况、老人临终前一年的主要居住方式、老人死亡地点、临终前日常生活照料者和患病及治疗情况、老人临终前的吸烟和饮酒情况、临终前的身体状况和痛苦状况及老人临终前的居住条件。在经济方面，询问老人临终前主要经济来源、去世前医药费用的主要来源和实际花费，以及老人临终前生活自理能力和完全依赖他人照料的天数、老人临终前照料费用和主要支付者。2018 年的调查增加了老人临终前的 3～6 个月认知功能的知情者问题，即老年认知功能减退知情者问卷（the informant questionnaire on cognitive decline in the elderly，IQCODE）。

在问卷调查的同时收集生物样本，有助于探讨社会经济和遗传因素的交互作用对老年健康的影响。在 1998 年的调查中，采集了 4116 名 80 岁以上高龄老人的指尖血样样本；在 2008 年的调查中，从大约 14 000 位年龄在 40～110 岁的自愿受访者中收集了唾液样本；在 2009 年的 7 个和 2012 年的 8 个健康长寿典型地区采集了约 4800 位被访者的血液与尿样样本；2014 年的健康长寿典型地区调查分别收集了 2561 份血液样本和 2448 份尿样样本；2018 年在健康长寿典型地区收集了血液样本和唾液样本，在全国 65 岁以上被访者中共收集了 81.7% 被调查存活老人的唾液样本。这些样本为今后开展相关研究提供了必要的生物指标。

1.4　数据质量及数据应用

中国老年健康调查在每次调查完成后均进行数据清理和数据质量评估。例如，2004 年对该项目 1998 年、2000 年和 2002 年的三次调查数据进行了系统的评估，重点包括年龄申报的准确性、主要健康变量的信度和效度、不应答和信息缺失问题及其处理、数据应用等（曾毅，2004）。此后历次调查都沿用了这套评估方法。

1.4.1　年龄申报的准确性

年龄申报是老年研究中的一个关键因素，随着年龄的增加，老年人的各种生理指标都会发生变化，年龄的准确性是至关重要的影响因素，如年龄高报会导致对高年龄段死亡率的低估，在人数较少的百岁以上老人中这个问题更为重要。课题组首先在问卷设计和调查过程中尽可能保证年龄申报的准确性，其次在数据清理后对年龄申报的质量进行评估。

在调查过程中，课题组采用了多种方法确认被访老人的年龄。①在收集数据时使用转换表，将被访老人申报的农历出生日期转换成公历日期。调查中，调查员会询问老人的出生年月，调查结束后再通过计算其与调查日期之差得出被访老人的年龄，以避免由于计算虚岁的传统而引起混淆。②利用与出生日期有关的其他信息，如家谱记录、身份证、户口登记等，来确认被访老人的年龄。③通过询问被访老人父母的年龄、兄弟姐妹的年龄、子女/孙子女的年龄及被访老人结婚生育时的年龄等信息，进一步确认被访老人的年龄。④在调查问卷中设计了一个附加问题，请调查员对被访者年龄的有效性进行判断。⑤若被访者报告其年龄超过105 岁，调查员需要到当地居委会或老龄委进行咨询予以佐证（一般社区对百岁以上老人都有备案记录）。此外，如果问卷中发现有关于年龄的其他逻辑问题，将针对这一特定问题进行再次入户访问或电话调查。

课题组应用了多种方法评估年龄申报信息的质量，包括查阅已有的研究成果作为评价的参考依据。一些发达国家的人口动态记录已有相当长的历史，统计系统比较完善，被公认为人口数据质量好；同时，不同人口中较高年龄的老人在死亡年龄模式方面差异较小，所以年龄结构较为相似。因此，将调查样本的老年人年龄结构与人口数据质量好的发达国家（如瑞典）相比对，如果年龄结构相似，可以认为调查样本的年龄质量较好。此外，以某个质量好的年龄组别死亡率作为参照，如果分年龄死亡率与参照人口相似，则可以说明调查样本年龄申报正确且有效。

课题组将调查样本与瑞典、日本、英格兰、威尔士、澳大利亚、加拿大、中国、美国和智利的百岁老人的年龄分布及老人年龄申报诸多指标进行对比，证明本调查中的老年人的年龄申报质量与瑞典、日本、英格兰和威尔士相比较差，与澳大利亚和加拿大的调查质量相似，比美国的类似调查质量略好，比智利的类似调查质量好得多。课题组的分析研究还发现，年龄申报误差随年龄增高而增大，105 岁以下的汉族高龄老人的年龄申报质量与发达国家大致相当，而 106 岁及以上的高龄老人的年龄申报质量相对较差。对于占总样本约 7% 的少数民族老年人，应用玛叶指数和韦伯指数的分析结果均表明，年龄申报质量属于"很好"。

课题组将该调查中 1998～2000 年和 2000～2002 年相邻两次调查间隔期的分性别和分年龄死亡率与瑞典高龄老人死亡率的性别年龄模式进行比较，发现该调查的分性别分年龄死亡率模式合理，从侧面说明该调查的年龄申报质量令人满意。此后的进一步研究表明，该调查在 1998～2000 年所得到的 90 岁之前的死亡率有 10% 左右的低估，其余相邻两次调查间隔期内各年龄上的死亡率没有低估现象。

对于每次调查结果，课题组都沿用了相同的质量评估方法，并提交了质量评估报告。根据评估结果，历次调查的年龄申报准确性是令人满意的。

1.4.2 主要健康变量的信度和效度

主要健康变量包括日常生活自理能力量表、认知能力量表和工具性日常生活活动能力量表等。由于这些量表都是国际通用的已经较为成熟的测量方法，还可以与国际上类似调查结果的数据质量进行比较。同时，课题组对这些变量的信度和效度进行了分析。

对信度的评价应用了 Cronbach'α 系数。该系数于 1951 年由 Cronbach 提出，用于反映内部一致性程度。以往研究显示，进行组间分析比较时，内部一致性程度至少应大于 0.7，若要进行个体间比较时内部一致性程度应大于 0.9。1998 年、2000 年、2002 年三次调查结果显示，日常生活自理能力和认知能力的内部一致性程度均达到了进行组间比较的最低标准，这一结果与国际上许多调查的结果非常接近，说明这些变量的调查质量较好。尤其是认知能力的测量，Cronbach'α 系数均在 0.9 以上。2002 年调查中增加了 8 项工具性日常生活活动能力的测量，其内部一致性程度在 0.8 以上。

对效度的评价主要围绕以上三套能力测量的趋同效度和鉴别效度。当量表有效时，组成量表的各个问题之间的相关程度较高，则认为其趋同效度较好；它们和与量表无关的问题间相关性越低，则认为鉴别效度越高。日常生活自理能力测量吃、穿、室内活动、用厕、控制大小便和洗澡六个方面的能力，工具性日常生活活动能力也是测量日常生活能力，不过难度更大，如独自做饭、独自出行等。因此，如果这两套测量有效，它们之间不仅应该高度相关，而且其与反映躯体功能的变量之间的相关性应高于与性格变量之间的相关性。相关分析发现，所有反映相同维度或类似维度变量之间的相关系数都大于它们与不同维度变量之间的相关系数，说明这些变量的趋同效度和鉴别效度较高。

检验效度的另一种方法是通过因子分析查看对同类变量的回答是否基本一致。如果效度较高，因子分析结果就会将同类变量归为同一个因子，且这些变量的系数估计值比较接近。对日常生活自理能力、工具性日常生活活动能力和认知能力做因子分析后发现，这些测量变量的效度都比较高。

还有一些问题可能是调查员方面的因素导致的，如出现内部逻辑不一致的结果。在该调查中，出现了几类内部不一致的问题，如 1998 年的调查结果中，有 112 位 80～105 岁老人出现生活完全不能自理却能站着从地上捡起书的结果。另外，有 50 位老人的调查结果显示，他们生活完全自理但不能从椅子上站起来，显然这些结果是自相矛盾的。不过 3 次调查中这类错误极少，内部逻辑型错误率超过 1% 的问项只有 4 项，且错误率不高，应该不会对分析研究有较大影响。此外，跟踪调查发现有个别变量存在时序上的不一致，如 2000 年的调查发现约 10% 的高龄老人牙齿数多于 1998 年，但从生理上说这种现象几乎不可能。因此，在使用牙齿数作为研究变量时就需要十分谨慎。

1.4.3　不应答和信息缺失问题及其处理

不应答是反映数据质量的一个重要指标，其会直接影响调查估计。不应答可分为调查不应答（即拒访或不在现场）与问项不应答。由于很难测量调查不应答的误差，因此应尽量避免这种情况的发生。国外一些调查经验显示，老年人的不应答比例高于年轻人，高龄老人的应答比例尤其低。在 1998 年、2000 年、2002 年三次调查中，中国老年健康调查的不应答比例较低，仅为 4%，许多有残障的高龄老人也同意在代答帮助下参与调查。而 65～79 岁低龄老人中有些人不愿花费时间接受调查，不应答比例为 5%。类似情况在日本的一项老年人调查中也出现过，可见在不同的人群中调查不应答的情况会有所不同。

对问卷中某些问题没有回答会影响调查结果的完整性。对问题没有回答可进一步分为"不知道"和"缺失"。一般来说，当涉及态度、感受和期望等问题时，高龄老人回答"不知道"的比例相对较高（"不知道"其实也是一种结果，而不是真正的缺失）。课题组采用不同方法分析了问项不应答的情况，具体结果介绍如下。

（1）问项不完整的比例。基于每个调查对象应回答的问题数和实际回答的问题数，计算得到分性别年龄及总样本的问项不完整比例，该比例随年龄上升，在 100～105 岁组最高，平均为 10%，但该比例大大低于国外的同类调查。课题组的质量评估报告中，列出了不应答比例大于 2% 的问项，以供数据使用者参考。其中，父母死亡年龄的不完整比例最高，超过 30%，因此对这类变量的使用需要格外谨慎。

（2）如果缺失是随机现象，则分析结果不会产生较大偏差；如果不完全是随机缺失，在分析中忽视它们就可能会产生偏差。因此，有必要检验和判断与缺失相关的因素。已有研究显示，问项不应答与年龄、性别、受教育程度、地理环境、城乡居住地等有关。课题组采用多元 logistic 回归方法，分析了与问项缺失相关的因素。分析结果发现，问项不应答与民族、婚姻状况、城乡居住地、认知功能、健康自评等有关，年龄较大、女性、城镇居民、少数民族、目前无偶、健康状况较差的高龄老人容易有不完整问项。

调查不应答的问题可以采用加权方法处理，问项不应答的问题可以采用缺失值替代方法处理。有学者建议当缺失比例小于 2% 时，用均值替代；当缺失比例为 2%～5% 时，用最大似然估计替代；当缺失比例大于 5% 时，用多项回归替代。

1.4.4　数据应用

课题组在 2000 年出版了 1998 年第一次调查结果的数据集，并介绍了该调查的设计、实施和调查数据的质量评估结果（"中国高龄老人健康长寿研究"课题组，2000）；2007 年出版了有关 2002 年跟踪调查结果和主要数据的著作（柳玉芝等，2007）。据不完全统计，截至 2020 年 3 月，应用这套数据的研究成果在中文学术期刊上发表的论文逾四百篇，在英文学术期刊上发表的论文三百余篇，中英文专著十余部，研究生论文逾百篇。本书第 18 章综述了已发表的学术论文。

中国老年健康调查数据一直向社会免费开放，促使该调查结果得到广泛和充分的应用。1998～2018 年的 8 次中国老年健康调查数据均已通过北京大学开放研究数据平台向社会免费开放，可供开放获取的还有 1998～2014 年的社区数据及 2009～2014 年三次健康长寿典型调查收集的生物医学指标数据，可登录北京大学开放研究数据平台申请获取。

　　由于各次调查在调查内容上有所调整增删（第 2 章将对调查内容变化做更为详尽的说明和解释），调查对象也有变化，使用者在使用这套数据时需留意所用数据的调查对象、调查内容及对数据质量的评估。例如，2011 年和 2014 年的两次跟踪调查为纯跟踪调查，没有替补去世和失访的老人。又如，有的变量可能存在回答问卷时内部逻辑不一致的问题，去世老人的亲属在回答有关老人生前问题时也可能有误报或漏报。因此，数据使用者在使用时需要特别注意该类问题。

第 2 章　20 年老年健康追踪调查的延续和变化[①]

2.1　中国老年人口20年变化及相关社会经济和政策变化

自 20 世纪 90 年代起，中国人口的老龄化进程逐渐加速，老年人口数量和占总人口的比重正在快速上升，65 岁及以上老年人口的数量将在 21 世纪中叶接近 4 亿；与此同时，80 岁及以上高龄老人的数量和占比也在持续上升，到 21 世纪中叶将超过 1 亿人。图 2-1 显示了中国人口在一个半世纪的老龄化发展进程。由图 2-1 可知，我们正在经历并将在未来的 1/4 世纪里持续经历快速的人口老龄化进程。

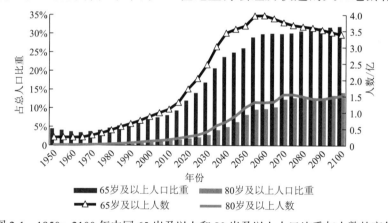

图 2-1　1950～2100 年中国 65 岁及以上和 80 岁及以上人口比重与人数的变化

资料来源：United Nations, Department of Economic and Social Affairs, Population Division, *World Population Prospects 2019*

近年来，中国社会经济快速变化和影响城乡居民的公共政策的变化，与老年人口总量和占比的变化同时发生，同时老年人口结构也发生了变化，包括教育结构和家庭结构。

个人受教育程度对个体健康和社会经济地位都有重要影响，对老年人来说也不例外。中国老年人口的受教育程度在近几十年发生了巨大的变化。20 世纪 50 年代以前，中国普通居民能上学认字的比例很低，尤其是农村女性大部分都没有

---

① 本章作者：郑真真（中国社会科学院人口与劳动经济研究所研究员、北京大学国家发展研究院健康老龄与发展研究中心研究员）。

上过学也不认字。20 世纪五六十年代开展的扫盲运动使很大一部分城乡居民摆脱了文盲状态，20 世纪六七十年代在农村也逐渐普及了小学教育。这段历史时期的教育发展对老年人口的受教育构成有重要影响。图 2-2 比较了 2000 年和 2015 年两个年份 65 岁及以上老年人口的受教育构成，可见小学教育在城乡的逐渐普及带来的变化，在女性老人中体现得尤其突出。2000 年时接近 3/4 的 65 岁及以上女性老人未上过学，只有 21.6% 上过小学，很少人接受过初中及以上教育；2015 年时约有 43.1% 的女性老人接受过小学教育，11.6% 接受过初中教育，6.0% 接受过高中及以上的教育。受教育构成的变化，意味着老年人口在就业、收入、享受退休金及相应社会保障方面的改善，还可能会带来家庭内的代际关系和居住安排方面的变化，这些变化无疑都会影响到老人的晚年生活质量和健康状况。

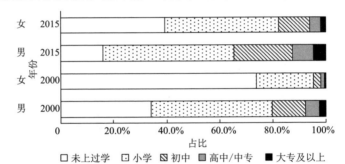

图 2-2　2000 年和 2015 年中国 65 岁及以上老年人口受教育构成

资料来源：国务院人口普查办公室和国家统计局人口和社会科技统计司（2002）；
国家统计局人口和就业统计司（2016）

　　老年人口家庭结构和居住安排的变化直接与老年人的代际关系及老年照料相关。改革开放以来，中国家庭户的变化呈现出家庭规模小型化与结构简化、家庭老龄化与居住模式变化、非传统类型家庭大量涌现的特点。在人口家庭结构方面，1990 年以来，1～3 人户家庭的比重快速上升，至 2010 年该比重已达到 65.0%，家庭户平均规模缩小到 3.09 人。有老人的家庭比重和家庭中老年成员的比重均在上升，2010 年有 65 岁及以上老年人的家庭数量为 8803.6 万户，占全部家庭总数的 21.9%，而全部由老年人组成的家庭接近 3000 万户，包括低龄老人和高龄老人组成的两代纯老家庭户和老人与兄弟姐妹同住的一代纯老家庭户。在居住安排方面，2000 年和 2010 年老人与子女同住的比重与 1990 年相比分别下降了 10 个百分点和 5 个百分点，2010 年 80 岁以上高龄老人与子女同住的比重为 63.8%，与2000 年相比下降了 12 个百分点（彭希哲和胡湛，2015）。

　　除了老年人口自身特征和家庭的变化外，社会经济的发展和社会保障的不断完善，也在一定程度上改变了老年人的生活和生存状况。20 世纪 90 年代至 21 世纪的头 10 年，中国经济经历了高速发展，人均国内生产总值（gross domestic product，GDP）多年保持了两位数的增长，从 20 世纪 90 年代初的不到 2000 元，增长到 2015 年的接近 50 000 元，标志着中国从低收入国家迈入中等收入国家的行列。与此同时，与老年人口密切相关的社会保障机制也在不断完善。20 世纪 90 年代，国务院相继发布了多个有关企业职工基本养老保险和城镇职工基本医疗保险的决定，各地政府先后建立了社会统筹与个人账户相结合的职工基本养老保险制度和职工基本医疗保险制度，城镇职工退休后的收入和医疗有了基本保障。1999 年国务院颁布的《城市居民最低生活保障条例》规定，城市普遍实施居民最低生活保障制度，有效保障了城市贫困老年人的基本生活。进入 21 世纪以后，国家开始将老年经济保障体制由城市扩展到农村，由工薪劳动者扩展到全民。2012 年，国务院决定在全国所有县级行政区全面开展新型农村社会养老保险和城镇居民社会养老保险工作，至此，我国覆盖城乡居民的社会养老保障体系基本建立。2003 年新型农村合作医疗制度开始试点，2005 年以后覆盖面迅速扩大，2007 年城镇居民基本医疗保险制度开始试点。2016 年，农村和城镇的医疗保障制度整合为城乡居民基本医疗保险制度，实现了制度层面的全覆盖。同时，还有逐渐完善的城乡医疗救助制度，发挥着社会救助的托底保障功能（何文炯等，2018）。

随着老年人口和社会经济与社会保障的变化，中国相关政策也在发生重大变化，老龄政策体系逐步形成并不断完善。1999 年国务院成立全国老龄工作委员会，2001 年出台了首个老龄事业发展规划《中国老龄事业发展"十五"计划纲要》，此后又相继出台了"十一五"和"十二五"老龄事业五年规划，为系统化老龄政策的形成提供了顶层指导。截至 2013 年，中国的老龄政策体系已经初步成型，涵盖了养老保障、老年卫生健康、老年服务、老年教育、老年社会参与、老龄友好社会环境建设等方面。2013 年以来，诸多老龄相关重大政策制度取得突破性的进展，逐渐形成了"积极看待人口老龄化"的政策基调，老龄工作被视为关系社会全局的系统工程。2013 年以来，国务院及有关部门出台的涉老政策近 300 项，国家层面的"十三五"涉老专项规划 20 多项，政策涉及的领域不断拓展（朱荟等，2018）。随着老龄政策体系的建立和完善，老年人无疑将直接或间接受益，我们也期待各年龄段老年人的生活质量得到相应提升。

自 1998 年第一次老年健康调查开展以来，中国的老年人口特点及其家庭结构和居住安排都发生了明显变化，加之社会经济发展和老年相关公共政策的完善，老年人口的生活质量和健康状况也都发生了变化，从历次老年健康调查结果的比较也可以观察到明显的变化。同时，这些变化对老年健康调查提出新的需求。考虑到以上各方面的变化和新需求，中国老年健康调查在保留调查问卷核心组成部分的同时，还不断根据社会需求和新的研究目的对问卷内容进行了调整和补充。

2.2　中国老年健康调查的核心组成部分

中国老年健康调查的核心内容构成了老年健康调查的主体，在历次调查中都没有重大改变和调整，因此可以对不同年代和不同人群进行比较。以下 7 个部分是 65 岁及以上老人调查问卷的核心组成部分。

（1）问卷的 A 部分是被访者个人的基本状况。这部分问题包括被访者的年龄、性别、民族、出生地和当前的居住安排。如果被访者是与家人同住，要求列出与其一起居住的每个成员的性别、年龄，以及和被访老人之间的关系。如果被访者是独居或住养老院，则需要询问开始独居或住养老院的时间。

（2）问卷的 B 部分是对现状的评价及性格情绪特征，这部分问题必须由受访老人亲自回答。对于实在无法亲自回答的则设置了"无法回答"的选项。这部分内容包括被访者对本人生活质量和健康状况的自我评价，并设置了 7 个问题测量被访者的性格特征。

（3）问卷的 C 部分涵盖了被访者的认知能力。这部分问题也需要由受访老人亲自回答或操作。贯穿历次调查的一般能力问题，包括询问老人访问时是一天中的什么时候、中秋节的阴历日期、本区或乡的名字等。反应能力和注意力及计算能力共设有三个题项，要求受访老人复述名词、计算题目和画出附录所示图形。回忆能力要求受访老人重复前面提到的三个名词。随后用三个题项测试受访老人的语言和理解能力，请受访老人将一张纸对折后放在地上，测试其自我协调能力。C 部分最后要求调查员根据观察写出受访老人是否能回答 B 部分和 C 部分的所有问题，如果有困难，主要原因是什么。

（4）问卷的 D 部分是围绕生活方式设计的一系列题项，由饮食、吸烟、喝酒、锻炼、家务劳动及社会活动参与等方面的内容组成。饮食方面包括主食种类、分量，是否经常吃新鲜水果和蔬菜，是否经常食用肉类、水产品、蛋类、豆制品、腌菜或泡菜、糖、茶、大蒜等，童年时代、60 岁左右和现在的饮水来源。吸烟和饮酒问题不仅需要询问当前情况，还需要询问开始吸烟或饮酒时的年龄，以及停止吸烟或饮酒时的年龄、吸烟和饮酒量、饮酒种类。锻炼身体指的是有目的的健身活动，包括开始或停止锻炼身体的年龄，对于体力劳动也询问了开始和终止的年龄。此外，还设置了一系列问题询问了做家务、户外活动、种花养宠物、阅读书报、饲养家禽/家畜、打牌/麻将、看电视听广播、参加有组织的社会活动的情况。

（5）问卷的 E 部分为受访者的日常活动能力。历次调查都包括的问题是日常生活自理能力的 6 个题项，如果受访老人需要他人帮助，自 2005 年的调查开始，进一步询问了各项生活自理能力，以及开始需要他人提供帮助的时间。2002 年以后的调查增加了工具性日常生活活动能力的 8 个题项。

（6）问卷的 F 部分为个人背景及家庭结构的相关信息。个人背景包括受访老人的上学年数、60 岁以前主要从事的工作、当前主要生活来源和其他生活来源。有关受访老人的婚姻状况，包括当前婚姻状况和婚姻史、最后一个配偶的受教育年数及其 60 岁以前从事的主要工作。有关受访老人的医疗情况，询问了患病时的主要照料者、患重病是否能及时到医院治疗和未能及时治疗的原因、60 岁时和童年时患病是否能得到及时治疗、医疗费用的主要支付者，还询问了童年时是否经常挨饿等问题。此外，还了解了受访老人父母亲、兄弟姐妹和子女的信息，包括性别、年龄及是否健在等。最后一部分询问了受访老人平时的聊天、诉说心事和困难求助对象，以及与子女的现金实物往来情况。

（7）问卷的 G 部分是有关受访老人的生理健康信息，包括医务人员对老人视力、牙齿的观察，血压和心率的测量，身高和体重的测量，上肢和腿部活动能力的测量，还询问了受访老人现在的患病情况和住院或卧床情况等。

问卷最后部分由调查员填写访问后的观察记录，说明被访者是否能听清问题、是否能接受体检、被访者自报的年龄信息是否准确。如果现场有人替老人代答，记录代答者与被访老人的关系。

对于在两次调查之间去世的老人，根据家属的回忆登记了老人去世前的情况。主要内容包括：婚姻状况和居住方式；临终前家庭人口数和一起居住的家庭户代数；老人死亡地点、死亡原因；临终前日常生活主要照料者和临终前一个月提供照料天数；老人临终前是否卧床不起及天数；老人从上次调查到去世的患重病次数及患病种类和天数，老人患病能否得到及时治疗；临终前主要经济生活来源和临终前一年家庭年均收入，老人临终前家中设施；如果是农村居民，村中有无医生；老人去世前一年的实际医疗花费；老人临终前的日常生活自理能力状况及能力受限天数；老人临终前需要完全依赖他人提供照料的天数、照料总费用、临终前一个月直接用于照料的费用、临终前照料费用的主要支付者；老人临终前的活动情况和吸烟饮酒情况；老人去世前的认知能力和痛苦程度。

2.3 调查内容的变化[①]

1998 年开展第一次调查时，课题组对老年人口尤其是对高龄老人的健康及其家庭、社会经济等状况并不清楚，1998 年的调查结果总结了老年人群在各方面的基本状况。随着跟踪调查的开展和对调查数据的深入分析，历次调查收集了越来越多的信息，也揭示了更多有待探索的问题。CLHLS 研究团队几乎在每次调查后

---

① 本部分由中国人民大学张文娟教授负责核对并订正了这部分的内容，特此致谢。

都组织了专题研讨会，不仅为学者提供了学术交流的机会，也使研究团队意识到问卷的不足和需要通过问卷调查了解更多关键信息。因此，每次跟踪调查除了保留核心内容之外，也在持续完善和调整问卷中的问题设置，从而及时反映老年人口、社会经济和相关公共政策的变化，满足研究和决策需求。2002 年和 2005 年的跟踪调查，在前两次调查问卷基础上，对存活老人调查问卷增加了 20 个方面的问项，对死亡老人调查问卷新增了 5 个方面的问项，还增加了家庭动态社会调查问卷（访问被访老人的子女）。根据对老人和子女问卷的配对分析，可以研究老人的代际关系、居住安排及影响因素等[①]。由于篇幅原因，本书未介绍家庭动态社会调查问卷内容。

2008 年跟踪调查在 2005 年调查问卷的基础上，在 65 岁及以上老人调查问卷中的"语言、理解与自我协调能力"部分增加了两个问项，完善了简易精神状态评价量表（mini-mental state examination，MMSE），应用老年人调查问卷中的基本状况、个人背景及家庭结构和生理健康三部分组成了 40～59 岁的对照组调查问卷。2009 年在健康长寿典型地区的调查内容则增加了健康调查内容和健康体检表。2011～2012 年跟踪调查所使用的调查问卷及数据收集内容基本与前次调查相同，但新增了 13 个 PhenX 指标的数据收集，共 32 个数据项[②]。2018 年的调查主要增加了有关心理健康和认知能力的数据收集（详见本书第 4 章）。此外，2018 年的调查在家庭生活环境方面也增加了问项。

下文以 2018 年的调查问卷（附录 1）为参照，按照调查问卷的 7 个核心组成部分，分别从时间推进的维度介绍 8 次调查问卷的调整。如无特别说明，在某年调整的问项均在此后的跟踪调查中延续保留。

2.3.1 个人基本状况

2002 年：在询问受访者年龄时，除了出生年月之外，增加了询问本人"请问您多大年龄了"并追问其周岁年龄；增加了有关住房的信息，包括住房拥有者与老人的关系、老人及其配偶是否有单独卧室。

2005 年：在了解与老人同住的住户成员时，除了与老人的关系、性别和年龄之外，增加了教育程度的信息；对于住养老机构的老人，增加了住养老机构的主要原因、每月平均费用和支付者的题项；对于独居老人，询问了独居的主要原因。

2011 年：在了解与老人同住的住户成员时，增加了该成员在家吸烟的情况。在了解老人的住房情况时，增加了住房类型和住房状况（是否漏雨、是否有霉味）

---

① 例如，张震（2004）、沈可（2013）等，曾应用配对数据做过深入研究。

② 关于 PhenX 指标，参见相应网址为 https://www.phenxtoolkit.org/的有关该指标的构建。

的问题，还增加了煮饭使用的主要燃料种类问题。

2018 年：在了解老人住房情况时，增加了厨房和室内通风情况、住房与交通干道的距离、家中是否采取措施改善居室空气、是否使用杀虫剂、消毒剂等化学品的题项。

2.3.2　对现状的评价及性格情绪特征

2002 年：在老人对健康自我评价方面增加了一个问项，即"过去一年来您觉得您的健康状况有没有改变"。

2011 年和 2014 年：增加了三个负面情绪的问项，包括关于过去一年中是否感到难过或压抑、是否对通常感到愉快的活动丧失兴趣及这种心情的持续时间。

2018 年：将两个负面情绪问项收入抑郁量表，保留了一个问项，即是否对通常感到愉快的活动丧失兴趣。同时增加了两个量表，即抑郁量表和焦虑量表。抑郁量表部分包括 9 个问项，其中 5 个问项为抑郁症状负面情绪相关测量，4 个问项取自积极消极情感简明量表（positive and negative affect schedule，PANAS）。焦虑量表包括 7 个问项，并在量表后要求调查员填写部分内容，包括受访者是否能回答焦虑量表的所有问题，以及不能回答所有问题的主要原因。此外，2018 年的问卷将睡眠质量和睡眠时间从第 7 部分（生理健康信息）调整到这个部分。

2.3.3　认知能力

2018 年：增加了简明社区痴呆筛查量表（认知功能部分）（community screening instrument for dementia，CSI-D: cognition），这个部分的问题必须由老人亲自回答。原本的调查问卷已有与简明社区痴呆筛查直接相关的 5 个问项，2018 年的调查新增了 7 个问项，合计 12 个问项，组成了同时适合高龄和较低龄老人的简明社区痴呆筛查量表（认知功能部分）。

2.3.4　生活方式

2000 年：增加了一个有关老人平时习惯喝开水还是喝生水的问项。在参加活动的列表中，1998～2005 年有参加宗教佛事活动一项，自 2002 年开始增加了参加有组织的社会活动。另外，还增加了"近两年您外出旅游过多少次"的问项。

2008 年：增加了做菜用油和口味的两个问项，有关是否经常食用的选项，增加了奶制品、坚果、菌藻类、维生素或保健品、药用植物几类。

2011 年：在关于老人吸烟的习惯方面，增加了早上醒来大概多久之后抽第一支烟的问项；在饮酒方面，增加了一个有关酒精依赖性的问项，即如果停止饮酒或减少饮酒次数，是否会有多数时间感到焦虑的情况。

2018 年：在老人饮茶习惯方面，增加了当前和 60 岁时主要喝哪种茶的问项[①]。在老人参与的各类活动方面，将户外活动细分为太极拳、广场舞、串门/与朋友交往、其他活动。

2.3.5　日常活动能力

2002 年：对于日常活动能力受限的老人，增加了当日常活动受限时主要帮助者与老人的关系问项（2005 年该问题删除）。同时，增加了工具性日常生活活动能力的 8 个问项。

2005 年：对日常活动能力受限的老人，增加了需要他人帮助的持续天数的问项。对于需要照料的老人，询问主要照料者在照料过程中的表现、照料费用支出及主要支付者、老人得到的帮助是否能满足需求，以及最近一周亲属提供照料的小时数。

2011 年：在询问具体日常活动能力之前，增加了一个问题，即最近 6 个月中是否因为健康方面的问题在日常生活活动中受到限制。

2.3.6　个人背景及家庭结构

2000 年：增加了生病未能及时就医的主要原因的问项。在生育方面，增加了询问老人生育第一个孩子和最后一个孩子时的年龄。

2002 年：增加了有关享受离/退休制度的 4 个问项，包括是否享受离/退休制度、是否已离/退休、离/退休年份和离/退休后是否继续从事有收入的劳动。在老人生活来源方面，增加了两个问题，包括对个人生活富裕程度的主观评价、去年全家总收入。在老人医疗费用方面，增加了主要医疗费用由谁支付的问项。在子女方面，增加了询问老人与每一个子女联系频率的问题。此外，还增加了老人平时与谁聊天、有心事最先向谁诉说、遇到困难最先找谁解决三个问题，以及老人与子女的现金往来的两个问题。

2005 年：增加了配偶目前的工作情况、曾经生育的男孩数量、老人目前的社会保障与商业保险和养老服务补贴状况，以及老年人在家庭重大经济支出中的决策权、医疗费用主要承担者的问题。同时，增加询问了老人的父母受教育情况、老人小时候其父亲从事的工作的问项。2005 年还增加了三个问项，包括询问老人所在社区有哪些为老人提供的社会服务、老人希望社区提供的社会服务及老人希望的居住方式。

---

① CLHLS 研究团队发现，携带 FOXO1A-209 基因类型与喝茶的交互作用显著降低高龄老人死亡率，喝茶使携带 FOXO1A-209 等位基因对死亡率产生的显著负面影响有效逆转为可观的正面影响（曾毅等，2018）。因此，2018 年的调查收集了老人饮茶种类的更多信息。

2008 年：在有关配偶的信息方面，增加了配偶的健康状况的问项。在有关养老保险方面，增加了是否参加养老保险、个人和国家与集体缴费情况、参加年月、每月领取金额，以及未参加养老保险的原因的问项。在医疗费用方面，询问了过去一年花费的医疗费用及家庭（包括本人、配偶或子女）支付的费用。

2011 年：增加了每月的离/退休金金额的问项。对独身老人，增加了询问是否有未正式结婚但同居的老伴的问项。2011 年以后的问卷，简化了老人历次婚姻年龄和质量的问项。在医疗服务方面，询问了老人居住地到最近的医疗机构的距离，还询问了是否进行每年一次的常规体检。

2.3.7　生理健康

2002 年：在老人上肢活动能力方面，增加了手臂上举问项。在患病方面，询问了过去两年中患病的种类和住院或卧床天数。

2008 年：测量臂长和腿长间接估计身高外，增加了直接测量老人站立时的身高和观察老人是否驼背。

2011 年：增加了牙齿健康和面颊疼痛的问题，包括每天刷牙次数、吃东西是否牙疼及疼痛程度、是否面颊或下颌疼痛及疼痛程度。同时，增加了询问老人刷牙和写字习惯用左手还是右手的问项。在测量身高时，增加了测量老人腰围。增加了有关老人听力的问项，涉及听力困难情况和发生的时间及怎么出现听力困难的。此外，还询问了老人在最近两周内是否觉得身体不适。

2014 年：增加测量老人的小腿围。

2018 年：增加询问老人跌倒的问项，包括最近一年是否跌倒过、跌倒次数、是否严重到受伤需要治疗；增加了测量老人臀围；在有关老人慢性疾病的患病情况方面，如果患病，增加了询问是否服药的问项。此外，还增加了一系列相关问题，包括 24 小时内吸烟和饮酒的情况、24 小时内服药的情况，以及是否经常服用营养素补充剂及种类。

有关去世老人的调查内容，2011 年增加了对老人临终前退休情况、养老保险情况和同住家庭成员情况的信息收集，增加了老人临终住房状况的内容、口腔卫生和牙疼及面颊疼痛的内容，以及老人临终前听力衰退的内容。这些内容的问项与 2011 年在 65 岁及以上存活老人问卷中增加的内容相似。2018 年的问卷删去了养老保险缴费情况和未参加养老保险的原因问项。考虑到老年临终照料的劳动强度，可能照料者不止一人，2018 年的问卷增加了老人临终前第二位和第三位照料者与老人的关系和提供照料的天数。2018 年的问卷还增加了关于老人死亡前 3～6个月认知功能的知情者问卷的 16 个问题，请亲属（或知情者）回忆老人临终前 3～6 个月认知功能的情况。

通过以上对老年健康调查问卷内容调整变化的回顾，可以发现这些调整不仅与研究成果的日益丰富密切相关,也对中国社会经济发展和老年相关政策变化有所呼应。在使用中国老年健康调查数据时,请读者留意各次调查问卷的调整,以便找到对应于特定调查年份的数据内容,并可以找到合适的年份进行比较分析。

第二篇
第 8 次调查（2017～2018 年）简介

第3章 抽 样 设 计[①]

3.1 抽样方法概述

中国老年健康调查是自 1998 年起在老年人群中进行的多学科、大范围的纵向跟踪调查，涉及全国 23 个省区市随机抽取的大约一半县/市/区。北京大学健康老龄与发展研究中心、北京大学国家发展研究院与中国疾控中心合作，于 2017～2018 年在我国 23 个省区市（北京、天津、河北、山西、辽宁、吉林、黑龙江、上海、江苏、浙江、安徽、福建、江西、山东、河南、湖北、湖南、广东、广西、重庆、四川、陕西、海南）开展了第 8 次中国老年健康调查。本次调查旨在跟踪不同年龄段老年人群健康状况的变化趋势，深入探索老年人群健康状况的影响因素。

中国老年健康调查第 8 次调查的抽样设计沿用了之前 7 次调查的非等比例目标随机抽样方法（曾毅等，2004）。1998 年基线调查的具体抽样方法设计包括以下几个步骤：①在 22 个省区市（海南为 2009 年以后纳入的省）中随机选取了约一半的县/市/区，共 631 个县级行政单位；②在自愿的前提下，入户访问这些县/市/区所有存活的百岁老人；③就近访问 80～89 岁和 90～99 岁老人各一位，这两位被访老人是按照百岁老人编号随机选择年龄与性别后确定的。这样选取样本的基本思路是：入户访问调查的 80～89 岁及 90～99 岁老人分别与百岁老人被访人数大致相同，而 80～99 岁的各单岁男、女被访人数亦大致相同。此后，为了保证跟踪调查的连续性与不同时点的可比性，对死亡老人按同地域、同性别、同年龄的原则就近递补样本。该调查自 2002 年起，将调查对象的年龄范围扩大到 65 岁及以上所有年龄，除 80 岁及以上高龄老人外，新增了 65～79 岁老人子样本。根据这种以百岁老人为参照，采用目标随机抽样方法，最终样本中 65～79 岁、80～89 岁、90～99 岁各年龄组人数与百岁老人的人数大致相同，百岁以下各年龄段老人的性别基本平衡。

中国老年健康调查第 8 次跟踪调查，以 1998 年调查的县级行政单位为基础，

---

① 本章作者：曾毅（北京大学国家发展研究院教授、杜克大学老龄与人类发展研究中心教授）、白晨（中国人民大学人事与劳动经济学院讲师）、郑真真（中国社会科学院人口与劳动经济研究所研究员、北京大学健康老龄与发展研究中心研究员）。

在 504 个县/市/区开展了调查。本次调查随访曾参加过中国老年健康调查的老人，并在随访存活老人不少于 3 人的 342 个县/市/区新增了调查样本。新增样本的抽样框为该县/市/区户籍人口中 65 岁及以上老人。课题组根据 2014 年中国老年健康调查第 7 次跟踪调查的名单，确定了仅随访和既随访又新增调查对象的两类调查县/市/区名单；根据相应地区的人口普查数据和老年人口年龄别死亡率，估算了各省区市的预期样本数。最后实际随访和新增调查人数合计 13 120 人，死亡人数 1595人。由于 2011～2014 年第 6、第 7 次调查中，除了健康长寿典型地区调查以外，其他地区只进行了跟踪调查，没有对失访和死亡老人进行递补，因此，2017～2018年第 8 次调查样本中大部分是新增调查对象。

在收回问卷完成数据清理后，第 8 次调查最终获得 65 岁及以上存活老人 15 874人的有效问卷，其中 10 人接受过 1998 年以来所有 8 次调查，30 人接受过至少 7次调查，790 人接受过至少 6 次调查，1330 人接受过至少 5 次调查，2440 人接受过至少 4 次调查，2884 人接受过至少 3 次调查，3463 人接受过至少 2 次调查，12 411人为 2017～2018 年新增调查对象。此外，第 8 次调查还访问了死亡老人的家属，获得了 2226 位死亡老人家属的有效问卷。

3.2　调查对象的选取

本次调查对参加 2014 年第 7 次调查的所有被访对象及 2012 年被访但 2014年失访者进行调查，包括存活随访样本、新增样本和死亡样本三部分。①存活样本随访，即随访曾经参加 2014 年中国老年健康调查及 2012 年被访但 2014 年失访者、现仍存活的 65 岁及以上所有老人；②新增老人调查对象样本；③死亡样本调查访问其家属，即对 2014 年被访、2017～2018 年调查时已死亡老人的家属进行问卷访谈。

3.2.1　新增调查对象选取原则

新增调查对象的选取遵循以下原则。

（1）新增百岁以上老人。随访名单之外，2017～2018 年调查时点已进入百岁，但未曾参加 2014 年老年健康调查的百岁老人。

（2）新增调查 80～99 岁高龄老人和 65～79 岁中低龄老人。新增人数根据该县/市/区新增调查的百岁老人人数确定，即每访问一位百岁老人，也相应访问3.5 位其他年龄组老人，包括一位 90～99 岁老人、一位 80～89 岁老人、一位 70～79 岁老人、0.5 位 65～69 岁老人。

（3）在尽可能保证调查对象城乡比例与当地城乡人口占总人口比例一致的前

提下，选择本地区 65～99 岁老人样本。

（4）新增加的调查对象，不应在其他任何被访者相同家庭和虽不属于同一住户但有亲戚关系的其他家庭选取，即所有新增的调查对象与其他被访者无任何血缘或家庭关系。

根据以上原则选取调查对象主要为了达到两个目标。首先，使调查地区的 90～99 岁、80～89 岁和 70～79 岁各年龄组男女合计调查人数（即新增和随访人数之和）分别与百岁老人男女合计调查人数相等，而 65～69 岁男女合计调查人数等于百岁老人男女合计调查人数的一半。也就是说，某地区百岁及以上、90～99 岁、80～89 岁调查对象人数分别占该地区新增和随访调查总样本的 22.22%，80～120 岁高龄老人合计占总样本的 66.7%，其余 33.3% 为 65～79 岁较年轻老人对照组。其次，使调查点 65～99 岁所有 5 岁年龄组的男性调查人数与女性调查人数大致相等。

3.2.2　新增调查对象选取方法

在确定了随访和新增的百岁老人之后，其他年龄新增调查对象的选取采用目标随机抽样方法、遵循上述新增调查对象选取原则实现，具体步骤如下。

（1）选取 65～99 岁老人的随机抽样方法：对于每一位百岁老人，就近访问与百岁老人及其他所有被访老人无任何血缘和亲属关系的一位 90～99 岁老人、一位 80～89 岁老人、一位 70～79 岁老人和 0.5 位 65～69 岁老人。需要特别注意的是，就近是指居住在一个村或一个社区；如在本村或本社区实在找不到与该百岁老人匹配调查所需要的年龄和性别的调查对象，农村百岁老人的匹配调查对象可在邻村选取，但不得到城镇选取。城镇百岁老人的匹配调查对象可在邻近社区选取，但不得到农村选取。

（2）具体选取样本方法：如百岁老人本省区市编号尾数是 0～4，则就近访问一位 90～94 岁、一位 80～84 岁和一位 70～74 岁老人；如百岁老人本省区市编号尾数是 5～9，则就近访问一位 95～99 岁、一位 85～89 岁老人、一位 75～79 岁老人和一位 65～69 岁老人。

（3）选取不同性别的 65～99 岁老人的目标随机抽样方法：如百岁老人是上半年出生，则访问男性 90～99 岁老人、男性 80～89 岁老人和男性 65～79 岁老人；如百岁老人是下半年出生，则访问女性 90～99 岁老人、女性 80～89 岁老人和女性 65～79 岁老人。

（4）如果与该百岁老人同村或同社区、居委会有符合上述年龄性别要求的随访存活老人，则不必新增样本，否则，必须寻找和访问与该百岁老人匹配、符合上述年龄性别要求的新增老人样本。

3.3　调查样本结构

表 3-1 列出了中国老年健康调查第 8 次调查样本的年龄和性别分布，从中可知调查对高龄老人的超比例抽样。另外，女性百岁老人人数几乎是男性百岁老人的三倍，反映出女性年龄别死亡率显著低于男性的客观事实。2017～2018 年调查样本经过加权后的年龄性别结构与全国总人口结构基本一致。本书 15.3 节对样本加权进行了介绍，研究者在应用中需留意对数据的加权。

表3-1　中国老年健康调查第8次调查样本的年龄和性别分布　　　单位：人

年龄组	男	女	合计
65～69 岁	764	766	1 530
70～74 岁	935	816	1 751
75～79 岁	999	1 072	2 071
80～84 岁	1 063	1 140	2 203
85～89 岁	831	970	1 801
90～94 岁	992	1 169	2 161
95～99 岁	577	800	1 377
100 岁及以上	708	2 169	2 877
合计	6 869	8 902	15 771

第4章 老年心理健康和认知功能数据收集的扩展[①]

4.1 加强心理健康和认知功能数据收集的重要科学意义

随着我国经济社会的发展和人口家庭结构及文化的变迁，近年来空巢老人越来越多，传统的家庭支持精神慰藉功能有所弱化，老年人在精神健康方面面临的问题日趋严重。以阿尔茨海默病（Alzheimer's disease，AD）为例，该病的发病率随年龄呈指数增长，年龄每增加 5.9 岁，发病率翻一倍，发病率从 60~64 岁的 3.1‰到 95 岁以上的 175.0‰（WHO，2012）。2015 年底中国约有 950 万名阿尔茨海默病患者，约是 1990 年的 3.58 倍。相关研究显示，与 1990 年相比，2013 年中国老年阿尔茨海默病死亡率上升 121.0%，已成为仅次于心血管病、癌症和脑卒中的第四大杀手（Bo et al.，2019）。2009 年全国 29 个城市 4945 位老人的调查研究表明，约有 40.0%的老人存在明显的抑郁情绪（Yu et al.，2012）。最近一项对全国 2000~2012 年发表的 46 篇社区老年抑郁研究进行的荟萃分析（meta analysis）显示，60 岁及以上人群抑郁障碍率约为 22.4%。我国当前大约有 4356 万位老年抑郁患者，高龄、独身及农村老人抑郁障碍比例更高（聂晓璐等，2013）。

除了酒精滥用和精神分裂症外，其他心理障碍发病率如焦虑、紧张等情绪问题在我国 60 岁及以上人群最高（Phillips et al.，2009；Liu et al.，2018）。雷晓燕等的研究发现，我国中老年人群抑郁症状的发生率远超过印度尼西亚和其他东亚国家（Lei et al.，2014）。曾毅等（2017）的研究表明，1998~2008 年，我国 80~89 岁、90~99 岁和 100+岁各年龄组高龄老人的认知功能均呈下降趋势。

心理健康对生理健康、治疗、康复和社会参与有至关重要的影响。许多研究发现，"无心理健康，则无健康"，因为心理障碍会增加患病概率（Prince et al.，2007；Seetlani et al.，2016），负面情绪和抑郁往往是生理健康问题的前兆（Kahn et al.，2003；Kang et al.，2017）。世界精神卫生联盟提出的口号是："没有健康就无法发展，没有精神健康就无法真正实现健康。"（World Health Organization，1954；Kolappa et al.，2013）老年人罹患认知功能损伤和心理障碍的风险较高，若不加以

---

① 本章作者：曾毅（北京大学国家发展研究院教授、杜克大学老龄与人类发展研究中心教授）。

防范，则可能给家庭和社会带来巨大负担。研究显示，在控制慢性病影响后，老年抑郁症与医疗费用大幅增长显著相关（Unützer et al.，1997；Michalowsky et al.，2018）。显然，加强对老年人心理健康与认知功能及其影响因素的数据收集和深入研究，对实现健康老龄化和改善亿万民众生活质量具有重大意义。

目前我国尚缺乏对高龄老人心理健康和认知功能的全国性调查，已有的相关调查多局限于某一地区。中国老年健康调查的1998～2014年跟踪调查数据为各界学者研究中国老年人认知功能和心理健康影响因素提供了多项测量指标，包括国际通用的认知功能简易量表和情绪相关问题，可用于测量老年人的心理健康水平。这些数据已被学者广泛应用，并产生了丰硕成果，相关成果已发表在国内外知名期刊上。

然而，我国现有老龄健康相关调查对于心理健康和认知功能数据的收集仍然难以满足当前和今后因老年心理障碍比例和人数较快增长产生的研究需求。例如，1998～2014年中国老年健康调查仅采用认知功能简易量表来评估认知功能，而认知功能简易量表对中重度认知受损和痴呆早中期症状灵敏度较高，但对轻度认知受损灵敏度较低，而轻度认知受损者是老年痴呆发生的高危人群，他们处于认知功能干预的关键时期。因此，于2017～2018年进行的中国老年健康调查第8次调查扩展了认知功能测试，增加了对轻度认知受损具有更高灵敏度的简明社区痴呆筛查量表及老年人认知功能下降知情者问卷测试等相关内容，结合认知功能简易量表测试对老年人认知受损进行筛查，为之后开展认知受损的早期干预工作奠定基础。

中国老年健康调查第8次调查扩展了老年人心理健康和认知功能的数据收集，有助于政府部门和社会各界更好地了解老年人（尤其是最需照料的高龄老人高风险人群）的心理健康和认知功能状况，有利于广大研究人员结合已有的丰富的其他个体层面数据（包括生理健康、社会经济行为和遗传基因）及社区环境数据，进行更加深入的跨学科研究，弄清楚心理健康和认知功能的影响因素，为心理健康和认知功能干预策略与措施的制定奠定科学基础，从而为国家应对人口老龄化严峻挑战做出贡献。

4.2 心理健康和认知功能数据收集的扩展：存活老人问卷

中国老年健康调查的核心内容有两部分分别涉及心理健康和认知功能的数据收集。问卷的B2和B3部分一共有19个问项，其中有8.5个新增项，见表4-1。

表4-1　有关心理健康数据收集的扩展（2018年）

问卷中的问项（所有问题要求受访者本人回答）	有√为新增项
B2-1　不论遇到什么事您是不是都能想得开？	
B2-2　您是不是喜欢把东西弄得干净、整洁？	
B2-3　您是不是感到精力充沛？	√
B2-4　您是不是会对自己做过的事感到羞愧、后悔或内疚？	√
B2-5　您是不是会因看不惯周围的人或事而生气？	√
B2-6　您自己的事情是不是自己说了算？	
B2-7　您是不是经常会觉得周围的人都不值得信任？	√
B2-8　过去一年中，您是否至少有两个星期对业余爱好、工作或其他您通常感到愉快的活动丧失兴趣？	
B3-1　您会因一些小事而烦恼吗？	√
B3-2　您现在做事时是不是很难集中精力？	√
B3-3　您是不是感到难过或压抑？	
B3-4　您是不是觉得越老越不中用，做什么事都很费劲？	√（后半句为新增）
B3-5　您是不是对未来的生活充满希望？	√
B3-6　您是不是感到紧张、害怕？	
B3-7　您是不是觉得与年轻时一样快活？	
B3-8　您是不是觉得孤独？	
B3-9　您是不是感到无法继续自己的生活？	√
B3-10-1　您现在睡眠质量如何？（两个有关睡眠的问题从 G 部分移到此处）	
B3-10-2　你现在一般每天睡几小时？	

问卷的 C 部分测试老人的认知能力。在历次调查中，已有与简明社区痴呆筛查直接相关的 5 个问项（即 C1-1、C1-4、C2-1、C2-2 和 C4-1，参见本书附录 1）。2018 年调查时增加了以下 7 个问项，取自美国健康与退休调查（Health and Retirement Survey，HRS）及中国健康与养老追踪调查（China Health and Retirement Longitudinal Study，CHARLS）中的协调性认知评估模块。这 12 个问项组成同时适合高龄和较低龄老人的简明社区痴呆筛查量表（认知功能部分）。具体问项见表 4-2。

表4-2　有关认知功能数据收集的扩展（2018年）

问卷中的问项（所有问题要求受访者本人回答）	回答选项
*C6-1　人们平时用来剪纸的东西叫什么？（调查员：请用您的左手拿一张纸，右手中指和食指比画成"剪刀"形状，帮助老人理解"剪纸"的含义）	1. 剪刀（正确）　2. 回答错误 8. 不知道　9. 拒绝回答
*C6-2　苹果是长在树上还是土里？	1. 树上（正确）　2. 回答错误 8. 不知道　9.拒绝回答

续表

问卷中的问项（所有问题要求受访者本人回答）	回答选项
*C6-3 现在中国的国家主席是谁？	1. 习近平（正确）　　2. 回答错误 8. 不知道　　　　　　9. 拒绝回答
*C6-4 调查员指着自己的胳膊肘部问：我们把这个叫作什么？	1. 对　2. 错　3. 不能回答　9. 拒绝回答
*C6-5 锤子一般用来做什么？（答案：钉钉子或类似意思就算对）	1. 对　2. 错　3. 不能回答　9. 拒绝回答
*C6-6 您这附近最近的商店在哪里？	1. 对　2. 错　3. 不能回答　9. 拒绝回答
*C6-7 请您先指一下窗户再指一下门	1. 对　2. 错　3. 不能回答　9. 拒绝回答

*必须由被访老人自己回答，不得由他人代答

4.3　死亡前3～6个月认知功能：死亡老人家属问卷

对以前曾经参加过中国老年健康调查，但在2018年调查时已经去世的老人，调查员访问了老人的家属，如果没有亲属则访问老人去世前与其同住或有密切接触的其他知情人，如邻居或养老机构的护工等。2018年调查在此前问卷的基础上，增加了有关老人死亡前3～6个月认知功能的知情者问卷，共16个问项，详见表4-3。

表4-3　有关老人死亡前3～6个月认知功能的知情者问卷中增加的认知功能问项（2018年）

我希望您能记起老人死亡前3～6个月认知功能的情形［此部分问题在提示选项后必须由老人的知情人（家庭成员）亲自回答］	回答选项
C-1 他/她能记得家人和熟悉朋友的名字吗？	1. 能　2. 不能　3. 不知道　9.拒绝回答
C-2 他/她能记得家人和熟悉朋友的职业、生日或住址吗？	1. 能　2. 不能　3. 不知道　9.拒绝回答
C-3 他/她能记得最近发生的事情吗？	1. 能　2. 不能　3. 不知道　9.拒绝回答
C-4 他/她会说话到一半就忘记了要说什么吗？	1. 会　2. 不会　3. 不知道　9.拒绝回答
C-5 他/她能记得自己家住址和电话吗？	1. 能　2. 不能　3. 不知道　9.拒绝回答
C-6 他/她能记得当时是几月份吗？	1. 能　2. 不能　3. 不知道　9.拒绝回答
C-7 他/她能使用家常用具（如开关电视机、使用剪刀等）吗？	1. 能　2. 不能　3. 不知道　9.拒绝回答
C-8 他/她能学习使用新的家常用具吗？	1. 能　2. 不能　3. 不知道　9.拒绝回答
C-9 他/她能记住年轻及童年往事吗？	1. 能　2. 不能　3. 不知道　9.拒绝回答
C-10 他/她能看懂电视上讲的故事吗？	1. 能　2. 不能　3. 不知道　9.拒绝回答
C-11 他/她能与他人交谈表达自己的想法吗？	1. 能　2. 不能　3. 不知道　9.拒绝回答
C-12 他/她对日常事务自己会做决定吗？	1. 会　2. 不会　3. 不知道　9.拒绝回答
C-13 他/她会使用钱买东西吗？	1. 会　2. 不会　3. 不知道　9.拒绝回答

我希望您能记起老人死亡前3～6个月认知功能的情形［此部分问题在提示选项后必须由老人的知情人（家庭成员）亲自回答］	回答选项
C-14 他/她有处理财务的能力（如领取退休金或补助、去银行等）吗？	1. 有　2. 没有　3. 不知道　9.拒绝回答
C-15 他/她能处理日常生活上的数字问题吗？（例如，是否知道需要买多少食物？ ）	1. 能　2. 不能　3. 不知道　9.拒绝回答
C-16 他/她能了解发生了什么事，并能想出适当的处理方式吗？	1. 能　2. 不能　3. 不知道　9.拒绝回答

第 5 章　实 施 方 案[①]

中国老年健康第 8 次调查于 2017～2018 年由北京大学、中国疾控中心环境与健康相关产品安全所联合实施,在全国 23 个省区市开展。调查的现场工作由中国疾控中心、项目省区市疾控中心和项目县/市/区疾控中心具体负责。本章介绍该调查的实施方案,包括调查对象的选择与编码、调查方法、调查人员与培训、现场组织与实施、质量控制,以及访问员观察记录。

5.1　调查对象的选择与编码

调查对象包括随访对象和新增对象。根据 2014 年的随访名单,对参加上一次调查的所有被访对象及上一次调查失访者进行调查,包括随访存活老人和访问死亡老人家属。根据选取原则和选取方法(详见本书第 3 章)选择新增调查对象。未按选取原则与选取方法调查的老年人问卷均属废卷。所有新增调查对象均按照以下原则和方法进行编码。

5.1.1　老人调查对象问卷 ID 号编码规则

被访老人的全国编号由 8 位数组成:第 1、第 2 位数字表示所在省份的国标码,如江苏为 32,山东为 37,最后两位数表示该老人首次参加中国老年健康调查的年份,如 2014 年新参加的老人为 14,2018 年新参加的老人为 18,被访老人全国编号的中间 4 位数是其本省编号。必须在问卷首页正确填写被访老人的全国编号和本省编号。

5.1.2　老人调查对象问卷 ID 号编码方法

对于本期新增首次调查的老人,其本省编码在调查前由省疾控中心项目负责人根据 5.1.1 节阐述的"老人调查对象问卷 ID 号编码规则"及各项目县/市/区预期新增老年调查对象样本数上限,确定不可能有重码的各县/市/区新增调查对象编码范围,供访问员按照不可重复的流水编码原则使用。例如,江苏 A 县(新

① 本章作者:施小明(中国疾病预防控制中心环境与健康相关产品安全所所长,研究员)、吕跃斌(中国疾病预防控制中心环境与健康相关产品安全所助理研究员)、周锦辉(中国疾病预防控制中心环境与健康相关产品安全所研究生)、康琪(中国疾病预防控制中心环境与健康相关产品安全所研究生)。

增调查对象样本数上限为 85）的新增样本编码范围为 32000118,32000218,…,32008518。

5.2　调　查　方　法

5.2.1　调查方式

本次调查采用入户调查、面对面访谈的方式。对于所有 2014 年以来已搬迁的老人，如迁往到访问员负责的调查点或邻近地区，必须予以追踪调查。如迁往到访问员负责的调查点以外的县/市/区，则应请村/居委会出具证明，并向老人的邻居、知情人或村/居委会询问老人的新地址及电话，访问员务必在当天晚上向上一级调查主管打电话报告了解到的有关无法访问的迁移老人的新地址及电话，以便上一级调查主管安排其他访问员进行入户访问。

对原被访现已死亡老人家庭进行入户调查，访问其家属，填写死亡老人家属问卷。家属已迁移的死亡老人应尽力找到其新迁地址，并前往入户调查。对于实在找不到其新迁地址或远迁到访问员负责的调查点以外地区，可向老人的邻居、知情人或村/居委会询问老人死亡年月，以及其远迁家属的详细地址及电话等情况。如得知死亡老人远迁家属的地址或电话，访问员务必在当天晚上向上一级调查主管打电话报告已找到的死亡老人远迁家属的地址及电话，以便上一级调查主管安排其他访问员进行入户访问。

5.2.2　调查内容

根据调查对象是否存活，调查内容可分为两类。对于调查对象存活者，由访问员入户面对面询问，填写中国老年健康调查 65 岁及以上老人问卷，收集相关信息，并采集唾液用于核酸检测分析。对于已死亡的调查对象，访问员入户面对面询问其家属，并填写死亡老人家属问卷，收集死亡老人临终前的相关信息。

（1）65 岁及以上存活老人问卷调查。如果调查对象健在，则需要进行入户访谈，并填写中国老年健康调查 65 岁及以上老人问卷。访谈内容包括：基本状况（A 部分）、对现状的评价及性格情绪特征（B 部分）、一般能力（C 部分）、生活方式（D 部分）、日常活动能力（E 部分）、个人背景及家庭结构（F 部分）、生理健康（G 部分），访问后访员填写 H 部分，对访问情况做相关记录。

（2）65 岁及以上存活老人唾液采集。使用唾液采集器收集调查对象 2~4 毫升唾液，用于核酸检测分析。

（3）死亡老人家属的调查。对于已死亡的调查对象，询问其家属，并填写死亡老人家属问卷，收集死亡老人临终前的相关信息。

5.3　调查人员与培训

5.3.1　调查人员培训与分工

1. 现场工作人员的职责和要求

现场总协调员由调查县/市/区疾控中心分管主任担任，负责本项目在该县的总体协调工作，并作为质控员负责调查数据的质量控制。现场访问员共 2 名，如果是中样本县或者小样本县，则可由 1 名访问员实施。对访问员的要求是：①经过省级培训合格的疾控中心工作人员或聘用人员，具有医学背景；②熟悉问卷内容，细心、有耐心、有责任心；③熟悉并掌握血压、心率、身高、体重、腰围等的正确测量方法；④具有较好的沟通和语言交流能力。调查助理员负责协助现场访问员开展入户调查工作。调查助理员为乡镇卫生院防保人员，以及村医或村/居委会干部。

2. 技术培训及要求

（1）国家级师资培训。由中国疾控中心环境与健康相关产品安全所统一对各省级疾控中心相关工作人员进行师资培训。在完成国家级师资培训后，各省根据实际情况培训项目区/县疾控中心的工作人员。各省级疾控中心安排 2 名工作人员参加国家级师资培训。

（2）省级现场培训。省级疾控中心举办本省现场调查技术培训班，对本省各项目区/县工作人员进行培训。项目区/县参与现场调查的工作人员均须接受培训，根据县的大小，可安排不同数量的人员参加培训。关于各区/县参加培训班的人员数量，大样本县安排 2～3 名，中样本县或小样本县安排 1～2 名。对于样本区/县数量较多的地市，各省根据质量控制工作的需求，可安排地市级疾控中心工作人员参加培训。要确保每位调查人员都能够得到培训，并通过建立 QQ 群等方式对访问员遇到的问题予以及时解答。

3. 培训考核

国家级师资培训和省级现场培训均采用统一编制的培训材料，包括中国老年健康影响因素调查工作方案、调查问卷(中国老年健康调查 65 岁及以上老人问卷、死亡老人家属问卷)、访问员手册，以及培训材料课件。此外，还提供培训班所用试卷及参考答案。省级疾控中心认真制订培训班日程，参加培训的学员均需填写培训人员登记表。省级培训结束后，由省级疾控中心将培训日程、培训班总结，连同培训人员登记表一起报送中国疾控中心。所有工作人员必须经过培训并经考核合格后才能承担入户调查工作。

在调查开展之前，分别由中国疾控中心按技术培训要求进行培训，在督导过程中就现场出现的问题，对项目调查总体方案、样本选择和编码规则、去世老人问卷填写说明、调查现场组织实施与质量控制、65 岁及以上老人调查问卷填写说明、唾液采集等多项内容进行全面的讲解。

5.3.2　填表要求

（1）根据老年人听力衰退、受教育程度不高的特点，进行调查时，访问员说话的速度要放慢，加之我国地方语言差别较大，问卷中的问题可以采用当地的语言，但注意一定要忠实于原意，以便被访老人听清楚、听懂，并理解正确。有关测试的问项许多老人过去很少或从未接触过，可能理解题意有困难，访问员要向被访者解释清楚题目的意思，然后再让老人回答或操作。

（2）问卷填写时一定要字迹工整，包括封面的姓名、地址和访问员后记的文字等，不要连笔写，以免看不清。编码框中的数字尽量不要超出边框。

（3）请使用蓝色圆珠笔填写。

（4）本问卷的问项选用画圈的方式填写。根据被访老人的回答在被选答案数字上面画圈，不要用"√"，以免混淆答案。例如，问题 A5-1 "您现在与谁住在一起？"，如果被访者与家人同住，则在数字"1"上面画圈。填写年、月、日、次数等数字时，要统一使用阿拉伯数字，数字要写得清晰，并要写在横线上。

（5）一律进行双向填写，既要在问卷所给选项中用圆圈将正确答案圈起来，又要在调查时将该选项的序号填入该问题后面的编码框中。

（6）对于填写错误的选项，可用斜杠删掉。

（7）一般情况下，对于无法回答、不知道、未回答的问项应首先以文字注明，并在选项编码框填 8、88……以此类推，注意补齐码位。比如，某问题有 3 个编码框，该老人无法回答该问题，则在编码框中填写"888"。不适用的问项也应首先以文字注明，选项编码均填 9、99……以此类推，注意补齐码位。特殊情况见该问题的具体要求。对于因跳问关系而跳过不问的问题，应该在该题的编码框上画横线，以便访问完成后检查有无漏问的问题。

（8）凡是注明"此部分问题必须由被访老人亲自回答"，表示这些问题必须由被访老人自己回答（如问题 B、C 部分），或直接由访问员填写（如问题 H 部分），不得由他人代答。没有注明的问题应当尽可能由被访老人自己回答，如被访老人无法回答，可由其家属代答；若无家属，则由其他最接近的邻居或养老机构的工作人员代答；如无人能回答，在右边空白处注明原因，若家属或其他人代答请在圈内画"×"。

（9）第一次被访者（即今年新增调查对象）拟回答（或由家庭成员等代答）

所有问题。对于此前参加过本项目调查的随访老人，无须再询问属于固定不变特征的问题（个人问卷中淡黑色背景的问项）。

（10）编码框中的数字右对齐，不足部分在前面的方框中填写零。

（11）在访问结束，离开调查现场前，请务必检查一遍调查问卷，若发现漏项、错填等问题，应及时更正。

（12）请特别注意个人问卷封面信息要填写正确，字迹清楚、工整地填写被访存活老人的省份，县/市/区、乡/街道、村/组或门牌号码、邮政编码，以及联系电话和联系人。

5.4　现场组织与实施

5.4.1　组织与分工

中国疾控中心环境与健康相关产品安全所负责组织实施本次调查的现场工作。具体职责包括：制订现场调查实施方案、调查问卷访问员手册、现场数据质量控制方案等材料；组织培训省级师资；向项目省拨付相关工作经费；开展现场督导；选派工作人员与北京大学工作人员共同开展数据质量抽查与评估。

省级疾控中心负责本省项目的整体协调与组织。具体职责包括：参加国家举办的省级师资培训；制订本省调查工作实施方案，并报送中国疾控中心备案；组织本省现场调查的技术培训；指导各县开展现场调查工作；支付区/县调查点相关工作经费；抽取部分项目区/县进行现场督导和问卷审核；定期了解和督促各项目区县工作进度；根据国家制订的现场数据质量控制方案，组织开展数据质量抽查评估。

区/县疾控中心负责本县调查工作的具体实施。具体职责包括：参加省级技术培训；制订本县现场调查工作计划，并报送省级疾控中心备案；现场调查开始之前，做好宣传动员工作，特别是要向卫生计生行政部门强调整个调查工作的意义和重要性，并与民政局、老龄工作委员会等部门积极协调，取得这些部门的支持；按照本省现场调查实施方案的要求，根据提供的调查样本清单，组织完成本区/县的现场调查工作。

5.4.2　核实名单与信息

中国疾控中心环境与健康相关产品安全所将"随访调查对象名单与信息表"发给各省项目负责人，各省级疾控中心将"随访调查对象名单与信息表"发给各县级疾控中心，各县级疾控中心通过调查助理员（乡镇卫生院防保人员、村医或村/居委会干部）核实"随访调查对象名单与信息表"。

北京大学商请全国老龄工作委员会办公室下发《关于报送 85 岁及以上老年人基本信息的通知》至各省区市老龄工作委员会办公室，并由其向各参加省区市疾控中心提供"85 岁及以上老年人基本信息表"。各省级疾控中心将"85 岁及以上老年人基本信息表"发给各县/区级疾控中心。各县/区级疾控中心项目工作人员通过调查助理员（乡镇卫生院防保人员、村医或村/居委会干部）核实"85 岁及以上老年人基本信息表"后，根据前文介绍的新增调查对象选取方法，拟定本县/区包括新增百岁老人和 65～99 岁老人调查对象的"新增调查对象名单与信息表"。

调查助理员首先根据"随访调查对象名单与信息表"中调查对象的地址、电话等信息联系调查对象，了解当前是否存活，了解联系方式是否正确、是否需要改变，填写纸质的"被访老人联系信息更新表"，并通知调查对象有关调查事宜。如果不能直接联系到调查对象，则需向调查对象所在社区/村的其他人进行了解，更新调查对象当前的地址与联系方式。其次，调查助理员将填写完毕的"被访老人联系信息更新表"反馈给本县/区疾控中心项目工作人员。县/区疾控中心项目工作人员首先应根据调查助理员反馈来的"被访老人联系信息更新表"更新"随访调查对象名单与信息表"，形成"更新过的随访调查对象名单与信息表"。其次，要核查调查对象是否仍居住在本县行政区内。如果调查对象在本省但不在本县居住，则需向省级疾控中心项目负责人或联系人报告和反馈信息，由省级疾控中心负责协调该调查对象当前所在县/区疾控中心完成调查。如果调查对象当前不居住在本省，则县级疾控中心需将情况报告和反馈给省级疾控中心，省级疾控中心反馈和报告至中国疾控中心。中国疾控中心环境与健康相关产品安全所协调调查对象当前所在省的疾控中心安排完成调查。

5.4.3　入户前准备

1. 联系调查对象

根据"更新过的随访调查对象名单与信息表"上的信息，联系调查对象或其家属。记录能够接受访问的调查对象（或其家属）与调查时间。

2. 材料准备

根据能够接受访问的调查对象的位置分布情况，合理安排当日调查行程，并准备调查所需的材料与器材。入户前需要准备的材料包括：更新过的随访调查对象名单与信息表、调查问卷（含知情同意书）、访问员手册、唾液自我采集器、立式身高测量仪、体重仪、汞柱式血压计、软尺、钢卷尺、蓝色圆珠笔、误工费或小礼品及其发放登记表。调查问卷由中国疾控中心统一印制，并按照调查对象的存活与死亡的估计情况发放给各省，各省按照调查对象存活与死亡情况将相应问卷发放给各县。如果本县某种问卷数量不足，则可以按照中国疾控中心印制的问卷形式自行打印与装订。根据次日安排的调查对象的实际情况，准备相应份数的调查问卷，包括 65 岁及以上老人问卷及死亡老人家属问卷。

3. 器材准备

准备好汞柱式血压计、立式身高测量仪、体重仪和软尺。调查前需要对以上仪器进行校准。对仪器及其校准的要求如下。

（1）汞柱式血压计：①血压计的水银量必须足够，开启血压计后，刻度管内水银凸面应正好在刻度零处，玻璃管上端气孔不能被堵塞。②测量前气囊内的空气完全排空，并确保气囊无漏气。

（2）立式身高测量仪的校准：①检查身高测量仪的底板是否放置平稳，立柱是否与底板垂直，滑板与立柱之间是否成直角，是否能滑动自如，零件有无松脱。②校对零点。

（3）用钢卷尺检查刻度是否准确。误差不得超过±0.2%。一般情况下分段检查，每 5 厘米或 10 厘米或 20 厘米为一段，应无可见误差，1 米的误差要小于 0.2 厘米。

（4）体重仪：①准确度要求误差不超过 0.1%，即每百千克误差小于 0.1 千克。以备用的 10 千克、20 千克、30 千克标准砝码（或用等重标定重物代替）分别进行称量，检查读数与标准砝码误差是否在允许范围内。②灵敏度的检验。置 100 克重砝码，观察读数变化，如果读数增加 0.1 千克，则达到要求。

（5）软尺：①无弹性、平整、刻度清晰；②最小计量刻度为 1 毫米；③用钢卷尺检查刻度是否准确。误差不得超过±0.2%。一般情况下分段检查，每 5 厘米或 10 厘米或 20 厘米为一段，应无可见误差，1 米的误差要小于 0.2 厘米。

5.4.4　入户调查

1. 知情同意

在调查开始之前，访问员向被访者及其家属对调查的合法性和保密性做出如下说明：此次访问已经征得国家相关部门和伦理委员会的批准；我们将对调查中的有关个人和家庭信息予以严格保密。在向调查对象介绍调查目的和知情同意过程后，由访问员向调查对象阅读知情同意书。愿意参加者将签署书面的知情同意书，或由参与整个知情同意过程的其他家庭成员，在知情同意书上签字。

2. 问卷访谈

对于健在者，询问老人健康状况及影响因素，填写中国老年健康调查 65 岁及以上老人问卷。对于调查对象已死亡者，由其家属填写死亡老人家属问卷。

认真询问调查表中的有关信息。所有调查记录上的数据都必须用蓝色圆珠笔填写，字迹要清晰工整，每份问卷要由访谈员签上姓名和日期。

3. 健康指标与功能检查

在 65 岁及以上老人问卷中生理健康部分（G 部分），血压、心率、身高、体重、腰围、上肢活动能力、能否捡起地上书本、自转一周所需步数等指标需要进行检查。卧床不起者无须测量身高、体重和腰围。访问员需要特别注意如下事项。

（1）如果老人无法站在立式身高测量仪上，则可使其靠墙站立，标记颅顶位置后，测量竖直高度。脊柱弯曲明显者也需测量该调查对象的竖直高度。

（2）进行血压、身高与体重检查时还要注意有关事项。

（3）如实记录体检结果。

4. 唾液采集

使用专用唾液自我采集器时，需要注意产品保质期。向调查对象介绍正确的采集方法，以保证唾液样本的可用性。样本采集后，粘贴防冻标签，将采集器按顺序存放于冻存盒内，并填写唾液存放信息表，及时运送到省级疾控中心。省级疾控中心统一将样本寄送至项目组指定地址进行核酸检测和保存。

5. 注意事项

（1）认真并完整填写问卷封面。在问卷封面上要详细填写调查情况，包括问卷序号、省编码、县/市/区编码、姓名、现住址、访问日期、无法完成调查的原因等。

（2）保存好调查资料，防止受污、受潮、遗失。访问员不得擅自修改问卷，严禁编造答案。

（3）访问员必须对参与调查的老人及其家庭情况的相关信息严格保密，调查结果及年龄核对情况不得在任何场合与调查工作以外的人谈论。

5.4.5 进度报送

为随时了解调查进度，项目要求各县自启动之日起，每两周汇总一次已调查过的对象，填写"调查进度表"，向省级疾控中心上报一次调查进度，省级疾控中心汇总后在一周内报给中国疾控中心。调查进度表汇报内容与"更新过的随访调查对象名单与信息表"内容基本一致（具体报送时，可将"更新过的随访调查对象名单与信息表"中已完成的调查对象信息复制到"调查进度表"，作为当时的调查进度予以报送）。

5.4.6　问卷审核与资料回收

问卷回收后，要经过县级审核、省级审核和国家审核三个过程。县级审核若发现问题，应尽快解决。如问题较为严重，需重新进行调查。县级审核无误后将问卷和相关记录材料寄送给所在省级疾控中心。

省级审核若发现问卷有问题，应尽快尽早核实并予以解决。省级审核无误后将本省所有问卷和相关记录材料寄送给中国疾控中心。各省在项目期间或结束后需向中国疾控中心提交的材料包括：①联系信息更新表（纸质版）；②更新过的随访调查对象名单与信息（Excel 电子版格式）；③培训人员登记表；④培训日程；⑤培训班总结；⑥培训成绩汇总表；⑦调查问卷；⑧调查进度表（Excel 电子版格式；调查期间定期报送）；⑨所完成的省级随机抽查问卷；⑩省级质量随机抽查总结报告；⑪省级问卷审核记录表。

5.4.7　数据录入

中国疾控中心环境与健康相关产品安全所和北京大学审核无误后进行数据录入（双录入）与数据清理工作。

5.5　质　量　控　制

高质量的调研数据是从事科学研究和提高疾病预防效率的基本前提。开展质量控制工作可有效避免或降低调查数据的误差，使调查活动组织有序，质量可靠。因此，必须对调查的每个环节进行严格的质量控制，包括制订合理的省级实施方案和县级工作计划、培训、县级现场调查回访与督导、国家与省级督导、质量随机抽查、问卷审核等环节，一旦发现质量问题需及时反馈、纠正。国家项目组负责整个调查过程的总体质量控制。

具体质量控制工作包括制订现场质量控制方案、开展质量控制培训、现场督导抽查、问卷质量随机抽查及全国问卷抽查等。省级疾控中心负责本省项目调查过程的质量控制，具体包括省级实施方案的制订、本省质控培训、组织本省现场督导、随机质量抽查及本省问卷审核等。县级疾控中心负责本县调查过程的质量控制，具体包括制订工作计划、接受培训、现场调查回访、本县问卷审核、配合省级和国家项目组的督导检查、对上级随机质量抽查结果进行复核等。在调查数据录入结束后，课题组从以下几方面用国内外公认的定量指标对各省区市数据质量进行评估分析。

（1）年龄申报质量：以各种成熟的定量方法评估年龄申报，尤其是要保证百岁和高龄老人年龄申报的准确性，并与国内外同类调查进行比较。

（2）主要健康变量的可信度：计算生活自理能力量表、认知功能量表及肢体活动能力测试量表等主要健康变量的内部一致性程度，并与国内外同类调查进行比较。

（3）主要健康变量的效度：通过因子分析查看被访样本对同类型健康变量回答的记录是否基本一致。

（4）内部逻辑性错误：针对问卷中存在逻辑关系的一些问项进行内部逻辑性错误率统计，并针对历次调查中内部逻辑性错误率相对较高的几类问项，进行重点检查，以尽量发现和修正由于访问员的粗心大意、疏忽和数据录入时的差错。

（5）问项的不应答概率是否偏高。

（6）样本失访情况统计：失访率必须控制在合理范围内，尽最大可能降低失访率，无论如何不得高于上次跟踪调查失访率。

（7）将各省申报的分年龄性别死亡率与标准生命表死亡模式做比较，判断是否漏登死亡老人数而低估死亡率。

5.6　调查实施掠影：访问员观察记录

中国老年健康调查 65 岁及以上老人问卷的最后一部分是由访问员填写的访问后观察记录，主要记录访问现场被访老人的身体状况，根据老人的身份证对受访者年龄进行确认，如果调查时有其他人代替老人回答问题，需要记录代答者与老人的关系，还有一个开放题"访问人员后记"。不少访问员后记反映出了仅从调查问卷无法得到的信息资料，尤其是访问员的感受，从中可使我们从访问员的角度对调查实施的现场有较为生动的了解。

根据调查现场的反映，绝大部分受访老人及其亲属都愿意参加调查并积极配合，失访和拒访率合计约为12.7%。调查无法完成的主要原因是迁移、死亡或受访者身体很差，仅有少数老人拒绝配合参加调查。在接受调查的老人中，有73.1%的老人可以不需要助听器听清楚访问员的问题，还有16.7%的老人需要靠助听器才能听清或部分听清问题，另外有10.2%的老人完全不能听清问题。绝大部分受访老人都能够接受体检，能接受所有体检项目的受访者占86.2%，能接受部分体检项目的受访者为9.4%；未能接受体检的主要原因是听觉障碍、视觉障碍、认知障碍（不能理解问题）或瘫痪。多数被访老人看起来都相当健康（22.9%）或比较健康（59.0%），且访问员的观察与老人自评健康状况基本一致。

由于不少受访老人年事已高，需要其他人帮助完成调查问卷。根据访问员记录，有35.7%受访者需要他人代答一些问题，代答者大部分是受访者的子女或孙子女及其配偶，分别占代答者的77.1%和6.9%，老人配偶代答的比例占8.2%，还有3.4%的代答者为保姆或养老机构的工作人员。

本次调查有约两成访问员填写了"访问人员后记"，所记录的内容丰富，反映出了调查过程中的具体细节和受访老人的状况，也可从这些记录看出访问员的认真态度。访问人员后记主要包括如下内容。

1. 解释访问过程中出现的问题

尽管这次调查完成情况相当令人满意，不过在入户调查过程中，还是会遇到一些问题，访问人员需要将这些问题记录下来并加以解释。例如，有位老人访问全程都很配合，但是不愿意配合唾液采集（虽然只是请老人将唾液吐到采集容器中，并没有任何接触）；有位老人能够回答所有问题，但是不愿意配合画图；有位老人因父母、兄弟姐妹均在抗日战争时死亡或失散，因此无法回答他们的信息；有位老人既没有身份证，又因为幼年父母双亡，无法说出准确年龄；有位老人因能力受限无法回答问题，而家属也不愿配合，造成问卷缺项；等等。有多例记录是解释年龄确认时遇到的问题，如有老人报告的年龄和身份证不一致，但老人本人和子女或邻居都认为老人自报的年龄是准确的；还有位老人有两个身份证（一代和二代身份证），两个身份证的出生日期不一样；等等。由此可见，访问人员在调查过程中对年龄的准确性问题十分重视。

这些记录为调查问卷中某些问项的缺失原因提供了佐证信息，使我们了解有些问项的缺失是不可控原因或无法补救的，也反映出了在访问年龄较大、健康状况较差尤其是精神状况不好的老人时，调查工作具有相当大的挑战和难度。

2. 记录未能在调查问卷中充分反映的内容

有些记录属于老人或家属提供但无法反映在问卷中的信息。例如，有几例记录是说明老人此前身体很好，但最近一两年因突发中风或因摔倒骨折而卧床，所以目前身体状况较差；还有一位老人的家属诉说老人1月前刚戒烟，身体变差，住院查出患病；有一位老人虽然回答了问卷，但访问人员认为老人并不愿配合，有些问题不能如实回答。

比较具有共性的问题是老人有听力障碍但又没有助听器，所以增加了调查工作的难度，如有一例是访问人员将问题用大字写出来给老人看，请老人做答。从记录中还可看出有些受访老人将访问人员当作聊天对象，讲述老人过去的故事或分享当前的幸福生活。访问员的后记中有如下记录："老人非常健谈，对来访人员讲述了他以前抗日战争时期参与地下工作的事迹。""奶奶生活幸福指数很高，身体硬朗，有老伴陪伴，手里有积蓄，子女孝顺，子孙满堂。"还有的老人不仅积极配合调查，还对调查内容加以评论。

　　这些记录内容生动地反映了调查现场的气氛，以及访问人员与受访者及其家属的互动，在这种融洽友好的气氛下更有可能获得质量较高的调查结果，使我们增强了对这些问卷质量的信心。

　　3. 记录调查过程中的观察和感想

　　更多的记录（一半以上）是分享访问人员的观察和感想。这些记录的受访老人普遍是身体较为健康、积极配合访问的，给访问人员留下了良好的印象，很多记录充满了对老人由衷的赞赏。由于访问人员大多为医务工作者，有些人还记录了他们与老人有关健康问题的互动和保健建议，也有少数记录描述了老人家庭中的困难状况和老人向他们表达的诉求。受访老人性格开朗、生活乐观、家里整洁干净，是这类记录里最为普遍的观察。以下摘抄其中几条与读者分享。

　　　　"该老人身体比较健康。身上衣物整洁。有假牙。面色好，舌苔淡红，语言表达清晰。"

　　　　"老人家中物品摆放整齐，反应能力很好，自我协调能力也不错。"

　　　　"老人听力不太好，但还是努力回答问题，还关心我们，很感动。"

　　　　"该老人是我们调查的第一位百岁老人，心情比较激动，卧床有五年左右，精神状况有点差。"

　　　　"老人家经常有老邻居串门，他总是静静倾听他们聊天，偶尔坐在凳子上晒太阳，为人很和善。"

　　　　"被访老人比较健谈，性格比较开朗。精神亦好，对访问的问题都是认真思考再定夺下结论。"

　　　　"一位相当棒的老人，老人的家人也非常理解我们的工作，积极配合。"

第6章 中国老年健康调查第8次调查数据质量评估[①]

6.1 概 述

继 1998 年、2000 年、2002 年、2005 年、2008/2009 年、2011/2012 年及 2014 年共 7 次中国老年健康调查之后,北京大学健康老龄和发展研究中心与中国疾控中心合作,于 2017 年 10~12 月(8 个健康长寿典型县市)、2018 年 6 月至 2019 年 4 月进行了第 8 次跟踪调查,其中大部分样本(67.5%)在 2018 年完成调查,在 2017 年和 2019 年完成调查的样本分别占 15.0%、17.5%,后文均用"2018"表示此次调查的年份。2018 年跟踪调查的地域与前七次一致。

2018 年的第 8 次调查共访问了 15 874 位 65 岁及以上存活老人,其中百岁老人 2877 位、90~99 岁老人 3538 位、80~89 岁老人 4004 位、65~79 岁老人 5447 位。在接受调查的所有存活老人中,跟踪随访样本共 3441 人,新增老人为 12 433 人。在跟踪随访样本中,1998 年起接受调查且存活至调查时的老人为 10 人,2000 年起接受调查且存活至调查时的老人为 20 人,2002 年起接受调查且存活至调查时的老人为 760 人,2005 年起接受调查且存活至调查时的老人为 541 人,2008 年起接受调查且存活至调查时的老人为 1109 人,2011 年起接受调查且存活至调查时的老人为 444 人,2014 年起接受调查且存活至调查时的老人为 557 人。

高质量的数据是从事健康长寿研究的基本前提。对于中国老年人口健康状况调查这样一个超大型的、具有国际重大影响的纵向项目,其数据质量是许多研究者和政策制定者最为关心的问题之一。本章着重就 2018 年跟踪调查中高龄老人年龄申报的正确性和有效性,主要健康变量的可信度和效度,代答、不应答或信息缺失和失访状况等方面进行剖析。

6.2 年 龄 申 报

寇尔和李少民(Coale and Li,1991)在对中国人口普查数据进行深入分析并对比研究其他一些国家的老龄人口数据质量评估指标后指出,中国的汉族人口是既

---

① 本章作者:陈华帅(湖南湘潭大学商学院副教授,杜克大学老龄与人类发展研究中心高级研究员)、曾毅(北京大学国家发展研究院教授,杜克大学老龄与人类发展研究中心教授)。

有巨大高龄老人数量、较高年龄申报质量又大体与西方发达国家相当的发展中国家人口。"中国高龄老人健康长寿影响因素"项目立项之前的一个前期研究课题亦得到了与寇尔和李少民类似的结论（Wang et al.，1998）。这一前期课题与寇尔和李少民研究的不同之处在于，它不仅专门对中国百岁老人年龄申报质量进行了严格的人口学验证，而且将一系列量测汉族百岁老人年龄申报质量的指标的估算值与被公认为人口数据质量很好的如瑞典、日本、法国、意大利等国的百岁老人进行对比。曾毅（2004）对中国老年健康调查 1998 年基期调查中的年龄申报质量进行了更为系统的剖析。他们的研究结果表明，该调查项目中我国老年人特别是汉族老年人的年龄申报质量虽比瑞典、日本和英国差，但比较接近于澳大利亚和加拿大，比美国白人和黑人合一的年龄申报质量好一些，比智利的年龄申报质量显著好。

　　在 2018 年的中国老年健康调查中，汉族、壮族、回族、瑶族、满族、朝鲜族与蒙古族老人分别占总样本的 94.05%、3.74%、0.72%、0.26%、0.46%、0.02%与 0.01%，总计为 99.26%，即其他少数民族在样本中可忽略不计。汉族、壮族、回族、瑶族、满族、朝鲜族与蒙古族按 2000 年和 2010 年人口普查数据计算的量测年龄申报质量的韦伯指数及玛叶指数列在表 6-1 中。分析结果表明汉族和这六个少数民族的年龄申报质量属于"很好"。表 6-2 给出了 2018 年跟踪调查中汉族百岁老人及六个少数民族百岁老人与瑞典百岁老人的性别比的比较，无论对汉族还是少数民族来说，100～104 岁和 105～109 岁百岁老人的性别比均要略高于瑞典百岁老人，这可能与本调查设计时加大了男性老人抽样比例有关。

表6-1　中国老年健康调查的民族构成及有关年份普查年龄申报指数（2018年）

民族	2018 年占全部样本百分比	韦伯指数		玛叶指数	
		2000 年普查	2010 年普查	2000 年普查	2010 年普查
汉族	94.05%	101.10	98.60	2.04	1.36
壮族	3.74%	104.30	102.00	2.88	1.98
回族	0.72%	105.80	101.30	2.69	1.73
瑶族	0.26%	102.80	99.80	2.50	1.54
满族	0.46%	102.90	100.70	1.50	1.66
朝鲜族	0.02%	104.00	103.20	1.96	2.08
蒙古族	0.01%	102.80	101.20	2.31	2.00

注：韦伯指数：<105 表示很好；105～110 表示好；110～125 表示一般；>125 表示不好。玛叶指数：<10 表示好；10～20 表示一般；>20 表示不好

表6-2　中国老年健康调查汉族和少数民族百岁老人与瑞典百岁老人性别比的比较（2018年）

项目	年龄组	汉族	少数民族	瑞典
性别比	100～104 岁	33.66	33.65	26.52
	105～109 岁	26.11	21.05	15.41
合计人数/人	100～109 岁	2448	162	799

6.3 主要健康变量的可信度和效度

6.3.1 可信度

以往研究显示统计分析时进行组间比较，内部一致性程度或可信度至少应大于 0.7（Nunnally，1994；Stewart et al.，1992）。内部一致性程度或可信度通常用 Cronbach's α 系数来反映（Cronbach，1951）[①]。表 6-3 显示，2018 年调查样本的生活自理能力量表（Katz et al.，1963）和认知能力量表（Folstein et al.，1975）等量表的内部一致性系数 α 均达到了进行组间比较的最低标准。这些结果与国外许多调查的结果非常接近（Fillenbaum，1988；Penning and Strain 1994；Wahl et al.，1999），充分说明 2018 年调查中这些变量的质量与国外同类调查接近。

表6-3 中国老年健康调查主要健康变量的可信度系数（2018年）

量表和测量*	Cronbach's α 系数	量表和测量*	Cronbach's α 系数
中国		躯体活动能力（2）	0.80
2018 年调查（65～79 岁）		负向性格变量（5）#	0.63
上肢活动能力（3）	0.82	正向性格变量（4）#	0.50
躯体活动能力（2）	0.64	负向性格变量（5）	0.90
负向性格变量（5）#	0.66	正向性格变量（4）	0.92
正向性格变量（4）#	0.47	日常生活自理能力（6）	0.90
负向性格变量（5）	0.69	工具性日常生活活动能力（8）	0.95
正向性格变量（4）	0.63	认知能力（23）	0.98
日常生活自理能力（6）	0.84	左右手使用习惯（3）#	0.87
工具性日常生活活动能力（8）	0.91	外国	
认知能力（23）	0.92	日常生活自理能力（美国）	0.84
左右手使用习惯（3）#	0.83	日常生活自理能力（加拿大）	0.89
2018 年调查（80～105 岁）		日常生活自理能力（德国）	0.91
上肢活动能力（3）	0.74		

资料来源：美国数据参见 Fillenbaum（1988）；加拿大数据参见 Penning 和 Strain（1994）；德国数据参见 Wahl 等（1999）

*括号内的数字为某类测度所包含的问项数；#表示不包括选择"无法回答"或"不适用"的人

---

① 本章可信度系数的计算公式为：$\alpha = \dfrac{K(\bar{r})}{1 + (K-1)\bar{r}}$。其中，$\bar{r} = \dfrac{K}{K-1}\left(1 - \dfrac{\sum\limits_{k=1}^{K} S_k^2}{S_{sum}^2}\right)$，$K$ 表示总的问题个数；S_k^2 表示第 k 个问题的方差；S_{sum}^2 表示量表的总方差（参见 http://www.spss.com/tech/stat/Algorithms/11.5/reliability.pdf）。

6.3.2　效度

效度在数据质量评估中的作用也是举足轻重的。它的核心是建构效度，即趋同效度（convergent validity）和鉴别效度（Steward et al., 1992）。它们一般由相关系数来度测。表 6-4 给出了各类测量变量内部及与其他类测量变量之间的相关系数的范围。不难看出，所有反映同一个维度或类似维度上变量之间的相关性均比不同维度上变量间的相关性高。这充分表明 2018 年中国老年健康状况调查中这些变量的趋同效度和鉴别效度是较高的。

检验数据效度的另一个方法是通过因子分析查看被访者对同类变量回答的记录是否基本一致（Steward et al., 1992）。如果效度较高，因子分析的结果将使同类问题的答案被分类到同一因子，而且它们的系数估计值比较接近。我们对日常生活自理能力和认知能力所做的因子分析结果表明，2018 年调查中这些变量的效度较高（表 6-5）。

表6-4　中国老年健康调查中主要健康变量的趋同效度和鉴别效度（2018年）

量表和测量[*]	上肢活动能力	躯体活动能力	负向性格变量[#]	正向性格变量[#]	日常生活自理能力	工具性日常生活活动能力	认知能力[#]	左右手使用习惯[#]
2018 调查　（65～79 岁）								
上肢活动能力（3）	0.55～0.71	-0.19～-0.09	0.04～0.10	-0.07～0.02	-0.20～-0.04	-0.19～-0.11	-0.19～0.05	-0.04～0.00
躯体活动能力（2）	-0.19～-0.09	0.42	-0.13～-0.07	0.04～0.11	0.15～0.40	0.29～0.47	-0.02～0.26	0.03～0.12
负向性格变量（3）[#]	0.04～0.10	-0.13～-0.07	0.39～0.46	-0.32～-0.10	-0.10～0.01	-0.21～-0.07	-0.10～0.02	-0.12～0.00
正向性格变量（4）[#]	-0.07～0.02	0.04～0.11	-0.32～-0.10	0.14～0.34	-0.01～0.08	0.04～0.12	-0.03～0.13	-0.00～0.11
日常生活自理能力（6）	-0.20～-0.04	0.15～0.40	-0.10～0.01	-0.01～0.08	0.19～0.59	0.11～0.57	-0.02～0.29	-0.01～0.08
工具性日常生活活动能力（8）	-0.19～-0.11	0.29～0.47	-0.21～-0.07	0.04～0.12	0.11～0.57	0.37～0.84	-0.04～0.30	0.03～0.21
认知能力（23）[#]	-0.19～0.05	-0.02～0.26	-0.10～0.02	-0.03～0.13	-0.02～0.29	-0.04～0.30	-0.01～0.91	-0.03～0.37
左右手使用习惯（3）[#]	-0.04～0.00	0.03～0.12	-0.12～0.00	-0.00～0.11	-0.01～0.08	0.03～0.21	-0.03～0.37	0.09～0.31

续表

量表和测量[*]	上肢活动能力	躯体活动能力	负向性格变量[#]	正向性格变量[#]	日常生活自理能力	工具性日常生活活动能力	认知能力[#]	左右手使用习惯[#]
2018 调查　（80~105 岁）								
上肢活动能力（3）	0.47~0.62	-0.11~-0.04	0.04~0.07	-0.05~-0.01	-0.09~0.00	-0.08~-0.01	-0.12~0.04	-0.03~0.03
躯体活动能力（2）	-0.11~-0.04	0.58	-0.13~-0.08	0.08~0.16	0.22~0.46	0.41~0.54	0.12~0.35	0.00~0.12
负向性格变量（3）[#]	0.04~0.07	-0.13~-0.08	0.32~0.38	-0.26~-0.09	-0.07~0.01	-0.15~-0.01	-0.09~0.01	-0.08~0.02
正向性格变量（4）[#]	-0.05~-0.01	0.08~0.16	-0.26~-0.09	0.18~0.32	0.02~0.11	0.04~0.17	0.03~0.15	-0.01~0.10
日常生活自理能力（6）	-0.09~0.00	0.22~0.46	-0.07~0.01	0.02~0.11	0.29~0.75	0.14~0.59	0.07~0.27	0.01~0.12
工具性日常生活活动能力（8）	-0.08~-0.01	0.41~0.54	-0.15~-0.01	0.04~0.17	0.14~0.59	0.51~0.82	0.10~0.31	0.02~0.22
认知能力（23）[#]	-0.12~0.04	0.12~0.35	-0.09~0.01	0.03~0.15	0.07~0.27	0.10~0.31	0.12~0.96	-0.01~0.34
左右手使用习惯（3）[#]	-0.03~0.03	0.00~0.12	-0.08~0.02	-0.01~0.10	0.01~0.12	0.02~0.22	-0.01~0.34	0.09~0.34

注：本表数据为各个变量之间相关系数绝对值的范围

*括号内的数字为某类测度所包含的问项数；#表示不包括选择"无法回答"的人

表6-5　因子分析——因子模式矩阵（2018年）

项目	因子				
	1	2	3	4	5
日常生活自理能力					
洗澡能力	0.525	0.545	-0.073	0.089	0.060
穿衣能力	0.523	0.691	-0.031	0.047	-0.028
上厕所能力	0.560	0.721	0.006	0.027	-0.051
室内活动能力	0.515	0.714	0.017	0.025	-0.072
大小便控制能力	0.455	0.542	0.061	-0.042	-0.084
吃饭能力	0.502	0.650	0.059	-0.002	-0.082

续表

项目	因子				
	1	2	3	4	5
一般能力					
一般能力-1	0.830	−0.018	0.146	−0.164	0.044
一般能力-2	0.790	−0.047	0.009	−0.103	0.058
一般能力-3	0.776	−0.056	0.000	−0.108	0.055
一般能力-4	0.817	−0.053	0.076	−0.156	0.059
一般能力-5	0.816	−0.059	0.078	−0.116	0.061
一般能力-6	0.418	−0.102	0.277	−0.147	−0.025
反应能力[#]					
反应能力-1	0.860	−0.123	−0.016	−0.245	0.057
反应能力-2	0.859	−0.128	−0.017	−0.250	0.057
反应能力-3	0.855	−0.128	−0.023	−0.246	0.055
反应能力-4	0.678	−0.006	−0.082	−0.108	0.201
计算能力[#]					
计算能力-1	0.834	−0.131	−0.297	0.253	−0.164
计算能力-2	0.820	−0.150	−0.347	0.298	−0.201
计算能力-3	0.812	−0.154	−0.369	0.317	−0.210
计算能力-4	0.802	−0.153	−0.380	0.322	−0.208
计算能力-5	0.793	−0.152	−0.378	0.319	−0.200
回忆能力[#]					
回忆能力-1	0.774	−0.156	−0.198	−0.212	0.037
回忆能力-2	0.781	−0.155	−0.205	−0.214	0.039
回忆能力-3	0.768	−0.158	−0.210	−0.210	0.040
语言能力[#]					
语言能力-c1	0.818	−0.012	0.096	−0.180	0.052
语言能力-c2	0.819	−0.020	0.086	−0.171	0.047
语言能力-c3	0.803	−0.078	−0.074	−0.079	0.052

项目	因子				
	1	2	3	4	5
负向性格变量#					
负向性格-感到紧张害怕	0.631	−0.120	0.516	0.241	−0.025
负向性格-觉得孤独	0.592	−0.125	0.552	0.234	−0.035
负向性格-觉得越老越不中用	0.592	−0.137	0.520	0.187	−0.071
负向性格-感到难过或压抑	0.640	−0.113	0.518	0.246	−0.029
负向性格-对各种活动丧失兴趣	0.584	−0.158	0.553	0.218	−0.032
左右手使用习惯#					
左右手使用习惯-吃饭	0.036	0.046	−0.028	0.239	0.400
左右手使用习惯-写字	0.241	0.006	−0.184	0.284	0.643
左右手使用习惯-刷牙	0.245	0.053	−0.111	0.290	0.683

注：用 SPSS 软件（21.0 版）做主成分分析，因子旋转方法用 Kaiser 正态分布作正交旋转
#表示不包括选择"无法回答"的人

6.3.3 内部逻辑性错误

内部逻辑性错误可能是访问员的粗心大意、疏忽和数据录入时的差错导致的。表 6-6 比较了历次调查中内部逻辑性错误率相对较高的四类问项在 2018 年调查中的内部逻辑性错误率情况，发现这四类问项的内部逻辑性错误率均已处于很低水平。2014 年调查时，第 4 类问项"每天刷牙次数多于一次但回答刷牙用手习惯时选择'从不刷牙'"的内部逻辑性错误率为 6.60%～15.20%，而本次调查时该问项的内部逻辑性错误率已下降到 0.20%～0.50%，处于相当低的水平。

表6-6　本次和以往调查内部逻辑性错误率较高的问项

历次调查	年龄组	项目	1. 生活完全不能自理但能站着从地上捡起书	2. 生活完全自理但不能从椅子上站起来	3. 不能从椅子上站起来但每天都从事田间活动	4. 每天刷牙次数多于一次但回答刷牙用手习惯时选择"从不刷牙"
2002 年调查	80～105 岁	实例数/个	108	230	117	—
		占比	0.99%	2.11%	1.07%	—
	65～79 岁	实例数/个	0	96	66	—
		占比	0	1.98%	1.36%	—

续表

历次调查	年龄组	项目	1. 生活完全不能自理但能站着从地上捡起来书	2. 生活完全自理但不能从椅子上站起来	3. 不能从椅子上站起来但每天都从事田间活动	4. 每天刷牙次数多于一次但回答刷牙用手习惯时选择"从不刷牙"
2005 年调查	80～105 岁	实例数/个	14	258	12	—
		占比	0.14%	2.49%	0.12%	—
	65～79 岁	实例数/个	1	94	8	—
		占比	0.02%	1.86%	0.16%	—
2008/2009 年调查	80～105 岁	实例数/个	4	281	96	—
		占比	0.91%	3.37%	6.97%	—
	65～79 岁	实例数/个	0	64	41	—
		占比	0	1.59%	1.15%	—
2011/2012 年调查	80～105 岁	实例数/个	6	82	43	32
		占比	0.10%	1.30%	0.70%	0.80%
	65～79 岁	实例数/个	0	32	17	10
		占比	0	1.00%	0.50%	0.40%
2014 年调查	80～105 岁	实例数/个	6	60	0	414
		占比	0.10%	1.40%	0	15.20%
	65～79 岁	实例数/个	0	19	12	117
		占比	0	0.80%	0.50%	6.60%
2018 年调查	80～105 岁	实例数/个	6	129	0	53
		占比	0.10%	1.30%	0	0.50%
	65～79 岁	实例数/个	2	66	12	11
		占比	0	0.10%	0.20%	0.20%

6.4　代答、不应答或信息缺失

6.4.1　代答

相关研究已显示代答已经被用作减少老年健康状况调查中不应答或信息缺失的一种备选方法，特别是在高龄老人调查中，由于高龄老人健康、认知能力和听觉视觉能力的下降，这种方法更为实用（Rodgers and Herzog，1992）。代答对事实性问题可以起到较好的信息补充效果（Basset and Magaziner，1988；Rodgers，1988），特别是当所回答的信息比较具体和可观察时，可有效降低偏差（Klinkenberg et al.，2003）。当然，对于被访者个人感受、满意度、抑郁和认知等类的问题，代答则存在较大偏差。

表 6-7 和表 6-8 显示 2018 年中国老年健康调查中所有问题全部都由代答者代答的比例为零，且代答者 90% 以上是被访老人的配偶或其子女及其配偶和孙子女及其配偶，说明代答的偏差不会很大。但是，必须注意代答比例随年龄增加而呈上升的趋势。

表6-7　中国老年健康调查代答状况

历次调查	项目	年龄组			
		65～79 岁	80～89 岁	90～99 岁	100～105 岁
1998 年调查	无代答	NA	61.50%	36.57%	16.43%
	部分代答	NA	38.02%	62.23%	81.18%
	所有问题都是代答*	NA	0.48%	1.19%	2.39%
2000 年调查	无代答	NA	62.05%	37.41%	15.92%
	部分代答	NA	37.39%	61.07%	80.64%
	所有问题都是代答*	NA	0.57%	1.52%	3.43%
2002 年调查	无代答	88.4%	64.35%	36.91%	19.04%
	部分代答	11.39%	35.43%	61.57%	76.41%
	所有问题都是代答*	0.21%	0.21%	1.52%	4.55%
2005 年调查	无代答	82.74%	54.75%	33.84%	16.29%
	部分代答	17.22%	45.22%	65.60%	82.31%
	所有问题都是代答*	0.04%	0.03%	0.56%	1.40%
2008/2009 年调查	无代答	87.15%	62.49%	35.99%	14.88%
	部分代答	12.74%	36.94%	62.88%	81.86%
	所有问题都是代答*	0.11%	0.57%	1.13%	3.26%
2011/2012 年调查	无代答	88.22%	67.72%	39.64%	22.91%
	部分代答	11.78%	32.28%	60.36%	77.09%
	所有问题都是代答*	0	0	0	0
2014 年调查	无代答	88.21	70.69%	44.21%	27.13%
	部分代答	11.79	29.31%	55.79%	72.87%
	所有问题都是代答*	0	0	0	0
2018 年调查	无代答	91.50%	75.25%	44.95%	21.45%
	部分代答	8.50%	24.75%	55.05%	78.55%
	所有问题都是代答*	0	0	0	0

注：NA 表示不适用；本表的数据经过四舍五入，可能存在合计不等于 100% 的情况
*表示不包括那些必须由被访老人本人回答的问项

表6-8　中国老年健康调查代答者分布

历次调查	年龄组	配偶	子女及其配偶	孙子女及其配偶	曾孙子女及其配偶	兄弟姊妹	护理人员	其他
1998 年	80～105 岁	5.55%	74.01%	12.37%	0.28%	0.24%	2.76%	4.79%
2000 年	80～105 岁	5.18%	67.41%	16.56%	0.81%	0.18%	4.34%	5.54%
2002 年	80～105 岁	5.02%	67.68%	15.92%	0.95%	0.20%	5.27%	4.97%
2002 年	65～79 岁	32.00%	50.53%	8.00%	0	0.84%	2.11%	6.53%
2005 年	80～105 岁	4.69%	71.94%	13.66%	0.58%	0.31%	3.73%	5.10%
2005 年	65～79 岁	28.86%	53.20%	7.33%	0	1.25%	1.56%	7.80%
2008/2009 年	80～105 岁	5.03%	71.05%	13.92%	1.24%	0.43%	2.19%	6.15%
2008/2009 年	65～79 岁	29.46%	56.92%	6.25%	0	0.89%	0.45%	6.03%
2011/2012 年	80～105 岁	6.43%	73.78%	11.08%	0.37%	0.31%	3.60%	4.43%
2011/2012 年	65～79 岁	38.40%	48.34%	5.52%	0.28%	1.10%	1.38%	4.97%
2014 年	80～105 岁	6.68%	76.92%	8.25%	0.29%	0.29%	3.73%	3.83%
2014 年	65～79 岁	32.62%	47.87%	3.19%	0.71%	0	8.87%	6.74%
2018 年	80～105 岁	6.39%	79.10%	7.05%	0.21%	0.14%	3.53%	3.58%
2018 年	65～79 岁	35.71%	50.26%	2.38%	1.06%	2.38%	7.94%	0.26%

注：以上数据基于由调查员回答的两个问题 "有人替被访老人回答了任何问题吗?" 和 "主要由谁替老人回答了这些问题?"。另外，本表的数据经过四舍五入，可能存在比例合计不等于 100% 的情况

6.4.2　不应答或信息缺失

不应答比例的高低直接影响着调查估计质量的高低（Jay et al., 1993）。与1998~2014年的前七次调查相比，2018年跟踪调查中不应答比例与2014年调查时接近，女性平均不应答比例为5.60%，高于男性的3.85%，不应答比例在可接受的范围内（表6-9）。同时，随着年龄的增加这一比例也在上升，健康状况的恶化可能导致老人回答问题的能力和意愿有所降低。虽然中国老年健康调查中的不应答比例较低，但每一个应答的被访老人在某些问题上存在着问项不应答情况从而导致数据的不完整。问项不应答也可进一步细分为 "不知道" 和 "缺失"。当涉及态度、感受和期望等类问题时，高龄老人回答 "不知道" 的比例相对较高（Francis and Busch，1975；Herzog and Rodgers，1981）。

本次调查问项不完整性的比例小于5%，大大低于国外同类调查（Wallance et al.，1992）。表6-10则列出了那些不应答比例大于2%的问项。其中，高龄老人的未应答比例高于低龄老人，高龄老人认知功能的应答不完整的比例达23.64%，高龄老人

表6-9　平均问项不完整应答比例（2018年）

年龄组	男性			女性		
	不知道	缺失	合计	不知道	缺失	合计
65～79 岁	1.12%	1.17%	2.29%	1.39%	1.18%	2.57%
80～89 岁	2.07%	1.22%	3.29%	2.69%	1.33%	4.02%
90～99 岁	3.93%	1.40%	5.33%	5.32%	1.64%	6.96%
100～105 岁	6.44%	1.73%	8.17%	8.01%	1.91%	9.92%
加权平均	2.56%	1.29%	3.85%	4.11%	1.49%	5.60%

注：①问项不完整比例（包括回答不知道和拒绝回答）是基于每一问题应回答的人数和实际回答的人数计算而得的；②不知道的问题数包括问卷中 B 和 C 部分中的"无法回答"数

回答家庭生活来源及收入情况的应答不完整比例达37.72%，高龄老人回答配偶受教育、职业、健康情况的未应答比例为42.40%，高龄老人进行正向及负向性格测试的未应答比例为14.78%，因此，当使用这些变量进行分析时要特别谨慎。如果这种缺失属于完全随机，偏差不会很大。但若这些缺失并不是完全随机，那么，在分析中忽视它们就会产生一定偏差。这种情况下，应对其进行检验，判断与缺失相关的因素。以往研究显示，问项不应答与年龄、性别、受教育程度、地理环境、城乡居住地等有关（Jay et al.，1993）。我们的多变量逻辑斯蒂回归分析表明，调查问项不应答与民族、婚姻状况、城乡居住地、认知功能、健康自评等有关。那些年龄较高、女性、城镇、少数民族、无配偶、健康状况较差的高龄老人不完整问项的比例较高。有些研究认为，问项不完整对结果的影响并不取决于回答了该问题的人与没有回答这一问题的人之间的差异，而是取决于回答了这一问题的人与所有应回答这一问题的人之间的差异（Norris and Goudy，1985；Kempen and van Sonderen，2002）。也就是说，当不应答比例较低时，即使不应答与某些特征有关，也不会对研究结果产生较大影响。

表6-10　调查中问项不完整应答比例大于2%的问项（2018年）

问项	65～79 岁	80～105 岁
自转一圈共走多少步？	7.40%	38.68%
配偶受教育、职业、健康情况	13.92%	42.40%
家庭生活来源及收入情况	37.95%	37.72%
认知功能测试	2.47%	23.64%
父母亲年龄、职业等信息	6.39%	14.51%

续表

问项	65～79 岁	80～105 岁
主动及被动吸烟情况	8.43%	7.81%
正向及负向性格测试	1.62%	14.78%
精神慰藉情况（聊天、倾诉心事、寻求帮助）	6.46%	7.45%
对现状的评价（生活满意度、自评健康）	0.52%	11.85%
兄弟姐妹信息	1.93%	4.44%
目前患慢性病情况	3.17%	3.71%
自报及测量身高、腰围、体重	0.42%	3.58%

有两个办法可用于解决不应答误差问题：一是加权，二是缺失值替代（imputation）。前者主要用于调查不应答，后者主要用于问项不应答（Kalton and Kasprzyk，1986）。中国老年健康调查每一期均根据实际应答人数的年龄、性别和城乡分布与所调查的省区市全体老年人的年龄、性别与城乡设计了权数（详见《中国高龄老人健康长寿调查数据集（1998）》，第 12～13 页）。针对问项不应答，Landerman 等（1997）建议当缺失比例小于 2%时，用均数替代；当缺失比例为 2%～5%时，用最大似然估计替代；当缺失比例大于 5%时，用多项回归替代。

6.5　样　本　失　访

样本失访是跟踪调查的严重问题之一。与调查不应答类似，若样本失访是完全随机的，那么对研究结果不会有较大影响。但若样本失访不是完全随机的，那么，它就会影响分析结果。2014 年调查的被访老人中有 1525 人在 2018 年调查中失访，占 2014 年被访人群的 21.20%，与 2011 年、2014 年调查时的样本失访率（11.17%、8.38%）相比偏高，但这一失访比例与国外一些老年人调查的失访比例相当。例如，美国每隔两年举行一次的老龄跟踪调查，在第二、第三和第四期调查中的失访比例分别为 7.6%、12.1%、16.0%（Mihelic and Crimmins，1997）。墨西哥每隔两年举行一次的老年人跟踪调查的失访比例为 17.8%（Vellas et al.，1998）。

多变量逻辑斯蒂回归表明，女性、躯体健康和认知功能较差、社会交往和接触少的高龄老人失访的可能性大，这与前人的研究结果相符（Powell et al.，1990）。同时，非文盲高龄老人失访的可能性比文盲老人大，这也与日本的一个研究结果类似（Sugisawa et al.，1999）。城镇高龄老人比农村高龄老人更易失访，部分原因可能是因为城市搬迁率较农村高。汉族高龄老人比少数民族高龄老人的失访可能性高。

Kempen 和 van Sonderen（2002）认为当失访比例并不很高时，对研究的影响不会很大。Alderman 及其同事发现，尽管有些变量与失访有关，但他们的研究并没有因失访受到很大影响（Alderman et al.，2001）。我们相信，中国老年健康跟踪调查中的失访比例和失访模式并不会对研究产生较大偏差。

所有用来处理校正不应答偏差的方法同样适用于样本失访。

6.6　小　　结

本章就 2018 年中国老年健康调查数据质量从年龄申报的正确性和有效性、主要健康变量的可信度和效度、不应答、失访状况等角度进行了初步考证。结果显示，2018 年中国老年健康调查的总体质量是较高的，达到了国际同类调查的质量水准。但是，由于某些问项上的不知道或缺失比例较高，如被访高龄老人的家庭生活来源及收入情况的缺失率达 37.72%，父母亲年龄、职业等信息的缺失比例达 14.51%。因此，使用这些变量时需要特别注意。

第三篇
第 8 次调查主要描述性结果

第7章 个人和家庭情况[①]

通过分析老年人的个人情况、居住安排、代际支持和代际关系、家庭生活环境等情况，读者能够更加全面地认识和理解当前老年人的个人经历与生活状况。

7.1 个人情况

7.1.1 人口特征

1. 年龄构成

表 7-1 显示了老人分性别的年龄构成。总体来看，90 岁及以上年龄的老人占比为 2.2%，65～69 岁和 70～79 岁的占比都在 40% 左右，占比分别为 39.2% 和 41.9%，80～89 岁的占比为 16.7%。分性别来看，80 岁及以上各年龄组的女性占比高于男性，65～79 岁各年龄组的男性占比高于女性。

表7-1 老人分性别的年龄构成

年龄组	男性	女性	合计
65～69 岁	40.6%	38.0%	39.2%
70～79 岁	42.4%	41.4%	41.9%
80～89 岁	15.2%	18.0%	16.7%
90+	1.8%	2.7%	2.2%
合计	47.7%	52.3%	100.0%

资料来源：2018 年中国老年健康调查（加权后），本章表的资料来源与此皆同
注：90+表示 90 岁及以上，其余处同此

2. 婚姻状况

中国老人绝大多数都结过婚，中国老年健康调查（2018 年）数据显示只有 1.0% 的男性老人和 0.1% 的女性老人从未结过婚。表 7-2 显示了中国老人分年龄的婚姻状况。随着年龄的增加，老人丧偶比例在提高，同时，老人已婚并与配偶住在一

---

① 本章作者：王磊（中国社会科学院人口与劳动经济研究所副研究员）。

起的比例在迅速减小。具体来说，65～69 岁老人只有 14.5%丧偶，同时有 80.9%已婚并与配偶住在一起，而 90 岁及以上老人丧偶比例大幅提高到 79.6%，同时已婚并与配偶住在一起的比例急剧下降到 18.4%。

表7-2　中国老人分年龄的婚姻状况

年龄组	已婚并与配偶 住在一起	已婚，但不与配偶 住在一起	离婚	丧偶	从未结婚
65～69 岁	80.9%	3.1%	0.7%	14.5%	0.9%
70～79 岁	68.6%	2.4%	0.5%	27.2%	1.4%
80～89 岁	41.5%	2.1%	0.3%	55.3%	0.8%
90+	18.4%	1.3%	0.2%	79.6%	0.6 %
合计	67.8%	2.6%	0.5%	28.0%	1.1%

注：本表数据经过四舍五入，可能存在比例合计不等于 100%的情况

　　作为老人的生活伴侣，配偶是除了子女之外老人获取家庭支持的最重要家庭成员。表 7-3 显示了老人分年龄和性别的丧偶与再婚情况。随着年龄的增加，老人丧偶的比例逐渐升高，各年龄组女性的丧偶比例都显著高于男性，90 岁及以上年龄 90.7%的女性老人丧偶，而男性丧偶比例只有 61.2%。与丧偶状况相反，89 岁及以下年龄男性再婚比例整体高于女性，尤其是 65～69 岁男性老人再婚比例（4.2%）约是女性老人（1.7%）的 2.5 倍。由于我国的家本位文化传统，老人再婚不是简单的个人意愿，也受到家庭、子女、社会环境、条件和机会等多种因素的影响。丧偶或离婚是老人再婚的两类前提。虽然我国离婚率在 20 世纪 80 年代以后有所升高，但在世界上仍处于较低水平。

表7-3　老人分年龄和性别的丧偶与再婚比例

年龄组	丧偶			再婚		
	男性	女性	合计	男性	女性	合计
65～69 岁	8.1%	20.7%	14.5%	4.2%	1.7%	2.9%
70～79 岁	14.0%	39.6%	27.2%	3.0%	2.9%	3.0%
80～89 岁	35.6%	70.5%	55.3%	4.9%	3.5%	4.1%
90+	61.2%	90.7%	79.6%	5.1%	5.2%	5.2%

　　中国老年健康调查（2018 年）数据表明，2.5%的女性老人曾经再婚，而男性老人也有 3.8%曾经再婚。表 7-4 显示了老人结婚次数的分布状况。可以发现：城镇男性老人和 65～69 岁农村男性老人曾经结婚 2 次或 3 次及以上的比例更高；年

龄越大的老人曾经结婚 2 次或 3 次及以上的比例越高；城镇老人结婚次数多的比例更高。一般认为，城镇男性老人结婚次数更多与其社会经济地位有关，其中，年龄越大的老人结婚次数更多与其丧偶比例更大导致再婚比例更高有直接关系。

表7-4　老人结婚次数的分布状况

年龄组	结婚次数/次	城镇			农村			合计		
		男性	女性	合计	男性	女性	合计	男性	女性	合计
65~69 岁	0	1.3%	0.2%	0.7%	0.4%	0	0.2%	0.8%	0.1%	0.5%
	1	93.8%	97.8%	95.9%	96.3%	98.6%	97.5%	94.9%	98.2%	96.6%
	2	3.7%	1.7%	2.6%	3.4%	1.1%	2.2%	3.5%	1.4%	2.4%
	3+	1.3%	0.2%	0.8%	0	0.4%	0.2%	0.7%	0.3%	0.5%
70~79 岁	0	0.7%	0.2%	0.4%	1.8%	0	0.8%	1.2%	0.1%	0.6%
	1	95.8%	97.4%	96.7%	95.8%	96.5%	96.1%	95.8%	97.0%	96.4%
	2	3.0%	2.1%	2.6%	2.3%	3.1%	2.7%	2.7%	2.6%	2.6%
	3+	0.5%	0.2%	0.4%	0.2%	0.4%	0.3%	0.4%	0.3%	0.3%
80~89 岁	0	0.4%	—	0.2%	1.9%	0.3%	0.9%	1.0%	0.1%	0.5%
	1	94.6%	97.3%	96.1%	93.4%	95.3%	94.5%	94.1%	96.4%	95.4%
	2	4.0%	2.2%	3.0%	3.9%	4.0%	4.0%	4.0%	3.0%	3.4%
	3+	1.0%	0.5%	0.7%	0.8%	0.4%	0.6%	0.9%	0.5%	0.7%
90+	0	0.1%	0.6%	0.4%	1.1%	0	0.4%	0.5%	0.4%	0.4%
	1	93.9%	94.2	94.1%	95.0%	94.9%	94.9%	94.4%	94.5%	94.9%
	2	5.6%	4.8%	5.2%	3.4%	4.6%	4.2%	4.7%	4.8%	4.7%
	3+	0.3%	0.4%	0.4%	0.5%	0.5%	0.5%	0.4%	0.4%	0.4%

注：3+表示三次及以上；本表数据经过四舍五入，可能存在比例合计不等于 100%的情况

3．生育状况

中国老年健康调查（2018 年）数据表明，目前中国老人曾经生育子女的平均数量为 3.1 人，其中，曾经生育儿子的平均数量为 1.6 人。表 7-5 显示了老人曾经生育的子女数量和儿子的数量分布。绝大多数中国老人都生育了子女，只有 1.7%没有生育子女，生育 5 个及以上子女的老人占 17.6%。老人受传统生育文化、儿子偏好影响较明显，大多数中国老人都生育了儿子，只有 12.4%的老人没有生育儿子，分别有 40.0%、29.1%、13.0%的老人生育了 1 个儿子、2 个儿子和 3 个儿子。

表7-5　老人曾经生育的子女数量和儿子数量分布

子女或儿子数量/个	曾生子女	曾生儿子
0	1.7%	12.4%
1	13.7%	40.0%
2	26.0%	29.1%
3	23.7%	13.0%
4	17.3%	3.8%
5+	17.6%	1.6%

注：5+表示5个及以上

表 7-6 显示了女性老人曾经生育的子女平均数量和儿子平均数量。目前，中国女性老人平均曾经生育 3.2 个子女，其中儿子数是 1.7 个。随着年龄的增长，女性老人曾经生育子女数量和儿子数量都在增加。比如，65～69 岁女性老人平均曾经生育 2.5 个子女、1.3 个儿子，90 岁及以上女性老人平均曾经生育 4.7 个子女、2.5 个儿子。无论是曾经生育子女平均数量还是曾经生育儿子平均数量，90 岁及以上女性老人都大约是 65～69 岁女性老人的 2 倍。

表7-6　女性老人曾经生育的子女平均数量和儿子平均数量　　单位：个

年龄组	子女数	儿子数
65～69 岁	2.5	1.3
70～79 岁	3.4	1.8
80～89 岁	4.5	2.4
90+	4.7	2.5
合计	3.2	1.7

中国老年健康调查（2018）数据表明，老人生育年龄总体较年轻，生育第一个孩子的平均年龄为 24.7 岁，生育最后一个孩子的平均年龄为 31.9 岁。表 7-7 显示了女性老人开始生育和结束生育时的平均年龄（分别为 23.4 岁和 31.0 岁）以及平均生育期（7.6 年）。总体看来，随着女性老人年龄的减小和终身生育水平的下降，她们的初育年龄在推迟，结束生育年龄在提前，生育期在逐渐缩短。

表7-7　女性老人开始生育和结束生育的平均年龄

年龄组	开始生育年龄/岁	结束生育年龄/岁	生育期/年
65～69 岁	24.2	29.1	4.9
70～79 岁	23.1	31.0	7.9
80～89 岁	22.2	34.8	12.6
90+	22.7	37.1	14.4
合计	23.4	31.0	7.6

7.1.2　社会经济特征

老人的社会经济特征主要通过受教育状况、60 岁以前主要从事的工作（职业）类型和主要生活来源等三个方面来体现。

1. 受教育状况

受教育水平是社会经济地位的反映，通常来说，更高受教育程度与更高职业地位和更高收入水平相联系。对老人而言，更高受教育程度与更好的健康水平和更长的平均寿命密切相关。表 7-8 显示了老人的平均受教育年数。男女老人平均受教育年数随着年龄的减小都在增加，不同之处在于，各年龄组男性老人平均受教育年数都要高于女性老人。另外，年龄越大，老人平均受教育年数的性别差异越大。老人平均受教育年数随着年龄的减小而增加，这一现象是国家教育事业不断发展进步的体现，未来我国老人平均受教育年数将继续增加。

表7-8　老人的平均受教育年数 单位：年

年龄组	男性	女性	合计
65～69 岁	6.6	4.1	5.3
70～79 岁	6.3	3.8	5.0
80～89 岁	4.5	1.7	2.9
90+	3.9	1.0	2.1
合计	6.1	3.5	4.8

2. 60 岁以前主要从事的工作（职业）类型

表 7-9 显示了老人 60 岁以前主要从事的工作（职业）类型。农民是当前我国老人 60 岁以前主要从事的第一大工作（职业）类型，其占比高达 61.3%；第二位是一般职员/服务人员/工人，其占比达到了 15.8%；第三位是专业技术人员/医生/教师，其占比达到了 7.7%。分性别看，男性老人在 60 岁之前主要从事专业技术人员/医生/教师、行政管理、一般职员/服务人员/工人、自由职业者和军人等类型工作的比例明显高于女性老人，女性老人在 60 岁之前主要从事农业劳动、家务劳动或处于无业状态的比例明显高于男性老人。老人在 60 岁以前主要从事的工作（职业）类型与他们就业时整个国家的经济发展水平和劳动力市场状况有直接关系，老人 60 岁以前职业类型的性别差异也是当时客观社会经济发展条件的产物。

表7-9　老人60岁以前主要从事的工作（职业）类型占比

工作（职业）类型	男	女	合计
专业技术人员/医生/教师	10.1%	5.6%	7.7%
行政管理	5.8%	2.3%	3.9%
一般职员/服务人员/工人	16.9%	14.9%	15.8%
自由职业者	2.8%	1.4%	2.1%
农民	57.0%	65.0%	61.3%
家务劳动	2.5%	8.3%	5.6%
军人	1.3%	0.2%	0.7%
无业人员	0.7%	1.5%	1.2%
其他	3.0%	0.9%	1.9%

注：本表数据经过四舍五入，可能存在比例合计不等于100%的情况

3. 主要生活来源

表 7-10 显示了老人的主要生活来源。随着年龄的增加，老人主要生活来源为自己劳动或工作的比例在减少，由子女提供主要生活来源的比例在增加。与男性老人相比，女性老人依靠子女提供主要生活来源的比例明显更高，62.5%的90 岁及以上女性老人主要生活来源由子女提供，而男性老人的对应比例只有46.0%。男性老人以退休金为主要生活来源的比例在各年龄组在 30.0%以上，明显高于女性老人。除了 90 岁及以上女性老人外，以退休金为主要生活来源的比例基本稳定、不随年龄增加而有明显变化。另外，中国老年健康调查（2018 年）数据显示，84.4%的老人所有生活来源够用，15.6%的老人所有生活来源不够用；19.5%的老人离/退休后继续从事有收入的工作或劳动，其中，男性老人的比例为23.7%，大于女性老人的 14.3%。

表7-10　老人的主要生活来源占比

主要生活来源	男性				女性			
	65～69 岁	70～79 岁	80～89 岁	90+	65～69 岁	70～79 岁	80～89 岁	90+
退休金	33.6%	31.4%	32.3%	34.0%	24.9%	24.6%	22.3%	15.5%
配偶	1.1%	1.5%	0.8%	0.7%	13.5%	8.0%	4.1%	1.8%
子女	18.7%	29.7%	41.3%	46.0%	27.0%	39.6%	52.3%	62.5%
孙子女	0.3%	0.2%	1.0%	1.4%	0.3%	0.3%	1.1%	2.4%
其他亲属	0.2%	0.2%	0.3%	0.2%	0%	0.2%	0.2%	0.2%
当地政府或社团	4.8%	7.5%	11.9%	10.9%	5.7%	8.1%	10.4%	10.9%
自己劳动或工作	36.2%	24.0%	6.9%	1.6%	23.2%	11.9%	3.7%	0.4%
其他	5.2%	5.5%	5.7%	5.3%	5.4%	7.4%	6.0%	6.5%

注：本表数据经过四舍五入，可能存在比例合计不等于100%的情况

7.2　居　住　安　排

7.2.1　居住安排的现状

表 7-11 显示了不同年龄老人的居住安排。总体来看，随着年龄的增加，老人与家人同住的比例在降低，老人独居或住养老机构的比例在增加。中国老年健康调查（2018 年）数据显示，84.6%的老人都是和家人同住，只有 13.5%的老人独居，而在养老机构居住的老人仅有 1.9%。

表7-11　不同年龄老人的居住安排

年龄组	与家人同住	独居	住养老机构
65～69 岁	90.8%	8.3%	0.9%
70～79 岁	83.7%	14.3%	2.0%
80～89 岁	73.2%	23.1%	3.7%
90+	75.6%	18.6%	5.8%
合计	84.6%	13.5%	1.9%

老人的婚姻状况与其居住方式密切相关。中国老年健康调查（2018 年）数据显示：绝大部分尚有老伴的老人和家人共同居住，其中，有配偶且与其同住的老人中有 97.8%与家人同住，有配偶但不与其同住的老人中有 60.1%与家人同住、32.8%独居；很大一部分丧偶老人（57.7%）和离婚老人（46.2%）也是与家人共同居住的；从未结婚的老人中有 27.5%与家人同住，有 59.2%独居，13.3%住养老机构。

表 7-12 显示了与老人同住的平均人数。65～79 岁老人的同住人数随着年龄的增加在减少，80 岁及以上老人的同住人数随着年龄的增加而增多。80 岁及以上高龄老人同住平均人数的增加与其身体健康自理能力下降和照料需求增加有直接关系。

表7-12　与老人同住的平均人数　　　　　　　　单位：人

年龄组	男性	女性	合计
65～69 岁	2.6	2.4	2.5
70～79 岁	2.1	2.2	2.2
80～89 岁	2.2	2.3	2.3
90+	2.4	2.7	2.6

表 7-13 显示了与老人同住人数的分布状况。由表 7-13 可知，老人独居的比例很低。但是，随着年龄的增加，老人独居的比例也在增加，65～69 岁老人独居

的比例仅为 1.8%，而 90 岁及以上老人独居的比例达到了 3.6%。同时，随着年龄的增加，与老人同住为 1 人（大部分是与配偶同住的空巢家庭）的比例总体上在减少，与老人同住人数为 2 人及以上的比例总体上呈上升态势。

表7-13　与老人同住人数的分布状况

年龄组	0 人	1 人	2 人	3 人	4 人	5 人	6 人	7+
65～69 岁	1.8%	47.7%	12.1%	9.6%	11.9%	9.7%	3.7%	3.4%
70～79 岁	2.5%	52.5%	13.8%	8.7%	10.4%	7.6%	2.4%	2.2%
80～89 岁	4.4%	43.8%	18.1%	11.9%	9.6%	6.3%	3.4%	2.5%
90+	3.6%	28.7%	29.8%	12.9%	8.0%	7.7%	5.3%	3.9%

注：7+表示 7 人及以上；本表数据经过四舍五入，可能存在比例合计不等于100%的情况

7.2.2　居住安排意愿

表 7-14 显示了不同年龄老人的居住意愿。尽管如前文所述老人独居的实际比例很低，但老人独居（或仅与配偶同住）的意愿很强，并且更加愿意在子女附近独居（或仅与配偶同住）。虽然老人整体上独居（或仅与配偶同住）意愿很强，但是，总体来看，随着年龄的增加，老人独居（或仅与配偶同住）意愿在降低，与子女一起居住的意愿在升高，住敬老院、老年公寓或福利院的意愿也在增加。20世纪 90 年代我国城市住房改革以来，伴随着经济快速发展和房地产业的繁荣，我国居民尤其是城市居民的住房条件得到了很大的改善，这在一定程度上为老人独居意愿提升和独居行为增多提供了客观条件。

表7-14　不同年龄老人的居住意愿

年龄组	独居（或仅与配偶同住），子女在不在附近无所谓	独居（或仅与配偶同住），子女最好在附近	与子女一起居住	敬老院、老年公寓或福利院	不知道
65～69 岁	19.2%	41.2%	37.7%	1.0%	0.9%
70～79 岁	18.0%	44.7%	34.0%	1.6%	1.8%
80～89 岁	14.1%	38.0%	42.7%	2.7%	2.6%
90+	7.9%	25.8%	56.3%	3.3%	6.7%

注：本表数据经过四舍五入，可能存在比例合计不等于100%的情况

7.3　代际支持和代际关系

表7-15 列出了不同婚姻状况的老人在精神慰藉和有困难求助方面的情况。"平时与谁聊天最多"、"如果有心事最先向谁说"和"如果遇到问题和困难，最先想

找谁解决"是精神慰藉和有困难求助方面由浅入深的三个层次。

表7-15　不同婚姻状况老人的精神慰藉和有困难求助情况

问项	求助对象	已婚 与配偶同住	已婚 与配偶分居	离婚	丧偶	未婚
平时与谁聊天 最多	配偶	85.1%	36.8%	1.6%	—	—
	儿子	5.5%	24.7%	16.6%	44.2%	0
	女儿	2.5%	6.7%	6.4%	14.7%	1.7%
	儿媳	0.6%	2.5%	0	4.3%	0
	女婿	0	0.3%	0	0.1%	0
	孙子女或其配偶	0.4%	2.9%	0	3.3%	0
	其他亲属	0.5%	1.2%	4.4%	3.0%	28.5%
	朋友/邻居	5.0%	19.2%	56.8%	25.5%	60%
	社会工作者	0	1.6%	0.7%	0.4%	2.3%
	保姆	0	0.9%	0	0.9%	0.3%
	无人聊天	0.4%	3.0%	13.4%	3.0%	6.5%
	网聊	0.1%	0.4%	0	0	0
如果有心事最先 向谁说	配偶	83.2%	47.0%	1.6%	—	—
	儿子	8.1%	30.0%	28.5%	55.7%	2.2%
	女儿	4.6%	10.8%	8.2%	23.0%	1.7%
	儿媳	0.6%	1.7%	0	3.7%	0.6%
	女婿	0.1%	0	0	0.1%	0
	孙子女或其配偶	0.2%	1.4%	6.4%	1.6%	0
	其他亲属	0.4%	1.1%	15.1%	1.8%	42.5%
	朋友/邻居	1.5%	3.2%	29.8%	7.9%	34.3%
	社会工作者	0	0.6%	0.2%	0.3%	2.5%
	保姆	0	1.1%	0	0.4%	0.3%
	无人可说	1.2%	3.2%	10.2%	4.5%	15.8%
如果遇到问题和 困难，最先想找 谁解决	配偶	83.2%	47.0%	1.6%	—	—
	儿子	8.1%	30.0%	28.5%	55.7%	2.2%
	女儿	4.6%	10.8%	8.2%	23.0%	1.7%
	儿媳	0.6%	1.7%	0	3.7%	0.6%
	女婿	0.1%	0	0	0.1%	0
	孙子女或其配偶	0.2%	1.4%	6.4%	1.6%	0
	其他亲属	0.4%	1.1%	15.1%	1.8%	42.5%
	朋友/邻居	1.5%	3.2%	29.8%	7.9%	34.3%

续表

问项	求助对象	已婚 与配偶同住	已婚 与配偶分居	离婚	丧偶	未婚
如果遇到问题和 困难，最先想找 谁解决	社会工作者	0	0.6%	0.2%	0.3%	2.5%
	保姆	0	1.1%	0	0.4%	0.3%
	无人解决	1.2%	3.2%	10.2%	4.5%	15.8%

第一个层次是聊天，聊天是个人生活中必不可少的一部分，这是一般性的与他人交流和获得精神慰藉。通过聊天，老人可以得到相关信息和获得精神支持，同时闲聊一些家常琐事，用以消磨时间或缓解忧虑。如果已婚与配偶同住，老人的聊天对象主要是配偶（85.1%），其次是儿子（5.5%），第三位是朋友/邻居（5.0%）；如果已婚但已分居，老人的聊天对象主要是配偶（36.8%）、儿子（24.7%）、朋友/邻居（19.2%）；而对于丧偶的老人来说，主要聊天对象依次是儿子（44.2%）、朋友/邻居（25.5%）和女儿（14.7%）；离婚和未婚老人的主要聊天对象是朋友/邻居，比例分别为56.8%和60.0%。在家庭成员之外，朋友和邻居是老人生活中交流最多的人。

第二个层次是诉说心事，与第一层次不同的是，第二层次的交流更具有隐秘性，"心事"往往是只能与较亲近的人分享，一般诉说心事是要将忧虑得到释放，但不一定期望能够解决问题。已婚与配偶同住的老人大多最先向配偶（83.2%）诉说心事，与配偶分居的老人有心事主要最先向配偶（47.0%）、儿子（30.0%）和女儿（10.8%）诉说。离婚老人有心事主要最先向朋友/邻居（29.8%）和儿子（28.5%）诉说。15.8%的未婚老人有心事时无人可说。

第三个层次是困难求助，这是提出解决实际问题的要求，与仅寻求精神支持和慰藉不同。因此，求助对象的分布也与前两个层次有较大差别。已婚与配偶同住的老人最先求助解决问题和困难的对象依然是配偶（83.2%）；已婚与配偶分居的老人主要最先求助配偶（47.0%）、儿子（30%）、女儿（10.8%）；离婚老人主要最先求助朋友/邻居（29.8%）和儿子（28.5%）；丧偶老人主要最先求助儿子（55.7%）和女儿（23.0%）；未婚老人主要最先求助其他亲属（42.5%）和朋友/邻居（34.3%）。

7.4　家庭生活环境

7.4.1　住房来源

表7-16显示了我国老人的住房来源状况。全国城乡老人住房拥有率很高，接近90.0%的老人住房来自购买或自建，其中，超过70.0%的老人住房属于自建，17.6%的老人住房属于购买。

表7-16　我国老人的住房来源占比

年龄组	购买	自建	继承	单位分配	租借	其他
65~69 岁	17.6%	71.0%	2.2%	2.9%	3.6%	2.6%
70~79 岁	17.9%	70.7%	2.0%	2.8%	2.9%	3.7%
80~89 岁	17.1%	71.4%	1.3%	3.4%	3.0%	3.8%
90+	17.8%	71.4%	1.5%	3.0%	2.8%	3.5%

注：本表数据经过四舍五入，可能存在比例合计不等于100%的情况

表7-17 显示了我国城市老人的住房来源状况。我国城乡二元化格局历史较长，老人住房状况表现出明显的城乡二元特征。60.0%以上的城市老人住房是购买而来的，单位分配是城市老人住房来源的第二位，比例超过 10.0%，同时城市老人住房来自租借的比例位居第三，高于住房来源为自建或继承的比例。

表7-17　我国城市老人的住房来源

年龄组	购买	自建	继承	单位分配	租借	其他
65~69 岁	60.2%	5.8%	5.1%	12.8%	12.9%	3.3%
70~79 岁	62.8%	7.4%	4.2%	11.1%	9.7%	4.8%
80~89 岁	60.5%	9.0%	2.3%	13.1%	10.1%	5.0%
90+	65.9%	8.9%	1.0%	12.5%	6.7%	5.0%

注：本表数据经过四舍五入，可能存在比例合计不等于100%的情况

7.4.2　住房类型

表 7-18 显示了我国老人的住房类型状况。从全国城乡老人住房类型来看，独门独院的房舍是我国老人第一位的住房类型，63.4%的中国老人居住在其中。我国老人第二位的住房类型是 4 层或以上的公寓（无电梯）（12.8%），第三位的住房类型是两家、三家或更多家户连在一起的平房（9.8%）。

表7-18　我国老人的住房类型

住房类型	65~69 岁	70~79 岁	80~89 岁	90+	合计
独门独院的房舍	63.4%	63.8%	62.8%	62.0%	63.4%
两家、三家或更多家户连在一起的平房	9.5%	9.6%	10.6%	10.4%	9.8%
1~3 层的公寓	6.2%	5.7%	6.0%	7.2%	6.0%
4 层或以上的公寓（无电梯）	11.9%	13.3%	13.4%	14.2%	12.8%
4 层或以上的公寓（有电梯）	6.4%	5.5%	5.1%	4.9%	5.8%
可移动的住家（包括房车和渔船上的住家）	0	0	0	0	0
其他	2.7%	2.1%	2.1%	1.4%	2.3%

注：本表数据经过四舍五入，可能存在比例合计不等于100%的情况

表 7-19 显示了城市老人的住房类型状况。从城市老人的住房类型来看，4 层或以上的公寓（无电梯）和 4 层或以上的公寓（有电梯）是主要的住房类型，二者的合计比例达到 68.1%，其中 4 层或以上的公寓（无电梯）的比例达到 45.7%，而 4 层或以上的公寓（有电梯）的比例为 22.4%。

表7-19　城市老人的住房类型

住房类型	65～69 岁	70～79 岁	80～89 岁	90+	合计
独门独院的房舍	6.9%	8.5%	9.5%	8.9%	8.0%
两家、三家或更多家户连在一起的平房	11.4%	7.9%	8.8%	5.8%	9.4%
1～3 层的公寓	6.8%	7.2%	7.1%	8.3%	7.0%
4 层或以上的公寓（无电梯）	41.3%	48.2%	49.6%	53.9%	45.7%
4 层或以上的公寓（有电梯）	24.9%	21.5%	18.5%	19.4%	22.4%
其他	8.7%	6.7%	6.6%	3.7%	7.4%

注：本表数据经过四舍五入，可能存在比例合计不等于 100% 的情况

7.4.3　住房环境

与其他年龄人口相比，由于绝大多数老人已经退出劳动力市场，老人的生活重心转移到家庭，他们在家庭住房中起居的时间更长，住房环境对他们的健康生活具有更加重要的影响。一般情况下，老人住房年代较久的概率更大，住房出现需要维护之处的可能性也更大。表 7-20 显示了过去一年住房是否出现过问题的状况。过去一年，超过两成的老人住房出现过漏雨、水淹或水管破裂的情形，较年轻的老人住房出现过漏雨、水淹或水管破裂情形的比例更大一些。13.7% 的老人住房经常有股霉味，不同年龄组老年住房经常有股霉味的比例较为接近。这两方面实际情况说明，尽管我国总体住房环境得到了明显改善，但是，当前我国老人的居住环境仍有一定的改善空间。

表7-20　过去一年住房是否出现问题的状况

问题	65～69 岁	70～79 岁	80～89 岁	90+	合计
住房出现漏雨、水淹或水管破裂的情形	22.1%	20.0%	19.2%	17.7%	20.6%
住房经常有股霉味	13.6%	13.5%	14.2%	14.0%	13.7%

7.4.4　煮饭环境

表 7-21 显示了老人主要煮饭方式的状况。当前，极小比例的老人从不煮饭（0.5%），煤气（32.3%）、柴草（27.7%）、管道天然气（20.0%）和电磁炉等电器（15.8%）是老人主要的煮饭方式，四项主要煮饭方式合计占到了 95.8%。老人主

要煮饭方式不存在明显的年龄差异。表 7-22 显示了老人做饭时的通风状况。总体看来，老人做饭比较注意采取通风措施。只有 8.0%的老人在做饭的时候未采取通风措施，自然开窗通风（48.9%）和抽油烟机（35.8%）是最主要的做饭时的通风措施，另有 7.3%的老人做饭时使用排风扇通风。

表7-21　老人主要煮饭方式

主要煮饭方式	65～69 岁	70～79 岁	80～89 岁	90+	合计
从不煮饭	0.3 %	0.4%	1.1%	3.0%	0.5%
管道天然气	21.0%	19.5%	18.8%	18.3%	20.0%
煤气	32.7%	32.6%	30.9%	32.0%	32.3%
电磁炉等电器	15.5%	15.5%	17.0%	16.1%	15.8%
煤油	0.3%	0.1%	0.2%	0.2 %	0.2%
煤炭	3.1%	2.5%	3.4%	3.7%	2.9%
木炭	0.3%	0.3%	0.4%	0.3%	0.3%
太阳能	0	0	0	0.1%	0
柴草	26.6%	28.9%	27.7%	25.7%	27.7%
其他	0.4%	0.2%	0.6%	0.7%	0.4%

注：本表数据经过四舍五入，可能存在比例合计不等于100%的情况

表7-22　老人做饭时的通风情况

做饭时的通风情况	65～69 岁	70～79 岁	80～89 岁	90+	合计
未采取通风措施	6.9%	8.1%	9.8%	10.8%	8.0%
抽油烟机	38.9%	34.9%	31.1%	32.1%	35.8%
排风扇	7.6%	6.9%	7.3%	8.9%	7.3%
自然开窗通风	46.6%	50.1%	51.9%	48.3%	48.9%

注：本表数据经过四舍五入，可能存在比例合计不等于100%的情况

7.5　小　　结

中国老年健康调查（2018 年）的数据结果让我们能够对目前中国老人的各种情况有了基本了解，对当前中国老人的婚姻、家庭、生育、代际关系、居住安排和居住环境等情况有了基本的把握。

中国老年健康调查（2018 年）的数据显示，我国老人中的绝大多数都结过婚。随着年龄的增加，老人丧偶的比例也在逐渐增加，90 岁及以上年龄老人丧偶比例

达到了79.6%。随着年龄的增加,老人独居的占比提高,90岁及以上老人中有18.6%处于独居状态。女性老人丧偶比例更高,80～89岁和90岁及以上女性老人丧偶的比例分别达到了70.5%和90.7%。但是,从居住意愿上看,随着年龄的减小,老人独居(或仅与配偶同住)、不与子女同住的意愿在增强。绝大部分中国女性老人都在20世纪末完成了生育,平均生育过大约3.2个孩子,其中,儿子数量为1.7个。随着生育水平的下降,更年轻的女性老人曾经生育的子女数量在减少。

中国老人的受教育年数在逐渐增加。农民、一般职员/服务人员/工人和专业技术人员/医生/教师是老人60岁以前主要从事的前三位工作(职业)类型;84.4%的老人所有生活来源够用,但也还有15.6%的老人所有生活来源不够用;19.5%的老人在离/退休后继续从事有收入的工作或劳动。随着年龄的增加,老人主要生活来源为自己劳动或工作的比例在减少,由子女提供主要生活来源的比例在增多。与男性相比,女性老人依靠子女提供主要生活来源的比例明显更高。

在居住环境方面,接近90.0%的老人住房来自购买或自建,独门独院房舍是目前中国老人第一位的住房类型,63.4%的老人居住于其中。城市老人居住环境仍有较大改善空间,目前仍有45.7%的城市老人居住于4层或以上的公寓(无电梯)之中。老人的住房条件也存在进一步改善的空间。过去一年,超过两成的老人住房出现过漏雨、水淹或水管破裂的情形,13.7%的老人住房经常有股霉味。煤气、柴草、管道天然气和电磁炉等是老人主要的煮饭方式,超过9成的老人在做饭的时候采取了通风措施。

多数中国老人与家人同住(84.6%),只有13.5%的老人独居,仅有1.9%的老人住养老机构。家庭养老和居家养老依然是我国当前主要的养老方式。配偶、儿子是老人经常与之聊天、诉说心事和求助的人,除了朋友或邻居,家庭以外人员在老人精神慰藉和困难求助方面所起的作用仍十分有限。

通过对老人人口与家庭状况的分析,我们可以看到,当前中国社会中家庭和亲人在老人生活中的极端重要性。同时,我们也能发现社会服务和社会支持在老人生活中的欠缺。尤其对于丧偶/未婚或没有子女的老人来说,由邻里、社区和社会提供精神慰藉和日常照护显得尤为重要。

第 8 章 性格情绪特征[①]

8.1 现状自我评价

老人对现状的自我评价是一种主观评价，这种主观评价和其他客观状况共同构成了体现老人生活质量的重要内容。2018 年中国老年健康调查问卷中的三个问题分别反映了老人对生活的满意程度和对自己健康状况的看法，以及对自己健康状况变化的感知，这三个问题依次是：您觉得您现在的生活怎么样？您觉得现在您自己的健康状况怎么样？过去一年来您觉得您的健康状况有没有改变？由于这项调查涉及相当数量的高龄老人，他们在回答问题时可能会有各种困难，如听力、理解力和表达方面的问题，一部分问卷调查内容是由他们的亲属代答的。不过这部分涉及自我评价和性格情绪特征的问题要求受访者本人回答，对于实在不能回答的情况，问卷中设置了"无法回答"这一选项。

此前的调查发现，老人对现状的主观评价既与个人性格情绪相关，也与其身体健康、个人经历和生活环境有关，不过最为明显的是老人的自我评价随年龄的增长而发生变化。因此，本章将主要分年龄介绍 2018 年中国老年健康调查的结果。

总的来说，老人对生活现状的自我评价以满意现在的生活为主，认为"很好"或"好"的占 67.1%，认为"不好"或"很不好"的仅占 3.0%，有 28.9% 的老人认为"一般"，还有 1.1% 的受访者本人无法回答这个问题。表 8-1 列出了分年龄的老人对生活现状回答情况。由表 8-1 可知，随着年龄的增长，回答"很好"的比例略有下降，对生活不满意的比例随年龄变化幅度很小，但 90 岁及以上的老人"无法回答"的比例相对较高。根据访问员的记录，老人无法回答这些问题的原因主要是听力障碍（46.4%）和理解问题有困难（37.9%）。与 2002 年中国老年健康调查的结果相比较，2018 年调查结果的高龄受访者对生活满意的比例明显更高。2002 年的调查中，80～105 岁受访者对生活满意的比例为 55.3%，分年龄组和性别后对生活满意比例最高的是城镇男性 90～99 岁组，也只达到 60.8%（柳玉芝等，2007）。

① 本章作者：郑真真（中国社会科学院人口与劳动经济研究所研究员、北京大学国家发展研究院健康老龄与发展研究中心研究员）。

表8-1　老人对生活现状的自我评价

年龄组	很好	好	一般	不好	很不好	无法回答
65～69 岁	24.2%	41.8%	30.9%	2.5%	0.4%	0.3%
70～79 岁	23.5%	45.1%	27.9%	2.6%	0.4%	0.6%
80～89 岁	21.4%	45.0%	27.4%	2.8%	0.3%	3.2%
90～105 岁	19.3%	44.8%	22.4%	2.8%	0.4%	10.4%
总计	23.3%	43.8%	28.9%	2.6%	0.4%	1.1%

资料来源：根据 2018 年中国老年健康调查结果加权计算，本章图表数据来源皆同

注：本表数据经过四舍五入，可能存在比例合计不等于 100% 的情况

相对于对生活现状的评价而言，老人对自己的健康状况评价更多集中在"一般"，认为自己健康状况"不好"的比例也相对较高，占 11.9%（表 8-2）。对于自己过去一年来的健康变化，大多数受访老人认为"没有变化"甚至"差一些"（表 8-3）。高龄老人认为变好的比例明显低于低龄组，但差别不大。这一方面可能是因为相对较多的高龄老人因各种困难无法回答问题（这也意味着他们的身体状况和生活质量欠佳），另一方面也可能是因为存活者的选择性效应，即健康状况较好的老人存活的可能性较高。2018 年自评健康的结果与 2002 年的调查结果十分相似。

表8-2　老人对健康状况的自我评价（一）

年龄组	您觉得现在您自己的健康状况怎么样？					
	很好	好	一般	不好	很不好	无法回答
65～69 岁	15.8%	35.2%	37.4%	10.4%	1.0%	0.3%
70～79 岁	11.3%	35.9%	38.5%	12.7%	1.0%	0.6%
80～89 岁	10.1%	32.9%	39.3%	13.4%	1.3%	3.0%
90～105 岁	9.7%	32.6%	34.8%	11.4%	1.2%	10.3%
总计	12.8%	35.0%	38.1%	11.9%	1.1%	1.1%

表8-3　老人对健康状况的自我评价（二）

年龄组	过去一年来您觉得您的健康状况有没有改变？					
	好多了	好一些	没有变化	差一些	差多了	无法回答
65～69 岁	5.6%	10.5%	55.6%	25.2%	2.9%	0.3%
70～79 岁	3.6%	11.1%	52.0%	29.5%	3.2%	0.7%
80～89 岁	3.3%	9.7%	47.6%	32.1%	4.0%	3.2%
90～105 岁	3.4%	7.9%	43.2%	30.2%	4.5%	10.9%
总计	4.3%	10.5%	52.5%	28.2%	3.2%	1.2%

　　图 8-1 展示了对生活评价和健康自评"很好"和"好"的受访老人比例，从图 8-1 可知，对健康评价好的比例随年龄上升呈现明显的下降趋势，不过下降幅度不大。相比较而言，对生活满意的老人比例虽有波动，但没有明显地随年龄上升而呈现下降趋势。

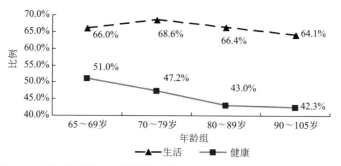

图 8-1　对生活现状和健康状况评价"很好"和"好"的受访者比例

　　以往研究发现，老人对生活现状的评价容易受到外部因素的影响，如与收入、健康、婚姻、居住方式等因素有不同程度的关联，但与年龄、性别等人口特征没有明显关联。2018 年的调查结果也发现，老人对生活现状的评价在不同年龄组之间及男女两性之间未呈现具有规律性的差距。不过已有研究发现，生活现状自评与健康自评存在比较密切的关联，本次调查也发现了相似的结果。对生活现状的满意程度和老人的主观健康评价在统计上显著相关（相关系数 Gamma=0.609），见表 8-4。相当大比例健康自评好的老人对生活现状的评价也好。值得注意的是，一部分健康自评"很不好"或"不好"的老人，对生活现状的评价为"一般"甚至"好"。

表8-4　老人健康自评与生活现状自评的关联

健康自评	生活现状自评					
	很好	好	一般	不好	很不好	无法回答
很好	79.7%	13.0%	7.2%	0.2%	0	0
好	18.0%	66.1%	15.3%	0.4%	0.2%	0
一般	15.0%	40.0%	43.3%	1.7%	0.2%	0
不好	8.9%	29.5%	47.5%	13.7%	0.4%	0.1%
很不好	4.8%	21.0%	44.9%	14.4%	14.4%	0.6%
无法回答	1.7%	1.2%	0	0	0.6%	96.5%

　　注：本表数据经过四舍五入，可能存在比例合计不等于100%的情况

健康自评与老人的身体状况关联密切。本书第 9、第 10、第 11 章将介绍受访者各方面的健康状况。这里仅比较老人对自己健康状况的主观评价与访问员的观察。中国老年健康调查问卷的最后一部分，请访问员在填写问卷后记录访问期间对老人的观察，其中包括从访问员的角度观察老人的健康状况，分为"相当健康""比较健康""身体虚弱""体弱多病"四类。由表 8-5 可知，老人的健康自评与访问员的观察比较吻合，如 70.3%自评健康状况"很好"的老人看起来也是相当健康。无法回答健康自评问题的老人看起来不健康的比例最高，为 68.3%。访问员观察的受访者健康状况和老人健康自评之间的相关系数（Gamma 系数）为0.622。这一结果在一定程度上为健康自评的有效性提供了支持。

表8-5　访问员观察与老人健康自评的关联

健康自评	访问员观察			
	相当健康	比较健康	身体虚弱	体弱多病
很好	70.3%	28.7%	0.9%	0.1%
好	45.0%	53.0%	1.9%	0.2%
一般	22.7%	70.0%	6.6%	0.7%
不好	9.8%	59.3%	25.7%	5.2%
很不好	9.9%	32.1%	42.0%	16.1%
无法回答	3.5%	28.2%	45.9%	22.4%

注：本表数据经过四舍五入，可能存在比例合计不等于100%的情况

除了记录访问员对老人身体健康状况的观察，调查问卷最后部分还请访问员记录需要说明或值得分享的"访问人员后记"。本章整理了 90 岁及以上老人回答生活现状"很好"或"好"的访问人员后记内容，其中不到一半是记录或解释在问卷调查过程中遇到的问题，如有些身体健康的测试因客观原因无法完成、大部分问题需要亲属代答等，而更多访问人员后记是通过访问员的观察和与老人及其家属的对话，记录下问卷中无法涵盖的内容，包括老人的一些生活习惯。从访问人员后记中可以发现，很多老人不仅身体状况较好，而且大都具有心态平和、性格开朗的特点，如有访问员描述受访者"反应灵敏，走起路来步履轻快，像四五十岁的中年人一样，待人热情""精神面貌佳，说的问题老人都能听明白，说话吐字清晰，性格开朗，对生活充满希望"。尽管有些受访者存在不同程度的听力和理解力障碍，或反应迟缓，或患有慢性疾病、长期服药，但他们大多数都以积极的心态生活，如有访问员记录，受访老人"有听觉障碍，心态很好，看着很享受现

在的生活""听觉障碍比较严重，但老人的精神状态很好，对目前的生活状态很满足"。从访问人员后记中还可以看出，那些对自己生活现状较为满意的老人，大多积极配合问卷调查，"看上去很高兴，能长时间聊天"，使访问员能顺利完成访问工作，还有的老人热情挽留访问员吃饭。分析访问人员后记和受访者对生活现状的评价，也可以间接反映出调查获得的老人的生活现状评价的有效性和可靠性。

8.2　性格和情绪

2018 年中国老年健康调查问卷中设置了 8 个有关老人的性格和情绪方面的问题，其中有四个问题倾向于积极的性格：①不论遇到什么事您是不是都能想得开？②您是不是喜欢把东西弄得干净、整洁？③您是不是感到精力充沛？④您自己的事情是不是自己说了算？另外四个问题则涉及较为消极或负面的心态：①您是不是会对自己做过的事感到羞愧、后悔或内疚？②您是不是会因看不惯周围的人或事而生气？③您是不是经常会觉得周围的人都不值得信任？④过去一年中，您是否至少有两个星期对业余爱好、工作或其他您通常感到愉快的活动丧失兴趣？多数问题设有以下几种选项：总是、经常、有时、很少、从不，以及无法回答。最后一个问题的选项为是或否，以及无法回答。

图 8-2 依照问卷中问题的顺序列出了调查结果。由图 8-2 可以看出，大部分老人的性格和情绪是倾向于积极的。例如，有 78.1%的受访者认为自己不论遇到什么事都能想得开，即使在 90 岁及以上的老人中，仍有 36.2%的受访者自述感到精力充沛，而因看不惯周围的人或事而"总是"或"经常"生气的受访者仅有 4.5%。"自己的事情自己说了算"，是老人自主能力的体现。由图 8-2 可看出，80 岁以下的老人当中，七成以上都能自己做主，而这种自主能力在 80 岁以后逐渐弱化，90 岁及以上老人能做主的比例显著降低，且有 14.9%受访者无法回答这个问题。

因子分析结果显示，这组问题的内部一致性比较好。在此将 7 个问题（不包括对愉快活动丧失兴趣）分为两组，即上述积极性格和负面心态。下面将进一步从这两个方面分析 2018 年的调查结果。至于分组中没有包括"对通常感到愉快的活动丧失兴趣"这个问题，主要是因为这个问题的答案与其他问题答案的结构不同，而且无法回答者比例相对较高，尤其是 90 岁以上的受访者有接近三分之一无法回答；此外，回答分布相当"一边倒"，回答"是"的不到一成。

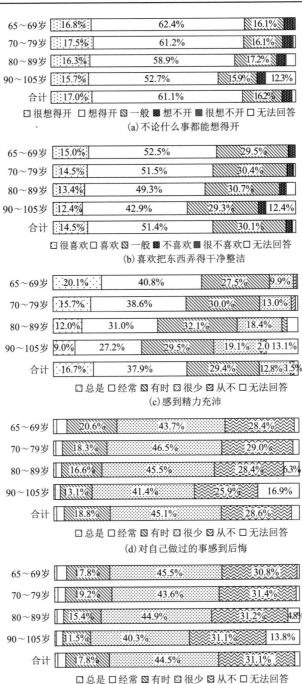

65～69岁 16.8% 62.4% 16.1%
70～79岁 17.5% 61.2% 16.1%
80～89岁 16.3% 58.9% 17.2%
90～105岁 15.7% 52.7% 15.9% 12.3%
合计 17.0% 61.1% 16.2%

□很想得开 □想得开 ▨一般 ▩想不开 ■很想不开 □无法回答

(a)不论什么事都能想得开

65～69岁 15.0% 52.5% 29.5%
70～79岁 14.5% 51.5% 30.4%
80～89岁 13.4% 49.3% 30.7%
90～105岁 12.4% 42.9% 29.3% 12.4%
合计 14.5% 51.4% 30.1%

□很喜欢 □喜欢 ▨一般 ▩不喜欢 ■很不喜欢 □无法回答

(b)喜欢把东西弄得干净整洁

65～69岁 20.1% 40.8% 27.5% 9.9%
70～79岁 15.7% 38.6% 30.0% 13.0%
80～89岁 12.0% 31.0% 32.1% 18.4%
90～105岁 9.0% 27.2% 29.5% 19.1% 2.0 13.1%
合计 16.7% 37.9% 29.4% 12.8% 1.5%

□总是 □经常 ▨有时 ▩很少 ▨从不 □无法回答

(c)感到精力充沛

65～69岁 20.6% 43.7% 28.4%
70～79岁 18.3% 46.5% 29.0%
80～89岁 16.6% 45.5% 28.4% 6.3%
90～105岁 13.1% 41.4% 25.9% 16.9%
合计 18.8% 45.1% 28.6%

□总是 □经常 ▨有时 ▩很少 ▨从不 □无法回答

(d)对自己做过的事感到后悔

65～69岁 17.8% 45.5% 30.8%
70～79岁 19.2% 43.6% 31.4%
80～89岁 15.4% 44.9% 31.2% 4.8%
90～105岁 11.5% 40.3% 31.1% 13.8%
合计 17.8% 44.5% 31.1%

□总是 □经常 ▨有时 ▩很少 ▨从不 □无法回答

(e)因看不惯周围的人或事而生气

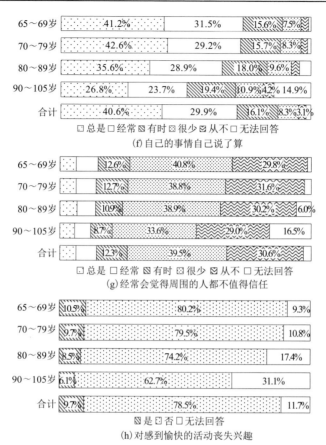

图 8-2　分年龄组的性格和情绪回答结果
图中数据经过四舍五入，可能存在比例合计不等于 100% 的情况

　　图 8-3 显示了分年龄组和性别的老人性格特征分布。性格特征的计算方法为，积极性格的题项回答"总是"和"经常"的结果累加，负面心态的题项回答"总是"和"经常"的取负值累加。性格特征分数越高，表示越倾向于积极性格。由图 8-3 可知，受访老人总体倾向积极性格，不过积极性格得分随年龄增高呈线性下降趋势。各年龄组的男性老人得分均高于女性老人，性别间差距在统计上显著。

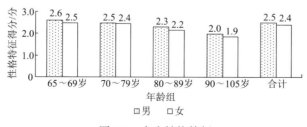

图 8-3　老人性格特征

由 8.1 节可知,相对于健康自评而言,对生活现状的评价更为主观。此前对中国高龄老人的研究也发现,性格乐观积极的老人更有可能对生活现状有好的评价(郑真真,2002)。本次调查发现与 20 年前的结论相似,即对生活现状评价好的老人,其性格特征明显更倾向于积极乐观(表8-6)。

表8-6　分年龄组和生活现状评价的性格特征得分(均值)　　　　单位:分

生活现状评价	年龄组			
	65~69 岁	70~79 岁	80~89 岁	90~105 岁
很好	2.9	3.0	2.8	2.8
好	2.7	2.6	2.5	2.3
一般	2.2	2.0	1.8	1.5
不好	0.8	1.3	1.1	1.0
很不好	1.7	1.3	1.1	0.2

8.3　小　　结

2018 年中国老年健康调查结果显示,多数老人对目前的生活现状表示满意,近七成对生活现状的自我评价较好,而且对生活比较满意的比例在各年龄组都相当稳定,并没有随年龄增长或健康状况变差而有显著变化。老人的自评健康状况则呈现随年龄增长而持续变差的规律,与低龄老人相比,高龄老人认为自己健康状况与一年前相比变差的比例较高。分析发现,受访者的健康自评与访问员观察基本一致。

与老年人自评生活较为满意相一致的是,各年龄组的大部分老人都表现出积极乐观的性格和情绪,分析发现性格情绪较为积极乐观的老人也倾向于对自己的生活现状有较好的评价。尽管在性格情绪方面存在一定程度的年龄和性别差异,即高龄老人和女性老人的积极性格倾向与较年轻老人和男性老人比相对较差,但并不是相差很大。2018 年的调查结果与以前历次中国老年健康的跟踪调查结果相当一致。值得注意的是,明显较多 90 岁及以上老人在身体健康和认知方面状况较差,相当一部分无法做出自我评价并回答性格情绪问项,约占该年龄段老人的 10%~15%,这类人群在身体和心理方面的健康与生活质量都需要得到更多关注。

第 9 章　认知功能和心理健康[①]

9.1　认知功能和心理健康的测量

认知功能是指人脑加工、储存和提取信息的能力，2018 年中国老年健康影响因素跟踪调查中认知部分量表是根据简易认知量表并结合中国老年人的实际情况进行修订后得到的，共有 24 个问项。其中，关于一般能力的问项有 6 条，分别是：C1-1 现在是什么时候，上午，中午，下午，还是晚上？C1-2 现在是几月份（阴历、阳历均可）？C1-3 中秋节是阴历几月几日？C1-4 现在是什么季节，是春天、夏天、秋天还是冬天？C1-5 这个区或乡的名字是什么？C1-6 请您告诉我人能吃的东西有哪些，尽可能多数。（用一分钟时间）关于反应能力的问项有 3 条，分别是按照顺序重复桌子、苹果、衣服三个名词。关于注意力及计算能力的问项有 6 条，分别是：C3-1 计算 20-3=? 计算 20-3-3=? 计算 20-3-3-3=? 计算 20-3-3-3-3=? 计算 20-3-3-3-3-3=? C3-2 请老人画出指定图形。关于记忆力的问项有 3 条，分别是：请老人重复桌子、苹果、衣服三样东西。关于语言理解和自我协调能力的问项有 6 条，分别是：C5-1 请老人准确识别笔和手表；C5-2 请老人准确重复"种瓜得瓜，种豆得豆"；C5-3 请老人完成右手拿起一张纸、对折、将纸放在地上的动作。

在这 24 个问项中，C1-6 题每说出一种食物加 1 分，说出 7 种及以上加 7 分；其余 23 题回答正确加 1 分，回答错误或无法回答不得分。老人认知功能简易认知量表评分为 0~30 分，分数越高则说明老人认知功能越健全。在对认知功能总分进行分组时，我们将 24 分及以上定义为"认知完好"，18~24 分定义为"认知能力轻度受损"，18 分以下定义为"认知能力重度受损"。

有关心理健康指标的衡量，在 2018 年中国老年健康调查问卷中根据流调中心用抑郁量表（Center for Epidemiologic Studies Depression，CES-D）（Lei et al.，2014），共有 10 个问项，分别是：①您会因一些小事而烦恼吗？②您现在做事时是不是很难集中精力？③您是不是感到难过或压抑？④您是不是觉得越老越不中用，做什么事都很费劲？⑤您是不是对未来的生活充满希望？⑥您是不是感到紧张、害怕？⑦您是不是觉得与年轻时一样快活？⑧您是不是觉得孤独？⑨您是不

---

① 本章作者：白晨（中国人民大学劳动人事学院讲师）、雷晓燕（北京大学国家发展研究院教授）。

是感到无法继续自己的生活? ⑩您现在睡眠质量如何?

　　根据这 10 个问项,每个条目设置的备选项为"总是"、"经常"、"有时"、"很少"、"从不"和"无法回答"(第 10 条的备选项为"很好"、"好"、"一般"、"不好"、"很不好"和"无法回答")。对于衡量负向心理健康的条目①②③④⑥⑧⑨我们将"总是"和"经常"记为 3 分,"有时"记为 2 分,"很少"记为 1 分,"从不"记为 0 分。对于衡量正向心理健康的条目⑤⑦⑩我们将"总是(很好)"和"经常(好)"记为 0 分,"有时(一般)"记为 1 分,"很少(不好)"记为 2 分,"从不(很不好)"记为 3 分。因此,CES-D 评分的区间为 0~30 分,分数越高说明老人的抑郁情绪越严重。

9.2　认知功能状况

　　总体来看,受访老人认知功能完好的比例在中低龄组中均在 90%以上,但在进入高龄阶段后,认知功能完好的比例出现非常明显的下降,80~89 岁组降至77.87%,90~105 岁降至 51.23%。此外,在高龄组中,80~89 岁组老人中认知功能受损的老人多是轻度受损,其比重为 15.43%,是重度受损的两倍多。但在 90~105 岁组中,认知功能重度受损的比重大幅上升,达到 25.68%,超过轻度受损的比重(表 9-1)。

表9-1　分年龄组MMSE评分的分布

MMSE 评分	年龄组			
	65~69 岁	70~79 岁	80~89 岁	90~105 岁
认知完好(MMSE≥24)	94.92%	91.91%	77.87%	51.23%
轻度受损(18≤MMSE<24)	4.66%	6.36%	15.43%	23.09%
重度受损(MMSE<18)	0.42%	1.73%	6.70%	25.68%

注: 本表数据经过四舍五入,可能存在比例合计不等于 100%的情况

　　表 9-2 进一步显示了各年龄组老人的组别差异。从性别差异来看,各年龄组老年人 MMSE 评分较高,男性平均得分为 26.54 分,女性平均得分为 24.37 分,且随年龄增长呈下降趋势。当然,MMSE 评分所反映的认知功能下降趋势,在高龄阶段表现得更为明显,特别是在女性老人中,80~89 岁女性老人平均 MMSE评分为 25.10 分,较 70~79 岁的评分下降了 2.4 分,且低于男性老人。90~105岁年龄组中,男性老人和女性老人 MMSE 评分均降至 24 分正常线以下,但相比之下女性老人降幅更大,平均 20.34 分,较男性老人低了 3.04 分。

表9-2　分年龄组分状态的MMSE评分（均值）　　　　单位：分

类别	分组	65～69 岁	70～79 岁	80～89 岁	90～105 岁	合计
性别	男	28.81	28.23	26.67	23.38	26.54
	女	28.21	27.50	25.10	20.34	24.37
城乡	城镇	28.59	28.03	26.16	21.91	25.58
	农村	28.41	27.68	25.47	21.11	25.13
教育程度	文盲	27.28	26.43	24.58	20.06	22.91
	接受教育	28.81	28.29	26.72	23.52	26.89
婚姻状态	未婚	27.95	27.49	25.43	21.05	23.69
	已婚	28.66	28.06	26.42	24.06	27.32
居住安排	独居	28.1	27.8	25.8	22.7	25.5
	与家人同住	28.6	27.9	26.0	21.4	25.5
	住养老机构	26.5	26.5	24.4	21.2	23.3
日常生活能力	受损	26.13	25.19	23.16	18.78	20.41
	完好	28.58	28.03	26.29	23.39	26.53
体育锻炼	经常参加	28.77	28.19	26.75	24.23	27.10
	不经常参加	28.36	27.64	25.37	20.82	24.55
社会交往	经常参加	29.09	28.57	27.37	25.17	27.87
	不经常参加	28.33	27.70	25.62	21.30	24.99
文化活动	经常参加	28.68	28.34	27.15	23.70	27.27
	不经常参加	28.51	27.83	25.79	21.48	25.29

从城乡差异来看，受访老人 MMSE 评分的城乡差距不大，城镇老人评分略高于农村老人，前者平均得分为 25.58 分，后者平均得分为 25.13 分。从各年龄段来看，无论是在城镇还是在农村，受访老人 MMSE 评分随年龄增长而逐渐下降，特别是在高龄阶段显著下降的趋势一致。

从教育程度来看，是否接受教育与老年人认知状况的关系密切。总体来看，接受教育的受访老人较文盲受访老人的 MMSE 评分更高，前者为 26.89 分，后者为 22.91 分。可见，总体来看，文盲受访老人基本都处在认知能力轻度受损的状态。从各年龄段来看，接受教育的受访老人 MMSE 评分高于文盲受访老人，特别是在进入高龄阶段，80～89 岁年龄组中，接受教育受访老人 MMSE 评分较文盲受访老人平均高出 2.14 分；90～105 岁年龄组这一差距扩大至 3.46 分。

从婚姻状态来看，婚姻状况与老年人认知状况关系密切。总体来看，已婚的受访老人较未婚受访老人的 MMSE 评分更高，前者平均得分为 27.32 分，后者平均得分为 23.69 分。从各年龄段来看，已婚的受访老人 MMSE 评分明显高于未婚受访老人，且两类老人的认知情况差距随着年龄的增长总体呈扩大趋势。65～69 岁年龄组中，已婚老人 MMSE 评分较未婚受访老人平均高出 0.71 分；80～89 岁年龄组差距扩大至 0.99 分，而在 90～105 岁年龄组中这一差距更是扩大到 3.01 分。可见，婚姻状况对老年人的认知状况的影响随着老年人年龄的增长而显著增加。

从居住安排来看，总体来看，与家人同住的老年人 MMSE 评分较高，平均得分为 25.5 分，而住养老机构的老人 MMSE 评分较低，平均得分仅为 23.3 分。从各年龄段看，与家人同住的老人和独居老人在认知能力上差异不大，且该种差异随着年龄的增长变化不大，65～69 岁年龄组差异为 0.5 分，70～79 岁年龄组差异为 0.1 分，80～89 岁年龄组差异为 0.2 分。然而，住养老机构的老人在认知能力上的表现要差于独居老人和与家人同住的老人。

从生活自理能力来看，日常生活能力与老年人认知状况关系密切。总体来看，具有完好生活能力的受访老人较生活能力受损受访老人的 MMSE 评分更高，前者平均得分为 26.53 分，后者平均得分为 20.41 分。从各年龄段来看，具有完好生活能力的老人 MMSE 评分明显高于生活能力受损受访老人，在 80～89 岁和 90～105 岁年龄组中，生活能力受损受访老人的 MMSE 评分平均值分别为 23.16 分和 18.78 分，已经降至正常线以下，可见日常生活能力受损对于老年人的认知能力有显著的负向影响。

从是否经常参与体育锻炼来看，经常参加体育锻炼的老人比不经常参加体育锻炼的老人具有更高的平均认知水平，前者平均得分为 27.10 分，后者平均得分为 24.55 分。从各年龄段来看，不经常参加体育锻炼的老人和经常参加体育锻炼的老人的认知水平差距随着年龄的增长呈现不断增大的趋势。在 65～69 岁年龄组内，经常参加体育锻炼的老人高于不经常参加体育锻炼的老人 0.41 分，而在 80～89 岁年龄组和 90～105 岁年龄组内这一差距分别是 1.38 分和 3.41 分，可见参加体育锻炼对于老年人的正向影响随着年龄的增长而增大。

从是否经常参加社会交往活动来看，经常参加社会交往的老人比不经常参加社会交往的老人具有更高的平均认知水平，前者平均得分为 27.87 分，后者平均得分为 24.99 分。从各年龄段来看，经常参加社会交往的老人的认知能力均保持在正常水平 24 以上，而不经常参加社会交往的老年人在 90～105 岁年龄组的认知能力 MMSE 评分降低至了 24 分以下。

从是否经常参加文化活动来看，经常参加文化活动的老人比不经常参加文化活动的老人具有更高的平均认知水平，前者平均得分为 27.27 分，后者平均得分为 25.29 分。从各年龄段来看，是否经常参加文化活动对于较低年龄段的老年人并无显著影响，但随着年龄的增长，两类老人之间认知能力 MMSE 评分的差距总体呈扩大趋势，并且在 90～105 岁年龄组经常参加文化活动的老人的 MMSE 评分为 23.70 分，比不经常参加文化活动的老人高出 2.22 分。

9.3　心理健康状况

总体来看，抑郁指数评分较低（低于 10 分）即心理健康状况较好的老人比重较高，且这一比重随年龄增长总体呈下降趋势（表 9-3）。65～69 岁年龄组抑郁指数评分小于 10 分的比重达到了 66.27%，到 90～105 岁年龄组降至 54.11%。抑郁指数评分为 10～19 分的比重随年龄的增长总体上升，到 90～105 岁年龄组达到42.06%。抑郁症状严重（抑郁指数评分大于 20 分）的比重不高，即便在高龄组该比重也维持在 3.5%左右。

表9-3　分年龄组抑郁指数评分的分布

CES-D 评分	年龄组			
	65～69 岁	70～79 岁	80～89 岁	90～105 岁
0～9 分	66.27%	61.92%	53.28%	54.11%
10～19 分	31.02%	35.22%	43.31%	42.06%
20～30 分	2.71%	2.87%	3.41%	3.83%

注：本表数据经过四舍五入，可能存在比例合计不等于 100%的情况

表 9-4 显示了抑郁指数评分在不同组别之间的差异，抑郁指数评分随受访老人年龄的增长呈总体上升的趋势。特别在高龄老人组（80 岁及以上）中，无论是男性还是女性，抑郁指数评分都明显高于低龄老人组。从性别差异来看，女性老人抑郁指数评分明显高于男性，平均得分为 10.30 分，较男性老人高出了 1.21 分。特别是在 80～89 岁年龄组，女性老人抑郁指数评分超过 10 分，达到了 10.84 分，较男性高出 1.43 分。

表9-4　分年龄组分状态的抑郁指数评分　　　　单位：分

类别	分组	65～69 岁	70～79 岁	80～89 岁	90～105 岁	合计
性别	男	8.15	8.77	9.41	9.57	9.09
	女	9.48	9.74	10.84	10.53	10.30
城乡	城镇	8.88	9.32	10.04	10.02	9.70
	农村	8.71	9.15	10.28	10.30	9.77
教育程度	文盲	10.49	10.69	10.74	10.58	10.64
	接受教育	8.41	8.82	9.75	9.57	9.18
婚姻状态	未婚	10.13	10.37	10.50	10.28	10.36
	已婚	8.56	8.76	9.67	9.46	9.03

续表

类别	分组	65～69岁	70～79岁	80～89岁	90～105岁	合计
居住安排	独居	9.84	10.44	10.84	10.99	10.72
	与家人同住	8.68	8.97	9.86	9.89	9.45
	住养老机构	11.75	11.21	11.45	11.04	11.22
日常生活能力	受损	13.85	11.87	12.14	10.65	11.13
	完好	8.67	9.09	9.84	9.81	9.42
体育锻炼	经常参加	7.92	8.16	8.58	8.15	8.24
	不经常参加	9.50	10.08	11.01	10.69	10.51
社会交往	经常参加	7.91	8.47	9.16	9.09	8.63
	不经常参加	9.13	9.44	10.28	10.21	9.91
文化活动	经常参加	8.12	8.84	8.79	8.42	8.60
	不经常参加	8.91	9.29	10.23	10.22	9.81

从城乡差异来看，尽管总体来看，城乡老人抑郁指数评分差异并不大，平均得分分别为9.70分和9.77分。但当我们进一步按照年龄组进行区分时，城乡低龄与高龄老人的抑郁指数评分存在一定差异。在低龄老人群体中，城镇老人的抑郁指数评分高于农村老人，但在高龄老人群体中，城镇老人抑郁指数评分反而低于农村老人。

从受教育情况来看，受访老人接受教育的情况（受教育年限大于0的即界定为接受教育，否则为文盲）同抑郁指数评分之间也有着明显的关联。相比于接受教育的老人，文盲老人的抑郁指数评分不仅全部高于10分，且普遍高于接受教育的老人。可见，抑郁症状更加普遍地出现在没有接受过教育的文盲群体中。特别是在中低龄老人中，这种差距表现得更为明显，如65～69岁老人群体中，文盲抑郁指数评分为10.49分，较接受教育老人高2.08分，到高龄老人群体二者的差距尽管有所减小，但仍然明显。

从婚姻状态来看，受访老人的抑郁指数评分在不同婚姻状态下同样不同。总体来看，未婚（包括未婚、离婚、丧偶、不与配偶同住）老人抑郁症状比已婚且与老伴居住在一起的老人更为严重，其平均得分为10.36分，较已婚老人高出1.33分。从各年龄组来看，婚姻状态同抑郁指数评分的关系在中低龄老人中更突出，65～69岁组中，未婚老人的抑郁评分指数评分为10.13分，较已婚老人高出1.57分；进入高龄阶段，二者的差距有所减小。

从居住安排来看，受访老人抑郁指数评分在不同居住安排下各有不同。总体来看，住养老机构的老人的抑郁指数评分为 11.22 分，高于独居老人的 10.72 分，高于与家人同住的老人。特别是在中低龄老人群体中，三者的差异尤为突出。例如，65～69 岁组中，住养老机构的受访老人抑郁指数评分高达 11.75 分，分别比与家人同住、独居老人高出 3.07 分和 1.91 分。此外，对于住养老机构的老人来说，抑郁指数评分随年龄的增长略有下降；独居及与家人同住的老人抑郁指数评分随年龄增长呈较明显的上升趋势。

从生活自理能力来看，日常生活能力同老年人抑郁症状密切相关。总体来看，日常生活能力受损的老人抑郁指数评分明显高于日常生活能力完好的老人。特别是在 65～69 岁年龄组中，日常生活能力受损老人抑郁指数评分高达 13.85 分，比日常生活能力完好的老人高出 5.18 分，此后随年龄的增长，二者的差距呈缩小趋势，90～105 岁年龄组中，日常生活能力受损老人的抑郁指数评分较完好的老人高出 0.84 分。

从是否经常参加体育锻炼及社会交往来看，同经常参加体育锻炼的老人相比，不经常参加体育锻炼的老人抑郁症状更明显，其平均得分为 10.51 分，比经常参加体育锻炼的老人高出 2.27 分。相比之下，在高龄老人中，经常参加体育锻炼的老人同不经常参加体育锻炼的抑郁指数评分差异更为明显。例如，在 80～89 岁年龄组中，经常参加体育锻炼的老人抑郁评分为 8.58 分，较不经常参加体育锻炼的老人低了 2.43 分。此后二者的差距虽有所减小，但同中低龄老人相比，仍然更为突出。经常参加社会交往的老人抑郁指数评分平均为 8.63 分，较不经常参加社会交往的老人低 1.28 分。

从是否经常参加文化活动来看，经常参加文化活动老人抑郁指数评分明显低于不经常参加文化活动老人，前者抑郁指数评分平均为 8.60 分，后者为 9.81 分，相差 1.21 分。从各年龄段来看，不经常参加文化活动的老人在进入高龄组后，抑郁指数评分增长更快，而经常参加文化活动的老人在进入高龄阶段后，其抑郁指数评分非但没有上升，反而呈下降的趋势。特别是在 90～105 岁组里，不经常参加文化活动的老人抑郁指数评分高达 10.22 分，比经常参加文化活动的老人高出 1.80 分。

9.4　小　　结

2018 年中国老年健康影响因素跟踪调查结果显示，中国老年人认知及心理健康状况总体较好，其中受访老人的认知功能在高龄群体与中低龄群体中呈现明显分化，即进入 80 岁及以上高龄阶段老人认知功能下降趋势明显，90 岁及以上高龄老人中近一半老人认知功能出现不同程度受损。相比之下，出现心理抑郁症状的比例虽然也随年龄增加不断上升，但总体趋势相对平稳，并没有明显的高龄与中低龄分化。组别分析进一步显示，受访老人认知功能及抑郁评分的性别、城乡差异相对较小，女性老人认知功能评分略低于男性，抑郁评分略高于男性。但与家人同住、接受过教育、已婚且与老伴同住、日常生活能力完好及经常参加体育锻炼及社会交往和文化活动的老人相比，居住在养老机构、文盲、离异丧偶、日常生活能力受损、不经常参加体育锻炼及社会交往和文化活动的老人认知功能评分更低、抑郁评分更高。由此可见，教育程度、婚姻状态、居住安排、日常生活能力、体育锻炼、社会交往和文化活动因素与认知功能及抑郁症状之间有着比较密切的关联。

第 10 章　日常生活自理能力和需要照料情况[①]

身体机能完好是健康的重要衡量标准。随着老人年龄的增长，身体活动能力下降，还可能出现日常活动受到限制的情况，甚至可能不能自主处理日常生活。与其他健康指标相比，日常生活自理能力相对客观、评估简便，且与生活质量紧密相关：相比自评健康等主观指标，其较少受社会文化的影响；相比患病情况，较少受当地医疗卫生条件和居民健康素养水平的影响；随着疾病谱的改变，老人患病以慢性疾病为主，很多慢性疾病能得到较好的控制，带病存活期长，对生活的影响相对较小，而日常生活不能自理则会直接影响老人的生活质量。

通过对日常生活自理能力和工具性日常生活活动能力的分析，我们可以探索身体老化过程中躯体功能下降的规律。一旦老人日常生活自理能力受到限制，完成日常活动就需要他人帮助，即产生了老年照料需求。当前绝大多数老人仍以家庭养老为主，表现为老人不能自理时主要由家人提供帮助，照料费用多由家人支付，照料的时长和费用是对老年照料强度的直接衡量。老人的照料需求能否得到满足，哪类群体的照料需求得不到满足，是公共政策干预和评估的重点。

10.1　日常生活自理能力及特征

日常生活活动是指一个人为了满足日常生活的需要每天所进行的必要活动，通常用日常生活自理能力量表来评估。自 1998 年起，中国老年健康调查使用一套国际常用的日常生活自理能力量表测量老人的基本自理能力。不同活动的频繁程度和重要性不同，每项活动中老人受限程度的高低也不同，因此对老人生活的影响及老人的照料需求也会不同。

10.1.1　自理能力的主观评价

在分项目询问老年人各项活动能力之前，调查首先请被访老人对自己日常生活受限情况做总体评价（图 10-1）。总体来看，近八成（79.0%）的老人主观判断自己没有受到限制，有 5.4% 的老人感到日常生活活动受到很大限制。随着年龄的增加，老人受限比例不断上升，同年龄组横向比较女性老人受限比例更高。这一

① 本章作者：封婷（中国社会科学院人口与劳动经济研究所副研究员）。

性别差异常见于老年健康的研究中，部分源于男性死亡率更高使存活下来的老年男性更为健康的选择效应。值得注意的是，无论是男性老人还是女性老人，在90岁及以上年龄组仍有超过五成老人自评日常生活没有受到限制。

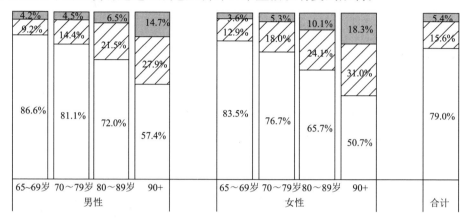

图 10-1　老人自评日常生活受限状况

本图的数据经过四舍五入，可能存在比例合计不等于100%的情况

10.1.2　日常生活自理能力量表

调查按日常生活自理能力量表分别询问老人完成洗澡、穿衣、上厕所、室内活动、控制大小便、吃饭六项活动是否需要他人帮助，选项划分为无须帮助、需要部分帮助、需要较多帮助三个层次，为了便于老人判断作答，每项活动的题项和答项均按照活动的特点给出具体、明确的定义。若某项活动需要帮助，还进一步询问老人这种帮助持续了多少天。

总体来看，六项活动均选择无须帮助的老人比例相当高，达到93.2%（图10-2）。其中，65~79岁老人日常生活都不受限的比例达到95.0%以上，反映出中低龄老人自理情况相对较好。90岁及以上也有超过六成的女性老人（61.1%）和接近七成的男性老人（69.4%）六项活动全部能够自理。

分项目来看，洗澡受限比例较高［图10-3（a）］。调查询问老人洗澡时是否需要他人帮助（包括擦洗上身或下身），合计有6.2%的老人需要不同程度的帮助。90岁及以上的女性老人有两个部位以上需要帮助的比例达到27.4%，不需要任何帮助的比例略高于六成（62.7%）。90岁及以上的男性老人中也有20.8%有两个部位以上需要帮助，不需要任何帮助的比例约为七成。无论是从合计还是分组的情况来看，老人洗澡方面需要帮助的比例高于其他五项活动，且接近六项活动汇总的受限比例，说明洗澡是老人完成起来比较困难的活动。不过考虑到洗澡并不一定每天都需要做，所以如果只是洗澡需要帮助，对老人日常生活及照料需求的影响相对较小。

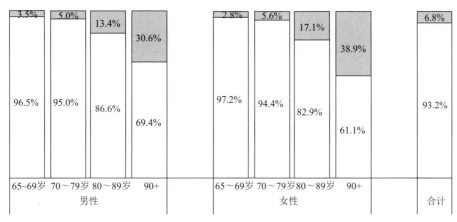

□ 六项都不受限　　■ 至少一项受限

图 10-2　日常生活六项活动能力汇总

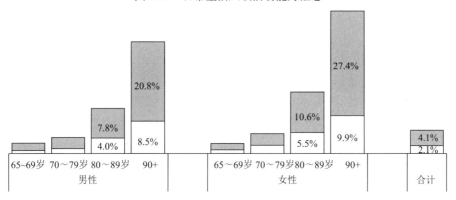

□ 某一部位需要帮助　　■ 两个部位以上需要帮助

(a) 老人洗澡需要帮助的比例

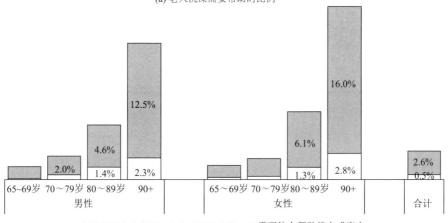

□ 能找到并穿上衣服，但自己不能穿鞋　　■ 需要他人帮助找衣或穿衣

(b) 老人穿衣需要帮助的比例

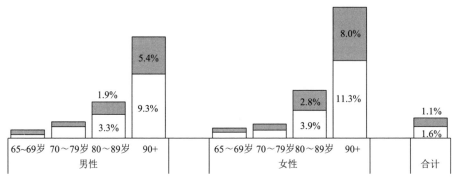

能自己料理，但需要他人帮助　■卧床不起，只能在床上由他人帮助使用便盆等

(c) 老人大小便需要帮助的比例

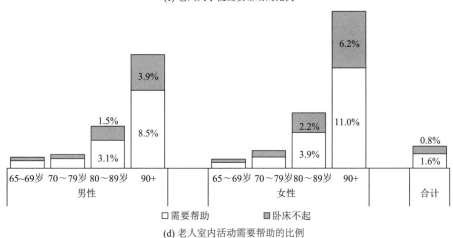

需要帮助　■卧床不起

(d) 老人室内活动需要帮助的比例

偶尔/有时失禁　■使用导管等协助控制或不能控制

(e) 老人不能控制大小便的比例

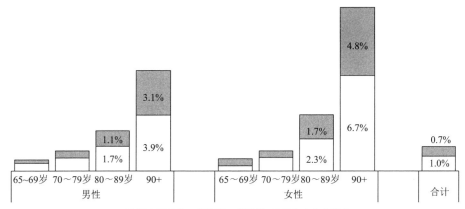

□ 能自己吃饭，但需要一些帮助　■ 完全由他人喂食

(f) 老人吃饭需要帮助的比例

图 10-3　日常生活自理能力分项汇总

　　第二项日常活动是穿衣时是否需要他人帮助（包括找衣和穿衣），调查发现老人穿衣总体受限比例仅次于洗澡，为 3.1%[图 10-3（b）]，且其中大多数是受限程度较大的需要他人帮助找衣或穿衣（2.6%）。不过相较于洗澡，高龄老人需要不同程度帮助的比例减少了一半，90 岁及以上老人无论男性女性均有八成以上无须帮助，在 65～79 岁超过 97% 的老人能独立完成。

　　调查询问了老人上厕所大小便时是否需要他人帮助（包括便后洗手、解衣穿衣，包括在房间中用马桶大小便）的情况。上厕所在一天中次数不确定，并且难以调整，如果不能自理，通常需要比较密集的昼夜照料。结果显示，虽然老人上厕所整体受限比例不高，占比为 2.7%[图 10-3（c）]，但到高龄阶段快速增长，90 岁及以上女性老人不同程度受限的比例达到 19.3%，其中 8.0% 卧床不起，只能在床上由他人帮助使用便盆等。男性老人自理能力略好，但 90 岁及以上需要不同程度帮助的比例合计也达到了 14.7%。

　　调查询问老人室内活动是否需要他人帮助时，明确了室内活动指上下床、坐在椅子或凳子上或从椅子或凳子上站起来，另外使用辅助设施无须他人帮助归入不受限。整体来看，老人室内活动受限比例为 2.4%[图 10-3（d）]，受限比例随年龄增长而提高，性别差异在高龄阶段比较明显，女性到了 90 岁及以上需要帮助的比例为17.2%，其中 6.2% 卧床不起，90 岁及以上男性老人这两个比例分别为 12.4% 和 3.9%。

　　总体来看，有 1.5% 的老人在控制大小便方面受到限制，在六项中比例最低[图10-3（e）]。不过其他项目受限的老人可以通过向照料者表达需求获得帮助，满足自己的需要，而大小便失禁的老人难以自主控制，很可能无法事先告知照料者，因此对老人和照料者来说更难应对。中低龄老年女性受到不同程度限制的比例低于男性，在高龄阶段性别差异反转，女性高龄老人大小便控制能力弱于同年龄组男性，到 90 岁以上 10.3%的女性老人在大小便控制方面不同程度受限，同年龄段男性老人受限比例为 7.7%。

最后一项活动为吃饭，问卷中明确了吃饭无须帮助是指吃饭时不需要他人帮助，自己能独立进餐，需要帮助的程度分为"能自己吃饭，但需要一些帮助"和"完全由他人喂食"两类。帮助进餐或喂食虽不繁重，在一日三餐的情况下，仍比较频繁和耗时。调查发现，98.3%的老人可以独立进餐，并且 90 岁以下吃饭需要不同程度帮助的比例在各个年龄性别分组都不高于 4%[图 10-3（f）]。在中低龄老年阶段性别差异不明显，到高龄阶段女性老人的吃饭自理能力弱于男性老人，90 岁及以上女性老人完全由他人喂食的比例为 4.8%，另有 6.7%能自己吃饭，但需要一些帮助。

总体而言，我国老人日常生活自理能力受限比例较低，并且在 80 岁以下中低龄阶段绝大多数老人都能自理。到 80 岁及以上需要帮助的比例快速升高，并且女性老人自理能力更弱。六项活动之中洗澡和穿衣受限比例较高，控制大小便和吃饭受限比例较低。调查结果提示我们，日常生活自理能力状况及分布特征在高龄阶段的变动规律值得进一步分析，中国老年健康调查对高龄老人抽样比例更高，未加权样本可以支持此类研究。

10.2　工具性日常生活活动能力及特征

2002 年以来，中国老年健康调查使用工具性日常生活活动能力量表测量老人的躯体功能。相比日常生活自理能力量表所测量的基本功能，工具性日常生活活动能力量表的要求稍高，有些项目更为复杂，需要具备思考和组织能力，有些项目相比日常生活自理能力量表需要更多的力量和耐力。这些项目不一定每天都会用到，一般而言受限并不会影响生存，但老人独立生活离不开这些能力。

工具性日常生活活动能力量表的八项活动分别为：独自到邻居家串门、独自外出买东西、独自做饭、独自洗衣服、连续走 2 里[①]路、提起 10 斤（5 公斤）[②]重物、连续蹲下站起三次及独自乘坐公共交通工具出行。选项分为三个层次，分别为：能、有一定困难和不能。首先我们把八项活动合并，结果如图 10-4 所示，对每一项都回答"能"，即八项均不受限制的老人占比为 63.6%，不过工具性日常生活活动能力完全能自理的比例在高龄阶段迅速降低，到 90 岁及以上年龄组，男性老人这个比例只有 15.4%，女性老人更是低至 6.1%。老人至少一项活动"不能"完成的比例合计为 19.1%，这一比例在中低龄阶段相对较低，到了高龄阶段快速升高，女性老人在 80～89 岁已经超过一半（51.1%），到 90 岁及以上进一步增至

---

① 1 里=500 米。

② 1 斤=0.5 公斤=0.5 千克。

76.5%；男性老人这一比例虽然也随年龄增长较快，但低于同年龄段的女性老人，在 80～89 岁年龄组仍低于 1/3（33.0%），到了 90 岁及以上年龄组增至 62.3%。

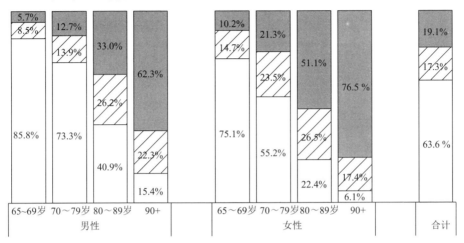

至少有一项"不能"完成
至少有一项"有一定困难"，但无"不能"完成的项目
八项都不受限制

图 10-4　老人工具性日常生活活动能力量表全部项目的活动能力

本图的数据经过四舍五入，可能存在比例合计不等于 100% 的情况

　　分项来看，老人完成独自到邻居家串门的情况相对较好[图 10-5（a）]，整体来看，回答"能"的比例达到了 94.0%，并且在中低龄阶段的各个年龄性别分组都高于 95%。随年龄的增长，此项活动受到限制的比例逐步增加，不过到了 90 岁及以上，66.7% 的男性老人和 56.5% 女性老人仍然不受限制。

　　独自外出买东西涉及更为复杂的认知特别是计算能力，能完成的比例占全部老人的 91.0%[图 10-5（b）]。在中低龄阶段该项能力保持较好，之后自理比例随年龄增长快速降低，到 90 岁及以上男性老人有 30.0% 不能完成，女性老人不能完成的比例达到 46.0%，能完成的只占 37.6%。

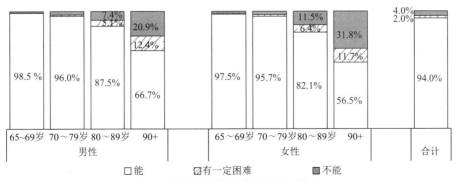

□能　　　　☑有一定困难　　　　■不能

（a）老人独自到邻居家串门的活动能力

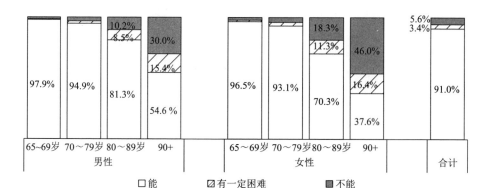

(b) 老人独自外出买东西的活动能力

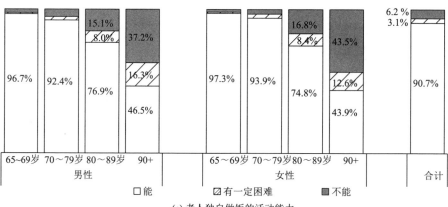

(c) 老人独自做饭的活动能力

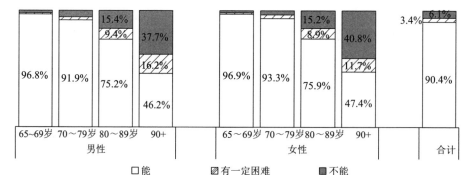

(d) 老人独自洗衣服的活动能力

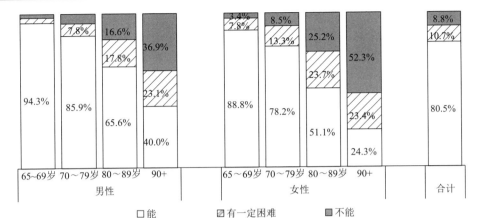

(e) 老人连续走2里路的活动能力

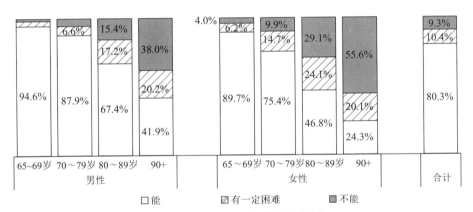

(f) 老人提起10斤重物的活动能力

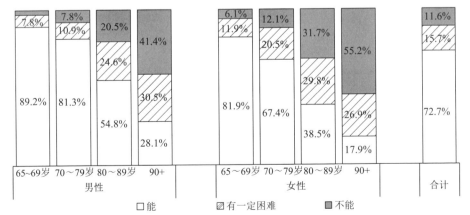

(g) 老人连续蹲下站起三次的活动能力

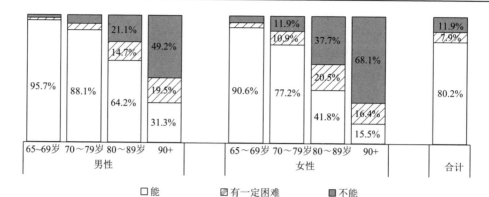

□ 能　　☒ 有一定困难　　■ 不能

(h) 老人独自乘坐公共交通工具出行的活动能力

图 10-5　分项目的工具性日常生活活动能力

本图的数据经过四舍五入，可能存在比例合计不等于100%的情况

由图 10-5（c）可知，超过九成（90.7%）的老人如果需要可以独自做饭。与其他项目年龄组变动规律一致，老人受限情况随年龄增长明显增加，但性别差异相对较小。80～89 岁男性老人中约 76.9%可以独自做饭，90 岁及以上男性老人有 37.2%不能独自做饭，女性老人该比例为 43.5%。

老人独自洗衣服的活动能力的总体状况和年龄性别分布情况均与独自做饭较为接近［图 10-5（d）］。值得注意的是，在各个年龄组，女性老人能独自洗衣服的比例都略高于男性老人，回答不能的比例在 90 岁以下也都低于男性老人。与大多数活动能力女性老人弱于男性老人的普遍状况相比，做饭和洗衣服两项家务活动性别差异很小，甚至某些年龄段女性略好于男性。部分原因可能在于传统性别分工是"男主外，女主内"，男性老人不善于料理家务[1]。

下一个项目是询问老人能否连续走 2 里路，总体来看只有 80.5%的老人能完成［图 10-5（e）］。女性中低龄阶段就出现较高比例的受限，70～79 岁年龄组有 21.8%的女性老人受到不同程度的限制，在高龄阶段相比男性的劣势增大，到 90 岁及以上只有 24.3%的女性老人能完成，回答"不能"的超过一半（52.3%），而同年龄段男性能完成的比例为 40.0%。

调查结果显示，总体来看有 80.3%的老人能够提起 10 斤重物，不能完成的占 9.3%。对于提重物这一活动，性别之间生理差异较为明显，女性老人完成起来相对困难，到高龄阶段与男性老人的差距进一步拉大。80～89 岁女性老人能完成的比例为 46.8%，到了 90 岁及以上降至 24.3%，而回答"不能"的比例达到 55.6%；男性老人受限的比例虽然也随着年龄增长而升高，但 80～89 岁年龄组有 67.4%能

---

[1] 曾有一段时间国际上应用工具性日常生活活动能力量表时不测量男性的做饭和洗衣服等家务活动的能力，目前推荐不管对于女性还是男性都测量所有的项目（Lawton et al.，2003）。

完成，90 岁及以上仍有 41.9%不受限制[图 10-5（f）]。

　　该量表还包括"能否连续蹲下站起三次"项目，完成这一活动需要下肢力量较强、关节灵活及协调和平衡能力较好。图 10-5（g）显示，受限的比例在八项活动中最高，只有略超过七成的老年人能够完成。随着年龄的增大，老人在该项活动受限的比例迅速升高，且女性老人能力弱于男性老人，到了 90 岁及以上只有不到两成（17.9%）的女性老人和不到三成（28.1%）的男性老人能够完成。

　　"独自乘坐公共交通工具出行"这一项目相对复杂，需要老人有较强的认知能力，如判断、计算、综合和解决问题的能力，还要求有一定的体力。整体来看，老人不受限制的比例为 80.2%，其年龄和性别分布独具特点。中低龄老人完成情况相对较好，高龄阶段出现"断崖式"下降，90 岁及以上女性老人回答不能的超过 2/3（68.1%），回答能的只有 15.5%。男性老人下降势头稍缓，80～89 岁不受限制比例下降到 64.2%，到了 90 岁及以上能完成的有 31.3%，不能完成的比例提高到 49.2%[图 10-5（h）]。

10.3　照料提供者与照料强度

　　中国老年健康调查自 2005 年以来向日常生活自理能力六项活动中需要别人帮助的老人询问了主要帮助者，并收集了照料费用等方面的信息。加权处理后日常生活自理能力六项活动都不需要帮助的老人占比为 93.2%，回答需要照料相关问题的老人数量只有 1000 左右。

　　调查询问"目前在六项日常活动中需要他人帮助时,谁是主要帮助者"（图 10-6），

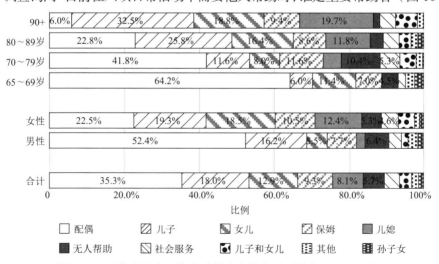

图 10-6　日常生活自理能力受限老人的主要照料者（N=1029）

按照合计的占比从高到低在图中由左至右排列。"其他"项目包括"其他亲属朋友"（0.8%）、"女婿"（0.3%）和"朋友邻里"（0.3%）三个选项

总体来看，比例较高的是配偶（35.3%）、儿子（18.0%）、女儿（12.9%）、保姆（9.3%）和儿媳（8.1%），另有 5.7% 的老人选择"无人帮助"。

日常生活自理能力受限老人中，选择配偶为主要照料者的比例超过 1/3，并且存在明显的年龄差异。随着年龄的增长，主要由配偶照料的比例快速降低，主要原因在于年纪较大的老人更可能配偶已经离世或者配偶年事增高无法提供照料。高龄老人更多地从儿子、女儿、儿媳这三类子代之中获得所需的照料。

性别差异主要表现为两个方面。首先，男性老人更多地由配偶照料，比例超过了半数（52.4%），65～69 岁年龄组接近 3/4 选择配偶为主要帮助者（74.8%），70～79 岁也有 57.1%。由于我国传统上存在男高女低的婚配年龄差，男性老人的配偶往往年纪较轻，加之女性更为长寿，所以男性老人的配偶更可能存活并且健康状况较好，有能力提供照料；相反，女性老人的配偶往往年龄更大，存活且能提供照料的比例随女性老人年龄增长迅速减少，在 65～69 岁有 51.1% 的女性老人的主要帮助者是配偶，到 80～89 岁已经只有 13.5%，90 岁及以上降至 2.5%，总计比例为 22.5%，相比男性老人低了一大半。其次，老人更多地由同性别子代帮助。主要由儿子或女婿照料的男性老人占 16.4%，而只有 7.7% 的男性老人选择女儿或儿媳为主要照料者。老年女性中，30.9% 选择女儿或儿媳为主要照料者，选择儿子或女婿的为 19.7%。调查结果反映的特点还包括，70～79 岁男性（10.4%）和女性（10.3%）老人选择"无人帮助"的比例都明显高于其他年龄组；65～69 岁的老人无人选择主要照料者为"儿子和女儿"，既可能是因为该年龄段不能自理的老人数量较少、老人与子代的居住安排不同于更高年龄组，也可能是受到生育政策影响，多子女的比例较低。

2002 年对高龄老人调查的结果显示（柳玉芝等，2007），4.7% 的男性老人和4.5% 的女性老人选择主要接受社会服务的帮助，而主要帮助者为保姆的比例，男性老人为 1.5%，女性老人为 1.7%。近年来，我国经济社会迅速发展，城乡医疗和养老保险覆盖范围不断扩展，然而 2018 年调查中照料主要由社会服务提供的老人比例仅有 4.1%，相比 2002 年有所下降，而选择保姆的比例增长很快，占 9.3%，这在一定程度上说明正规老年照料服务主要由市场机制推动，社会化养老服务机构专业化、集约化的特点发挥得相对不足。

照料支付的费用和亲属提供照料的总小时数是照料强度的直接衡量，中国老年健康调查对日常生活自理能力至少一项需要帮助的老人询问"近一个星期，这些照料所支付的费用（如人工、物品等直接费用）总计是多少元"及"这些费用主要由谁支付"，对所有老人询问"近一个星期以来，您的子女/孙子女及其他亲属为您提供日常照料帮助的总小时数有多少"。

从图 10-7 反映的分布特征来看，尽管问卷编码对 10 万元以上进行了删失处理，但变异系数仍相对较大。所有性别、年龄分组的均值都大于中位数（尽管 65～69 岁男性老人的两个取值非常接近），换言之，费用分布右偏。大多数分组（包括 80 岁及以上男性老人和 70 岁及以上女性老人及全部老人的合计结果）均值高于 75% 分位点，说明这些组的均值被少数费用很高的样本拉高，再者这些组的下四分位数都为零，表明至少有 1/4 的老人没有花钱，两极分化明显。

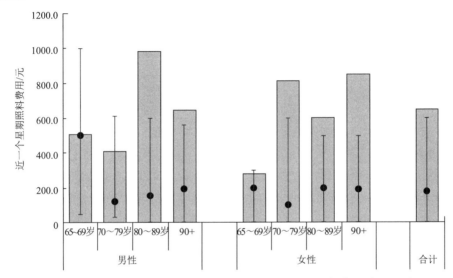

图 10-7　按性别、年龄组分的需要他人帮助的老人的照料费用（N=805）

图中柱形为均值，圆点为中位数，上、下横线为 75% 和 25% 分位点，下横线不可见的情况是由于下四分位数取值为 0 时与横轴重合

受访者近一个星期接受照料平均费用为 651.1 元，中位数为 180.0 元。从中位数来看，70～79 岁年龄组是相对低点，该年龄段男性老人照料费用中位数为 125.0 元，女性老人为 100.0 元。男性老人在 65～69 岁中位数达到 501.9 元，这个年龄段由于老化过程而限制了日常生活自理能力的情况相对少见，很可能是意外或者急症等状况导致的，产生了相对更高的照料费用。女性老人在 65～69 岁年龄组中位数与 80～89 岁年龄组中位数相同（200.0 元），并且略高于 90 岁及以上的中位数 194.4 元。

由于年龄和性别的机制并不明确，图 10-8 进一步显示了分主要照料者的照料费用。从中位数来看，选择"保姆"为主要照料者的老人近一个星期照料费用最高，达到 800 元，且上四分位数为 1000 元，下四分位数为 600 元。主要帮助者为"社会服务"的老人近一个星期费用中位数排在第二位，为 500 元，上四分位数为 1000 元，下四分位数为 99 元。

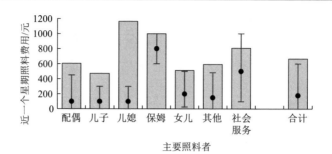

图 10-8　按主要照料者分的需要他人帮助的老人的照料费用（N=785）

主要照料者按照所占比例从高到低由左至右排列。图中柱形为均值，圆点为中位数，上、下横线为75%和25%分位点，下横线不可见的情况是由于下四分位数取值为0时与横轴重合。"其他"项目包括"儿子和女儿"（3.5%）、"孙子女"（2.5%）、"其他亲属朋友"（0.8%）、"朋友邻里"（0.3%）和"女婿"（0.2%）五个选项

在近一个星期照料费用问题之后，调查紧接着询问这些费用主要由谁支付（图 10-9）。总体来看，有 53.6% 的老人是由子女或其配偶来支付，并且各个年龄段选择由子女或其配偶支付的女性比例均高于男性，女性老人选择费用由配偶支付的比例也相对较高，男性自己支付及由国家/集体支付的比例略高。随着老人年龄的增长，主要变动表现在依靠子女或其配偶的比例提高较快方面，65~69 岁男性老人由子女或其配偶支付照料费用的比例刚过 1/3（37.4%），80~89 岁年龄组男性老人为48.6%，而 90 岁及以上男性老人则有超过六成（62.5%）选择了该项；女性老人则是从 65~69 岁 46.2% 的比例稳步升高到 90 岁及以上年龄组的 75.0%，选择由自己或由配偶支付的比例随年龄增长大体呈下降趋势。目前我国长期护理保险仍处于试点阶段，覆盖面相当有限，然而调查中有一定比例中低龄老人选择由国家/集体支付，可能在于这一年龄组的照料需求多是由疾病引起的，可以获得医疗保险的偿付。

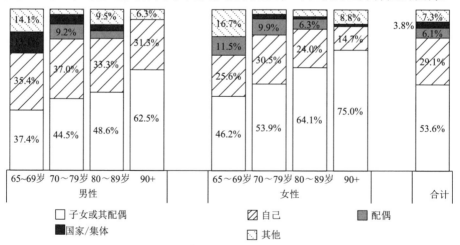

图 10-9　照料所支付的费用主要由谁支付（N=834）

其他情形包括"孙子女或其配偶"、"其他"、"不适用"和"不知道"

　　同样是连续型变量，近一个星期子女/孙子女及其他亲属照料时长的分布与照料费用相比呈现不同的特点（图 10-10）。一个星期相当于 168 小时，大多数情况下，特别是只有一位亲属照料者的时候，168 小时应当是上限，加权样本中 181 位被访者选择了 168 小时，只有 15 位老人超过 168 小时（未加权样本中高龄老人占比更高，这两个数字分别为 809 人和 48 人），最大值为 876.0 小时，可以说相比费用还是相对有限的。此外，时间指标相对客观可比，不受老人家庭条件及当地人工费和物价水平的影响。

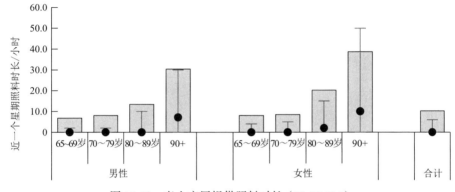

图 10-10　老人亲属提供照料时长（*N*=10 556）

图中柱形为均值，圆点为中位数，上、下横线为 75% 和 25% 分位点，下横线不可见的情况是由于下四分位数取值
为 0 时与横轴重合

　　调查结果显示，老人近一个星期接受亲属照料小时数的中位数为零，即过半数的老人不需要亲属照料；上四分位数为 6.0 小时，意味着 75% 的老人接受亲属的日常照料的时间每天不到 1 小时；时长均值为 10.3 小时，时长分布右偏，说明均值被右侧尾部的极端取值拉高，然而均值分摊到每天大约 1.5 小时，对亲属来说这一强度相对容易负担。亲属照料时长随老人年龄的增长而增加，并且在高龄阶段速度加快，不过即使到了 90 岁及以上，也有超过 1/4 的老人没有接受来自亲属的照料。65～89 岁男性老人和 65～79 岁女性老人这些组别中位数都为零，说明这些组别过半数的老人不需要照料。从均值、中位数及上四分位数来看，女性老人的家人提供照料的时长均超过同年龄组男性老人。女性老人 80～89 岁照料时长相比中低龄阶段增幅明显，90 岁及以上进一步大幅增加，男性老人则是 90 岁及以上才出现倍增。90 岁及以上年龄组，男性老人亲属的照料时长中位数 7.1 小时，女性老人为 10.0 小时，半数 90 岁及以上老人的照料时长仍在相对易于承担的范围内；然而均值分别达到了 30.4 小时和 38.7 小时，接近一个全职工作时长，均值和中位数的较大差距也表明这一阶段很多老人的照料需求强度很大，如 90 岁及以上女性老人 75% 分位数为 49.9 小时，说明在这一年龄段超过 1/4 的女性老人接受家属照料超过 49 小时，平均每天约 7 小时。

如果排除掉六项均不受限制的老人再做同样的分析，亲属照料的时长进一步提高，但年龄、性别分布特征类似（图10-11）。80～89岁男性老人近一个星期接受亲属照料时长的中位数为10.0小时，均值为30.4小时，同年龄段女性老人则分别为20.0小时和49.3小时。到了90岁及以上，男性老人近一个星期接受的亲属照料时长中位数为26.0小时，均值为52.8小时，女性老人中位数30.0小时，均值为62.9小时，中位数均接近全职工作时长，均值超过了全职工作时长。这样处理后人群范围与图10-7中的照料费用一致，然而图10-7显示90岁及以上的中位数照料费用换算成月支出不到千元，可以说，相比支付费用，家人照料的强度更多体现在时间的投入上。再加上超过三成老人选择了自己或者国家/集体作为费用支付方，也体现了照料费用作为经济层面照料强度的测量，因其本身的特点相对容易转移和分担。

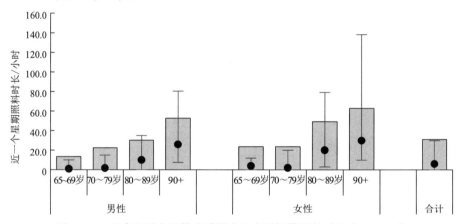

图 10-11　日常生活自理能力受限老人亲属提供照料时长（N=1306）

图中柱形为均值，圆点为中位数，上、下横线为75%和25%分位点，下横线不可见的情况是由于下四分位数取值为0时与横轴重合

10.4　照料需求满足情况

如10.3节所述，照料费用和照料时长从物力与人力两个方面衡量了照料的强度。然而，这些衡量是基于已经观测到的事实，老人可能有更多或者更高层面的需求但是没得到满足，而这些未满足的需求通过事实类问项无法得到。因此，调查收集了老人对照料的主观评价，主要有以下两个方面。首先，询问老人对主要帮助者在照料过程中表现的判断，让老人评价其是否愿意并能提供较好照料，有没有愿意但力不从心、不耐烦或者不情愿的情况；其次，询问目前在六项日常活动中得到的帮助能否满足需要，分为完全满足、基本满足和不满足三项。

　　结果显示，日常生活自理能力受限制的老人对主要帮助者的评价相对较高，认为其表现得"愿意并能提供较好照顾"的比例为 86.5%，只有 0.2% 的老人选择了"不情愿"，认为主要帮助者"愿意但力不从心"的占 6.3%，认为其"不耐烦"的有 3.6%（图 10-12）。总体来说，女性老人对主要照料者的评价更好。在 70 岁及以上女性老人照料时长均值和四分位数及费用中位数都随年龄增长的情况下，她们对照料者的评价不降反升，并且对照料的满意度也在高龄阶段不断提高（图 10-7 和图 10-11）。

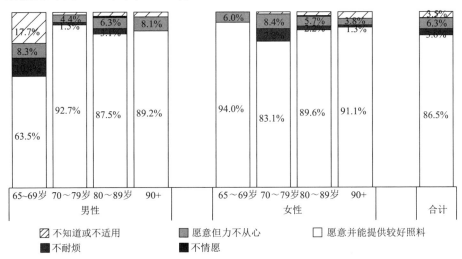

图 10-12　日常生活自理能力受限制老人主要帮助者的表现（N=956）

本图的数据经过四舍五入，可能存在比例合计不等于 100% 的情况

　　在配偶、儿子、女儿、保姆、儿媳这几类占比较高的主要照料者中，主要由儿子照料的男性老人评价照料者"愿意并能提供较好照料"的比例最高，达到 93.8%，其次是女儿（91.7%）和儿媳（91.7%），配偶和保姆只有 85.6% 和 84.8%；女性老人则是对保姆评价最好，主要帮助者为保姆的女性老人中选择"愿意并能提供较好照料"的比例为 98.3%，其次是女儿（94.5%）和儿媳（90.3%），主要由配偶和儿子照料的女性老人给出这一评价的比例只有 82.8% 和 81.6%。

　　调查发现，认为目前在六项日常活动中得到的帮助完全满足需要的老人占 46.9%，大多数老人选择"基本满足"（51.6%），只有 1.5% 的老人感到不满足（图 10-13）。男性老人选择"完全满足"的比例在 65~89 岁基本稳定，90 岁及以上男性老人占比略高，而女性老人则是随年龄的增长比例逐渐上升。

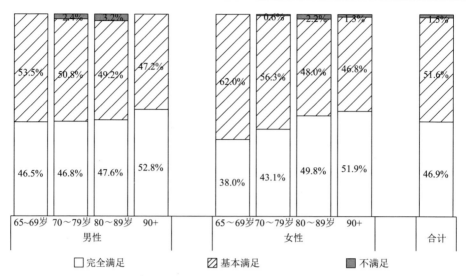

图 10-13　日常生活自理能力受限老人照料满意情况（*N*=924）

分析发现，主要照料者的表现对照料满意度有重要影响（图 10-14）。由于表现评价中选择"不情愿"的非常少，男女性老人各只有 0.2%，而回答"不知道"或"不适用"的也只有 3.5%，所以只列示占比较高的三个选项。当主要帮助者"愿意并能提供较好照料"时，老人满足的比例高，不满足的比例低，而一旦出现不耐烦或者愿意但力不从心的情况时，满意程度会明显下降。另外，主要帮助者是女儿、现居住在城市、城镇户口的老人满意程度更高，日常生活自理能力情况相对较差的老人更多地选择"基本满足"或"不满足"。

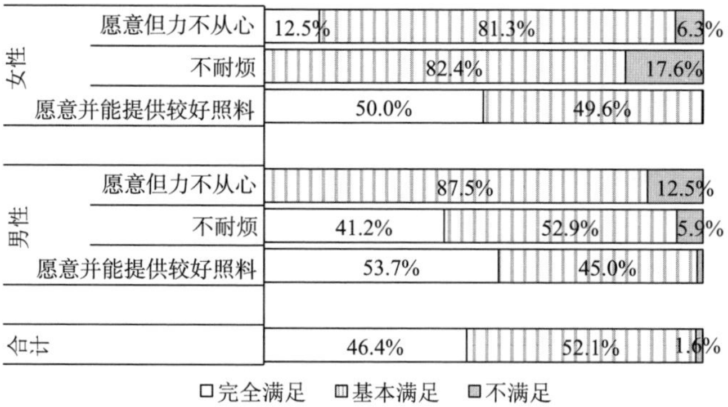

图 10-14　日常生活自理能力受限老人分性别和主要帮助者表现的照料满意情况（*N*=871）

本图的数据经过四舍五入，可能存在比例合计不等于 100%的情况

第 11 章　躯体功能测量和患慢性病情况[①]

躯体功能和患病是生理、心理、社会三方面健康的主要组成部分，也是中国老年健康调查的主要内容之一。本章介绍 2018 年中国老年健康调查中有关健康的躯体功能和患慢性病内容，分为躯体功能测量，视力、听力和口腔健康，以及慢性病患病情况等，最后介绍老人的卫生服务利用和医疗费用来源。如果没有特别说明，所有描述性统计均为 2018 年中国老年健康调查加权后结果。

11.1　躯体功能测量

躯体功能既能反映老人的身体健康状况，也是他们生活质量的重要内容。2018年的中国老年健康调查延续了自 1998 年以来的测量项目，包括上肢和腿部活动能力的测量、起坐能力的测量。此外，2018 年的调查还增加了有关跌倒的问项。本节介绍的有关躯体功能的内容包括：是否能用筷子吃饭、上肢活动能力、独立起坐能力、能否从地上捡起书、在过去一年中跌倒的情况。

除了少数卧床不起或看起来体弱多病的老人，绝大多数受访老人都能接受访问员对躯体功能的测量和其他体检项目，一部分老人能够接受部分体检，不能接受体检或体检有一定困难的主要集中在 90 岁及以上的老人中（图 11-1）。不能或只有部分能接受体检的主要原因占比最高的是"听觉障碍，但能看见"（27.9%），

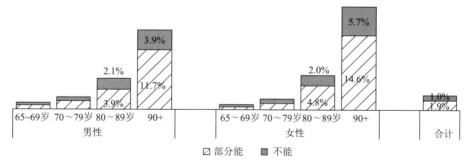

图 11-1　分年龄性别接受体检有困难的老人比例

① 本章作者：封婷（中国社会科学院人口与劳动经济研究所副研究员）、郑真真（中国社会科学院人口与劳动经济研究所研究员、北京大学国家发展研究院健康老龄与发展研究中心研究员）。

其他依次是"其他原因"（17.1%）、"瘫痪"（15.6%）、"视觉障碍，但能听见"（13.6%）及"视觉、听觉障碍"（7.4%）。

调查发现，98.4%的老人能够用筷子吃饭，80岁以下的低龄老人几乎都能用筷子吃饭，即便是90岁及以上的老人能用筷子吃饭的也超过9成。对于能够用筷子吃饭的老人，下一个问题是"请问您吃饭习惯用哪只手"，绝大部分老人（96.7%）都习惯用右手。刷牙习惯用右手的老人比例也相同。

上肢活动能力包括能否手触颈根、手触后腰以及手臂上举几项，结果分为：双手都能、只能用右手、只能用左手、双手都不能。图11-2显示了分年龄和性别

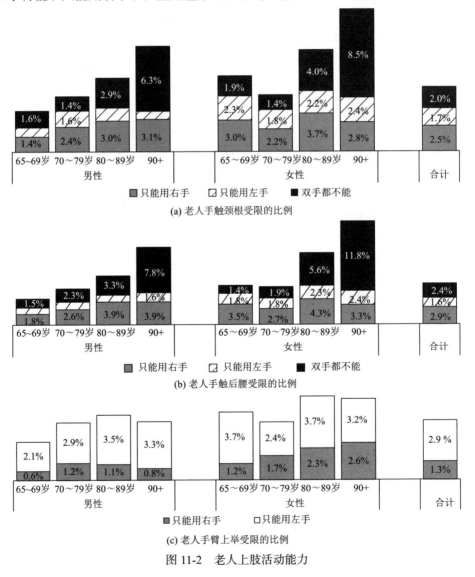

(a) 老人手触颈根受限的比例

(b) 老人手触后腰受限的比例

(c) 老人手臂上举受限的比例

图11-2　老人上肢活动能力

的上肢活动受限情况。总体来说，较多的老人手触后腰受限，而手臂上举受限的老人比例相对较低。老人的上肢活动能力随着年龄的增长在各项活动的受限都明显增加。从分组情况来看，女性老人上肢活动能力受限的比例明显高于男性老人，高龄女性老人三项活动能力受限的比例都是比较高的，尤其是 90 岁及以上女性老人双手都不能触及颈根和后腰的比例要显著高于其他组。进一步分析显示，三项活动均不受限的老人占 90.2%。分年龄和性别考察，90 岁以下的男性老人约九成三项活动均不受限，90 岁及以上的相应比例降至 82.7%。而女性老人在 80 岁以后上肢活动受限明显加重，三项活动均不受限的比例从 80 岁之前的接近九成降至 80~89 岁的 83.9%，90 岁及以上的相应比例为 77.4%。这一结果与此前中国老年健康调查结果相似，男性高龄老人的上肢活动功能要略好于女性同龄老人（柳玉芝等，2007）。

　　对老人独立起坐能力的测量是观察被访老人坐在椅子上，是否能自己独立站起来，结果为：①能，不需搀扶或倚靠任何物体；②能，需要搀扶或倚靠任何物体；③不能。图 11-3 显示，绝大部分老人都能从座椅上站起来，完全不能站起来的比例很低。不过，随着年龄的增长，独立起坐能力也逐渐受限，80 岁及以上老人需要搀扶或倚靠物体站起来的比例明显升高，90 岁及以上的女性老人有 12.7% 完全没有能力站起来，同龄男性老人的这一比例为 8.7%。

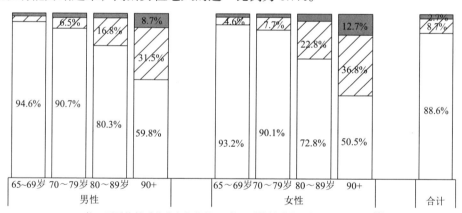

图 11-3　老人能从座椅上站起的情况

　　测量老人活动能力的另一个项目是请老人捡起放在地上的书，结果分为：能站着捡起、只能坐着捡起、不能捡起。图 11-4 显示，大多数受访老人都能完成这一动作。随着年龄的增长，更多老人只能坐着捡起地上的书，而对于更多 90 岁及以上的老人而言，完成这个动作显得有些困难，有 14.8% 的男性老人和 22.3% 的女性老人不能完成这个动作。这种男女之间的差别与此前的上肢活动能力和起坐能力的性别差异相当一致。

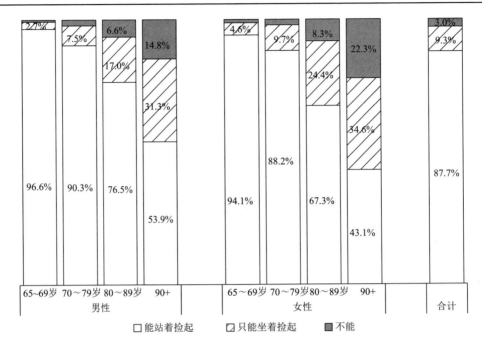

图 11-4　老人能捡起地上书的情况
本图的数据经过四舍五入，可能存在比例合计不等于100%的情况

　　从以上几项躯体功能测量结果来看，除了用筷子吃饭对于老人不是困难问题，其余各项躯体功能的受限比例都随着老人年龄的增长而升高，尤其对于女性老人来说这种增长趋势更为明显。与上肢活动能力相比，独立起坐、弯腰捡拾东西等躯体能力受限的比例相对较高。

　　现实生活中，老人不慎跌倒是常见的问题，而跌倒造成的伤害更会影响到老人的生活质量，其是需要重视的健康风险因素。在2018年中国老年健康调查问卷的访问人员后记中，多位访问员有相似的记述，老人曾经身体很好，在一次不慎跌倒后健康状况就变差甚至卧床不起了。本次调查询问了老人在过去一年里是否有跌倒经历，有 17.4%报告曾经跌倒过，其中有超过五成老人报告跌倒过不止一次。在曾经跌倒过的老人中，跌倒严重受伤、需要治疗的老人占了 37.3%。从年龄性别分组情况看，跌倒问题也与以上躯体功能情况相似，随着年龄的增长，发生跌倒的比例增加，严重受伤的比例也随之上升。

11.2　视力、听力和口腔健康

　　测量受访老人视力的题项是向老人展示访问员手册上一个开口的圆圈，询问老人不戴眼镜时，是否看到圆圈的开口及开口方向，测量结果分为：①能，且能分清缺口方向；②能，但不能分清缺口方向；③看不清；④失明。调查时要求访问员将画有圆圈的卡片放在距老人 1 米处，检测物与老人双眼平行，最好在自然光下或灯光下请老人判断圆圈是否有开口及开口的方向。

调查结果显示，完全看不清或失明的老人是极少数，占比不到一成，绝大部分老人都能看到开口，大部分老人能分清缺口方向（82.3%）。由图 11-5 可以看出，老人的视力随年龄的增长有减弱的趋势，尤其是 90 岁及以上的老人超过两成看不清或完全失明。除了视力测量，调查问卷中由访问员填写的访问后观察记录中，还有一项与老人视力有关的问题，即询问老人能否接受体检，如果不能或部分能的主要原因是什么。原因的选项中有"视觉障碍，但能听见"和"视觉、听觉障碍"，访员选择这两项的比例分别为 13.0% 和 7.1%，有这种情况的主要集中在高龄老人。

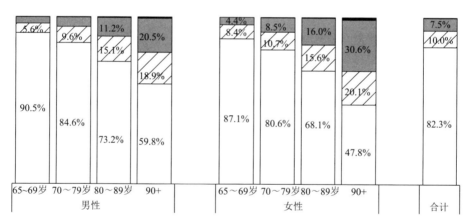

图 11-5　老人视力测量结果

有关老人听力的题项共有 4 项，依次是：是否有听力困难；如果有，哪只耳朵有听力困难；大概什么时候发现有听力问题；听力困难是怎么出现的。有听力障碍的老人比例较高，有 17.6% 的老人有听力困难。图 11-6（a）显示，80 岁及以上老人有听力困难的比例大幅升高，而且男性高龄老人有听力困难的比例明显高于女性老人，几乎六成 90 岁及以上的男性老人有听力困难。图 11-6（b）则显示，有听力困难的老人多为双耳听力困难，尤其是高龄老人。

绝大部分老人的听力困难并不是先天就有的，也不是在儿童时期（15 岁之前）或 15～40 岁发现的，近九成老年人是在 40 岁以后发现有听力问题，高龄老人的这一比例超过 97%。至于如何出现的听力困难，有超过 84% 是在几年内逐渐表现

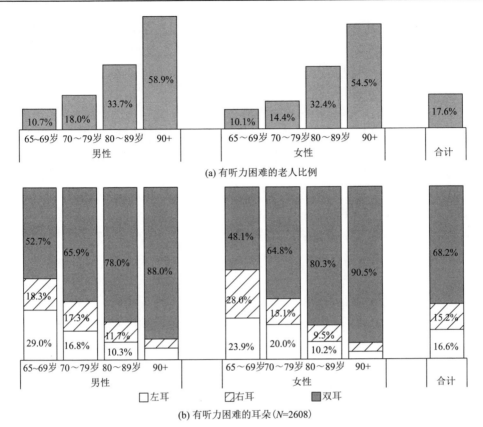

(a) 有听力困难的老人比例

(b) 有听力困难的耳朵（N=2608）

图 11-6　老人听力测量结果

本图的数据经过四舍五入，可能存在比例合计不等于 100% 的情况

出来，突然出现（几天之内）的情况较少（6.0%），高龄老人的听力困难更多的是在较长时间逐渐出现的。

　　尽管有听力困难的受访老人占相当比例，但一部分老人能够依靠助听器在一定程度上解决听力问题。根据访问员对"被访老人能听清您所提的问题吗"的回答，只有极少数老人不能听清访问员的问题。尽管高龄老人有听力困难的比例相对较高，但他们中大部分人的听力困难程度不至于无法交流，一部分依靠助听器的辅助能够听得清楚（图 11-7）。

　　有关被访老人口腔健康的题项包括：①老人现存自然牙齿数；②是否戴假牙；③一天刷牙次数；④过去 6 个月内是否在吃东西时有不止一次牙疼问题；⑤过去 6 个月内是否经历不止一次面颊疼痛或下颌疼痛。图 11-8 显示了分年龄和性别的平均自然牙齿数，无论男性女性老人都呈现出自然牙齿随年龄增长的减少趋势。因而，老人戴假牙的比例也随着自然牙齿的减少而上升。值得注意的是，与较低年龄组的老人相比，90 岁及以上的老人并没有更多人戴假牙，尤其是 90 岁及以

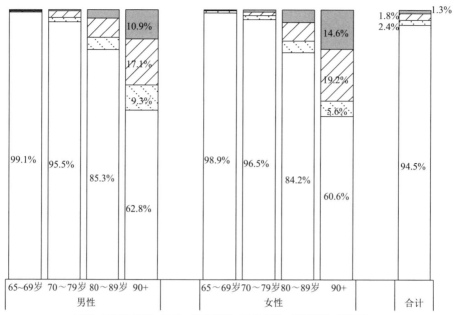

□ 能，不需助听器　□ 能，需助听器　□ 部分能，需助听器　■ 不能

图 11-7　对被访老人是否能听清问题的结果

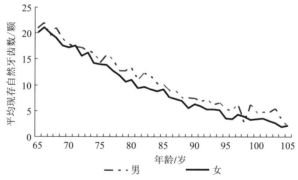

图 11-8　分年龄性别平均现存自然牙齿情况（未加权样本，N=15 605）

上的女性老人戴假牙的比例反而低于 65～89 岁的女性老人（图 11-9）。

　　在保持口腔清洁方面，大多数老人至少能每天刷一次牙。这个问题是询问所有老人的，如果老人没有牙齿，则询问在有牙齿时的刷牙情况。由图 11-10 可知，80 岁以下的老人绝大多数都能保持每天刷牙一次或更多次，高龄老人每天刷牙的比例明显减少，而 90 岁及以上老人从不刷牙的比例较高。作为一种健康行为，城市居民大多能保持每天刷牙的习惯（94.3%），乡镇和农村居民能每天刷牙的比例则相对较低，分别为 77.3% 和 76.1%；而在高龄老人中差距更大。

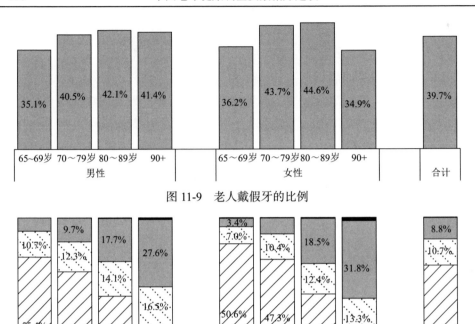

图 11-9　老人戴假牙的比例

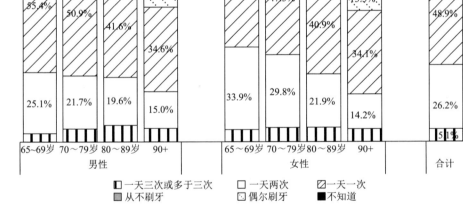

一天三次或多于三次　　一天两次　　一天一次
从不刷牙　　偶尔刷牙　　不知道

图 11-10　老人每天刷牙情况

调查结果显示，有相当一部分老人过去 6 个月内，经历过不止一次的牙疼问题或面颊/下颌疼痛问题，占比分别为 22.5%和 10.8%。相对而言，低龄老人出现这类问题的情况要多于高龄老人。

11.3　慢性病患病情况

中国老年健康调查中设计了一系列的问题用于了解老人的患病情况，包括最近两周内是否觉得身体不适、过去两年中的患重病次数。如有患重病则进一步询问住院次数，以及最近三次的患病名称和住院/卧床天数，最后列出 24 种老年常见慢性疾病及其他需要说明的疾病，全面了解受访者的患病情况。

受访者自报最近两周身体不适的比例为 14.8%，70 岁及以上自报身体不适的比例明显高于 70 岁以下的老人，女性老人自报身体不适的比例明显高于男性老人，90 岁及以上女性老人报告最近两周身体不适的比例最高（图 11-11）。

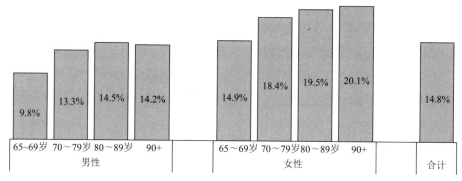

图 11-11　老人最近两周自觉身体不适的比例

以上老人虽自报身体不适，但不一定都有病患。调查中明确询问受访老人在过去两年中曾患重病的情况，这里定义的重病是指需要住院治疗或在家卧床不起的患病。由图 11-12 可知，多数老人在过去两年中没有患过重病，15.0% 曾经患过一次重病，还有 8.9% 经历了两次或更多次患重病（其中数十人为常年卧床不起）。老人患重病的比例在 65～69 岁、70～79 岁和 80～89 岁年龄组不断增加，80～89 岁年龄组比例最高，在 90 岁及以上年龄组有所下降，部分可归因于高龄阶段存活老人更为健康的选择效应。性别之间差异不明显，除 70～79 岁年龄组之外，女性老人患重病的比例略低于男性老人。从第一次患重病的情况看，患病比例最高的是心脏病和中风及脑血管疾病。过去两年患重病的老人中约一半曾经住院，其中

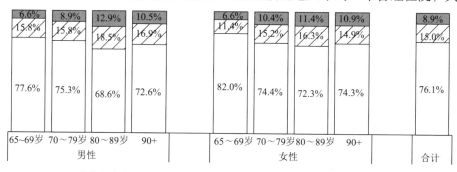

□未曾患过重病　▨患过一次重病　■患过两次及以上重病或长年卧床不起

图 11-12　老人过去两年曾患重病的情况

本图的数据经过四舍五入，可能存在比例合计不等于 100% 的情况

1/3 的老人多次住院，五成老人住院或卧床天数不超过 10 天，近两成老人住院或卧床天数在 20 天以上。

表 11-1 列出了自报患病比例在 5% 以上的患病情况，包括有效回答该问题的受访者中自报患病的比例、该患病已经过医院诊断的比例，以及自报患病者认为该患病对自己日常生活影响"相当大"的比例。最为常见的老人自报患病为高血压，占总样本的 46.2%，其次是心脏病、糖尿病、关节炎和中风及脑血管疾病。在这十种较常见疾病中，多数疾病的女性患病率高于同年龄组的男性，患中风及脑血管疾病和胃肠溃疡的男女两性老人比例相当，然而男性老人支气管炎、肺气肿、哮喘病或肺炎的比例更高。自报患病的老人得到医院确诊的比例相当高，多数慢性病达到九成左右，其中糖尿病、中风及脑血管疾病和高血压超过 95%，关节炎和风湿或类风湿的确诊比例则相对较低，仅占 3/4 左右。自报患病老人回答慢性病对日常生活影响"相当大"的比例较高的疾病是中风及脑血管疾病（31.6%），其后依次是风湿或类风湿（25.6%）、关节炎（21.2%）、糖尿病（20.4%）。2018年的中国老年健康调查问卷中，在慢性病题项中增加了询问患有疾病的老人"是否服药"。从调查结果看，88.3% 自报患高血压的老人和 90.1% 自报患糖尿病的老人都在服药。

表11-1　老人慢性病患病情况（按自报患病率降序排列）

慢性病种类	有效样本/人	自报患病比例	患病有医院诊断的比例	患病对日常生活影响"相当大"的比例
高血压	14 873	46.2%	95.7%	9.3%
心脏病	14 400	17.2%	93.2%	17.3%
糖尿病	14 423	13.5%	97.7%	20.4%
关节炎	14 322	12.5%	75.1%	21.2%
中风及脑血管疾病	14 395	11.5%	97.6%	31.6%
白内障	14 334	10.5%	86.9%	15.9%
支气管炎、肺气肿、哮喘病或肺炎	14 099	9.4%	90.2%	18.2%
血脂异常	14 283	7.4%	93.8%	5.6%
风湿或类风湿	14 293	6.5%	75.6%	25.6%
胃肠溃疡	14 283	5.4%	87.9%	13.7%

结合体检时对血压的测量，我们选择第二次测量结果[①]，定义舒张压 90 毫米汞柱以上或收缩压 140 毫米汞柱以上为高血压，得到了与自报高血压相似的比例

---

① 测量血压时要求有安静的测量环境，两次血压测量间隔至少有 60 秒。

的结果，说明血压测量结果和老人自报患病具有较高的一致性。由图 11-13 可知，女性老人尤其是高龄女性老人患高血压的比例相对较高，80 岁及以上女性老人超过一半患高血压。

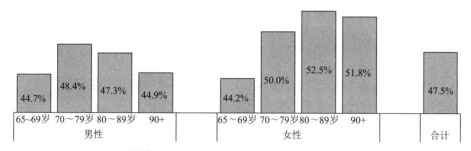

图 11-13　按第二次血压测量结果高血压患者占受访老人的比例

11.4　卫生服务利用和医疗费用来源

近年来，中国城乡医疗保险的覆盖范围快速扩展，与之前的调查结果相比，农村地区的变化尤为明显。调查结果显示，近九成受访老人都参加了不同类型的医疗保险（86.5%），这一结果与 2014 年中国老年健康调查的结果极其相似（曾毅等，2018），说明中国医疗保险的覆盖近年在城乡的快速推进。本次调查结果显示，农村居民中参加新型农村合作医疗保险的老人占比为 89.4%，略高于城市和乡镇的相应比例。参加医疗保险的比例在不同性别和年龄组之间的差距很小。除了享有公费医疗的男性老人比例为 4.2%，相比女性老人的 2.3%略高，其他种类医疗保险的性别差异并不大。男性高龄组享有公费医疗比例略高，参加新型农村合作医疗的比例相对较低，女性参加城镇职工/居民医疗保险的比例随年龄的增加而降低，参加新型农村合作医疗的女性比例则是在高龄组略高。表 11-2 列出了不同类型医疗保险的参保者比例。随着参保比例的升高，医疗费用主要承担者的构成也发生了重要变化。根据 2002 年和 2005 年的调查结果，八成以上的主要承担者是家庭成员，少数由老人自己负担，仅有享受公费医疗的老人主要由公费医疗支付医药费用（曾毅等，2005；柳玉芝等，2007）。2018 年的调查结果发现，医疗费用

表11-2　参加不同医疗保险的受访者比例

保险类型	回答"有"的比例	有效样本/人
公费医疗	3.2%	13 940
城镇职工/居民医疗保险	25.8%	14 129
新型农村合作医疗保险	65.0%	14 648
商业医疗保险	0.8%	13 917

主要支付者的构成已转变为过半由医疗保险支付医疗费用。在过去一年实际花费了门诊或住院医疗费用的受访老人中，有59.5%报告医疗费用主要由城镇职工/居民医疗保险或新型农村合作医疗保险支付，18.9%为自己支付，17.5%为子女或孙子女支付，还有2.6%由配偶支付。图11-14分年龄组和户口类别显示了医疗费用主要支付者的构成。随着年龄的增长，主要由医疗保险和本人支付医疗费用的老人比例逐渐降低，而由子女/孙子女支付的比例显著提高。城镇户口的老人主要支付方以城镇职工/居民医疗保险为主，占70.5%，农村户口老人主要靠新型农村合作医疗保险、子女/孙子女和自己，分别占46.0%、21.8%和20.9%。性别间差异不明显，与同龄男性老人相比，更多65~69岁女性老人的医疗费用主要由配偶支付（7.4%）、更多高龄女性老人的医疗费用主要由子女或孙子女支付。此外，无论医疗费用主要由谁支付，绝大多数老人在患重病时都能及时到医院治疗（98.0%），与十多年前中国老年健康调查结果相比较，能及时就医的比例略有提升，城乡差距也不明显（曾毅等，2005；柳玉芝等，2007）。

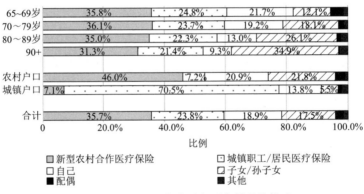

图11-14　老人医疗费用主要支付者的构成

支付者类型按照合计中比例从高到低的顺序由左至右排列。"其他"项中包括选择"其他"选项的老人（占0.9%）、"商业医疗保险"（0.4%）和"没钱付医药费"（0.05%）以及访员填写"不适用"的情况（0.2%）

11.5　小　　结

2018年的中国老年健康调查结果提供了不同年龄组男女两性老人的身体健康概况。总的来说，约八成老人健康状况较好，躯体功能在80岁以后明显日益受限，90岁以后不仅在躯体功能而且在视力和听力方面都明显减弱。虽然多数老人自报患有各种慢性疾病，但因病影响日常生活的主要是中风及脑血管疾病、风湿或类风湿、关节炎及糖尿病。健康状况随年龄而变差的趋势在高龄老年女性中最为明显，90岁及以上女性老人更是在多种健康测量中明显处于劣势。在中国人口老龄化、老龄人口高龄化和高龄老人以女性为主的大趋势下，要保持并努力改善老年人口的健康和生活质量，需要对女性高龄群体给予特别关注。

与历次中国老年健康调查结果相比较，2018 年老年人口中的医疗保险覆盖达到历史上最高水平，而且实现了城乡较好的覆盖，明显减轻了老人及其家庭的医药费用负担，在一定程度上有助于提升老年人口的总体健康水平。

第 12 章　社会参与和日常休闲活动①

随着我国老年人寿命的延长和健康状况的改善，老人到了较高年龄仍能以各种方式参与社会交往，我国经济社会发展也为老年人休闲生活提供了更为丰富的选择。

12.1　老年阶段的工作和家务劳动

中国老年健康调查的对象为 65 岁及以上老年人，这个年龄已经超过了所有行业规定的退休年龄，因此绝大多数被访老人应该处于离/退休状态。2018 年的调查中有 3961 位老人享受退休制度，其中仅有 6 人目前仍未退休；在享受离休制度的 362 位老人中，7 人尚未退休。而在已经离休的老人中，20.0%曾在离休后继续从事有收入的工作或劳动，已退休的老人中这一比例也非常接近（19.9%）。调查也向所有受访者询问了现在的生活来源，其中选择"自己劳动或工作"为主要生活来源的老人有 2984 人，选择此项为除主要来源之外第一至第五位其他生活来源的老人数量分别为 1171、718、314、101 和 72 人，以上合计 5360 人，超过被调查老人的 1/3。列联分析发现，这些靠自己劳动或工作获得收入的老人中有 298 位享受退休制度，另有 126 位享受离休制度，除此之外绝大多数是不享受离/退休制度的老人，他们中的大多数在 60 岁以前主要从事农业。这些结果反映出，办理了离/退休手续的老人仍有部分在退休后曾经从事过或现在仍然从事着有收入的劳动或工作，而 60 岁之前务农的老人有相当比例现在还凭借劳动或工作获取一定的收入。

调查的生活方式部分收集了老人家务劳动、休闲娱乐和参加社会活动的信息，选项按频次划分为"几乎每天""不是每天，但每周至少一次""不是每周，但每月至少一次""不是每月，但有时"及"不参加"五类，对于近两年外出旅游的情况则请被访老人回答次数。

饲养家禽、家畜是农村地区常见的副业，有 28.4%的老人几乎每天从事，64.9%的老人不参加（图 12-1）。这项活动城乡差异明显，镇和乡村有大约 1/3 的老人几乎每天饲养家禽、家畜，而城市一般不具备饲养条件，94.4%的老人

---

① 本章作者：封婷（中国社会科学院人口与劳动经济研究所副研究员）。

不从事这一活动。随着老人年龄的增长，活动能力下降，参与饲养活动的比例和频率不断下降。这项活动参与程度在男女两性老人之间的差异不大。

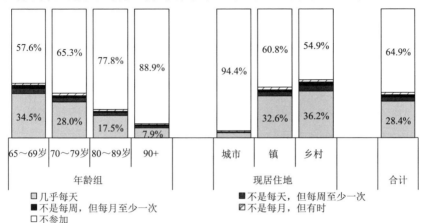

图 12-1　分年龄组、分城乡饲养家禽、家畜的老人比例

资料来源：2018 年中国老年健康调查加权后计算。本章图表如无特别说明，均为相同来源

　　除了有收入的劳动和工作外，很多老人会从事做饭、带小孩等家务活动。由图 12-2 可知，几乎每天都做家务的老人占比为 64.9%，只有 21.6% 的老人不做家务。女性老人比男性老人更多地参与家务活动，有 76.9% 的女性老人每天做家务，只有 14.8% 不做家务；而男性老人每天做家务的比例为 51.7%，有近三成（29.1%）不做家务。中低龄老人从事家务活动的比例更高，在 65～79 岁年龄组，女性老人有超过八成几乎每天做家务，男性老人也超过了五成，65～69 岁女性老人只有6.1% 不做家务。随着老人年龄的增长，做家务的比例逐渐下降，到 90 岁及以上超过六成的老人（64.4%）已经不再参与家务活动了。

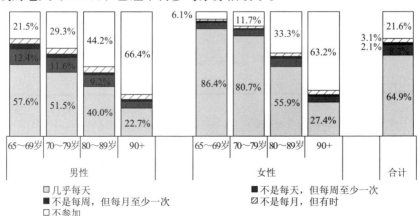

图 12-2　分年龄性别从事家务活动的老人比例

本图的数据经过四舍五入，可能存在比例合计不等于 100% 的情况

12.2　日常休闲活动和参加社会活动的情况

随着社会发展和老龄化进程加快，较晚出生的队列进入老年出现了队列更替，我国老年人休闲生活和社会参与的特征发生了改变，这些活动的重要程度也在提升。与 2002 年的中国老年健康调查相比（柳玉芝等，2007），2018 年的调查在休闲活动方面增加了问项，部分活动的具体内容也有变化。

调查针对老人经常从事的户外活动，询问参加"太极拳"、"广场舞"、"串门、与朋友交往"和"其他户外活动"四类活动的频次。"串门、与朋友交往"参与程度较高，有 35.5%的老人几乎每天都会进行，21.0%的老人每周至少一次，不参加的占 25.9%。从事"其他户外活动"的老人也比较多，21.9%的老人频次为几乎每天，9.2%的老人每周至少一次。有 4.0%的老人每天跳广场舞，从不参加的有 92.1%，女性老人参与程度明显高于男性老人。有 2.0%的老人每天打太极拳，96.0%的老人选择了不参加，性别间差异不大。

尽管城市老人饲养家禽、家畜的比例不及乡镇老人，但他们更多的是参与种花养宠物这类休闲活动（图 12-3），有 28.7%几乎每天进行，57.0%不参加，而镇和乡村每天参与的比例低了接近一半，并且不参与的比例接近八成。总体来看，17.7%的老人几乎每天种花养宠物，74.2%的老人不参加。年龄组之间的差别不大，80 岁以下的比例变动很少，80~89 岁参与程度略有下降，90 岁及以上年龄组的下降较为明显。性别之间差异很小。

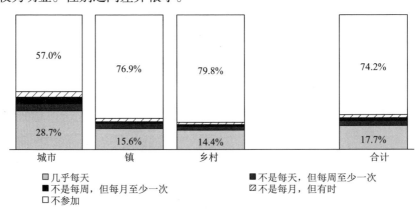

图 12-3　分城乡种花养宠物的老人比例

调查显示，总体来看老人几乎每天阅读书报的比例为 14.0%，从不阅读书报的比例为 70.6%（图 12-4）。相比女性老人，男性老人经常阅读的比例更高，而城市老人阅读书报的比例和频次显著高于镇和乡村的老年人。受教育水平对阅读比例和频次有明显的正向影响，且受教育年限在 9 年以上的老人阅读的比例和频次显著提升。随着老人年龄增长，阅读的比例和频次略有降低，但差异并不明显。高龄老人受教育水平不及中低龄老人可能是原因之一，而且老人的视力也随年龄在减弱。在调查的视力测量中，17.7%的老人有不同程度的视力受损。列联分析结果显示，视力受损程度严重的老人阅读书报的比例和频率低。

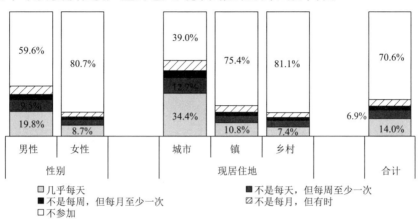

图 12-4　分性别、分城乡阅读书报的老人比例

调查也询问了老人参与打牌或打麻将等活动的情况，由图 12-5 可知，总体来看有 8.8%的老人几乎每天参加，每周至少打一次的老人占 7.9%，74.2%的老人不参加。城乡之间的差异不太明显，不过男性老人参与程度相对高于女性老人。类似于其他休闲活动，参与程度随老人年龄的增加而不断降低。

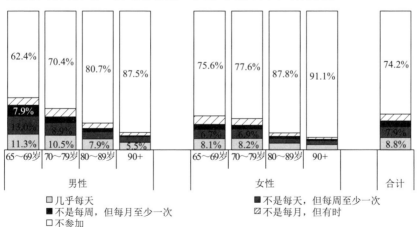

图 12-5　分年龄性别打牌或打麻将等的老人比例

看电视听广播是老人参与程度最高的休闲活动，由图 12-6 可知，总体来看有 72.1%的老人几乎每天都会参与，每周至少一次的老人也有 9.4%，仅有 13.5%的

老人不看电视不听广播。相较于女性老人而言，男性老人的参与程度更高，城市老人活动频次明显高于乡镇老人，不过随着年龄的增长参与度都逐渐降低。高龄老人看电视听广播的比例和频率与 2002 年的调查结果相比有所提高（柳玉芝等，2007），其中既有老人文化素质提升的作用，也可能与电视和广播进一步普及有关。

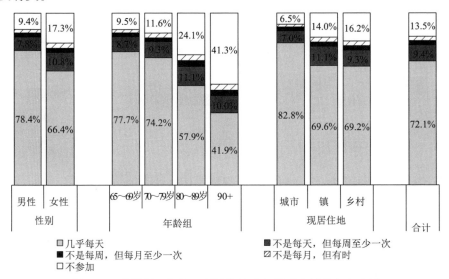

图 12-6　分性别、年龄、现居住地看电视听广播的老人比例

平均而言，我国老人在两年间外出旅游 0.7 次（图 12-7），79.9% 的老人未外出旅游。城乡之间差异明显，从乡村到镇再到城市，旅游次数逐级倍增，乡村老人平均旅游 0.3 次，而城市老人达到了 1.5 次。城市老人在两年间未旅游的比例为 56.7%，镇为 82.4%，乡村为 88.3%。年龄组的差异表现在随着年龄的增长旅游次数降低，65~69 岁老人平均外出旅游 0.9 次，75.3% 的老人未外出旅游，

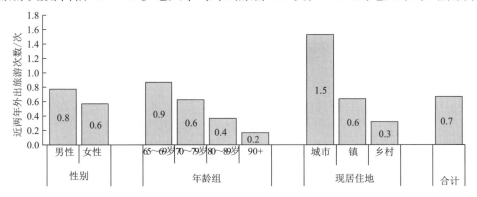

图 12-7　分性别、年龄、现居住地近两年外出旅游次数

而 90 岁及以上老人平均只有 0.2 次，95.3%未外出旅游。男性老人旅游次数和比例均略高于女性老人。

2018 年中国老年健康调查询问老人参加社会活动的情况时，明确了其应为有组织的活动。由图 12-8 可知，几乎每天参加的老人比例为 4.1%，另有 4.1%和 4.4%的老人每周及每月参加，大多数的老人不参加，比例达到 79.2%。不过在参加有组织的社会活动方面，存在较大的城乡差别。城市老人以不同程度参加社会活动的比例为 44.0%，显著高于镇老人的 16.4%和乡村老人的 13.6%。年龄之间的变动表现为随着年龄的增长参加的比例和频次逐渐下降。性别之间的差距不明显。

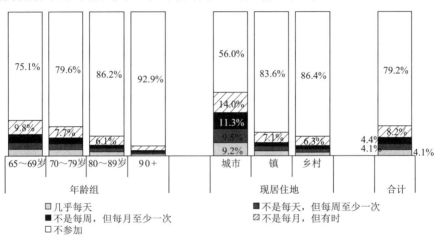

图 12-8　分年龄、现居住地参加社会活动的老人比例

第 13 章 社区助老服务[①]

社区助老服务是为老年人提供生活照料、医疗护理、精神慰藉等的一种服务形式。在人口老龄化、家庭规模小型化的大背景下，单纯依靠家庭养老已经不适合当今的人口老龄化形势发展需要，养老社会化成为发展的大趋势。近年来，国家也高度重视社区养老服务的发展，2016 年国务院办公厅印发的《关于全面放开养老服务市场提升养老服务质量的若干意见》指出，"各地要把全面放开养老服务市场、提升养老服务质量摆在重要位置"。社区助老服务是养老服务体系的一部分，是社区居家养老服务的组成部分。完善社区助老服务对满足老年人需求、提高老年人生活质量、减缓老年人失能和残障的速度具有重要的意义。在本章中，我们对社区助老服务的需求、供给和缺口情况做相应的分析，以便为更好地提供助老服务、满足老年人需求提供数据支撑。

13.1 社区助老服务的需求情况

13.1.1 总需求情况

目前，中国的养老模式正经历从个体化的家庭养老向社会化的居家养老转变。在这一过程中，我国逐渐确立了"居家为基础、社区为依托、机构为补充、医养相结合的养老服务体系"[②]，居家养老服务、社区养老服务和机构养老服务共同构成了我国社会化的养老服务体系的主要内容。社区助老服务是政府和社会力量依托于社区，为老年人提供生活照料、医疗护理和精神慰藉等服务，既服务于社会化居家养老人群，又服务于社区养老人群。在 2018 年的中国老年健康调查中，询问了 8 种具体的服务形式的需求情况，包括起居照料、日常购物、上门看病/送药、提供保健知识、精神慰藉/聊天解闷、组织社会和娱乐活动、提供法律援助和处理家庭邻里纠纷。本章将起居照料、日常购物归为生活照料服务，将上门看病/送药、提供保健知识归为医疗护理服务，将精神慰藉/聊天解闷、组织社会和娱乐活动归为精神慰藉服务，将提供法律援助和处理家庭邻里纠纷归为其他服务。

---

① 本章作者：夏翠翠（中国社会科学院人口与劳动经济研究所助理研究员）。
②《"十三五"国家老龄事业发展和养老体系建设规划》，2017 年 2 月 28 日。

2018 年的调查数据显示，医疗护理服务是需求最高的服务类型。总体上，老年人群对社区助老服务需求较高，对每种服务有需求的比例均超过了六成。其中，对医疗护理服务需求最高，上门看病/送药服务的需求比例高达 82.2%，需要提供保健知识服务的比例达到 78.1%。老年人群对精神慰藉服务的需求也比较高，希望社区能够提供精神慰藉/聊天解闷服务的比例为 67.8%，希望社区组织社会和娱乐活动的需求比例为 70.9%。起居照料的需求相对比较低，但依然有半数以上（63.5%）的老人希望社区能够提供这类服务。分析可见，医疗护理是大部分老人最关心的问题，同时精神慰藉、处理家庭邻里纠纷、提供法律援助等服务也不可忽视。由于大部分老人具有自理能力，因此起居照料的需求相对较低。

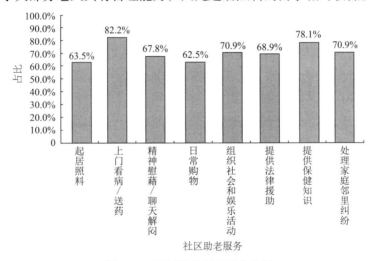

图 13-1　社区助老服务需求状况

资料来源：根据 2018 年中国老年健康调查结果加权计算，本章图表与此相同

2018 年的调查数据结果与以往的研究大体一致。第 4 次中国城乡老年人生活状况抽样调查数据中提供了上门看病、日间照料、康复护理、上门做家务、老年辅具服务器租赁、健康教育服务、心理咨询/聊天解闷、助餐、助浴等 9 项社区养老服务的情况，分析显示上门看病是需求最高的社区养老服务，与本次调查结论基本一致（全国老龄工作委员会办公室，2018）。伴随老人衰老和身体机能老化，慢性疾病在老年人群体中非常普遍。《第五次国家卫生服务调查分析报告》显示，2013 年有 78.4%的 65 岁及以上老人患有慢性病，并且慢性病患病率呈现上升趋势（卫生部统计信息中心，2013）。伴随慢性病患病率的提升，上门看病/送药、提供保健知识等医疗护理服务的需求成为老人的第一需求。此外，由于物质生活的日渐充裕，老人也越来越注重精神生活，对精神慰藉、娱乐活动的需要越来越多，这也需要研究人员加以重视。

13.1.2　分群体需求情况

老年人口对社区助老服务的需求既有一定的共性，也具有一定的特殊性。针对不同需求的老年人群采取有针对性的服务，是提高社区助老服务效率和更好满足老年人需求的精准化策略。因此，本小节按照老年人口的基本特征做分类讨论。

2018 年的调查数据显示，低龄老人对社区助老服务需求更高，且性别差异不明显。从年龄来看，65～69 岁和 70～79 岁组对社区助老服务的需求相对 80 岁及以上组更高，尤其是在日常购物、组织社会和娱乐活动、提供法律援助、提供保健知识、处理家庭邻里纠纷这几个方面。在起居照料、上门看病/送药、精神慰藉/聊天解闷这几大需求方面，不同年龄组体现出一定程度的共性，需求的差异性不大。低龄老人一方面思想更加开放，更能接受社会化养老服务这一概念，也具有相对更高的支付能力和更好的身体健康状态，因此表现出对日常购物服务、组织社会和娱乐活动等方面的需求更加强烈。此外，年龄越低的老人更加与时俱进，法律意识更强，学习保健知识的需求更大，对邻里关系的要求也比较高，社区助老服务的供给应着重关注这一类人群（表 13-1）。

表13-1　分性别、年龄社区助老服务需求状况

社区助老服务	性别		年龄组			
	男	女	65～69 岁	70～79 岁	80～89 岁	90+
起居照料	62.9%	64.0%	63.0%	64.1%	63.2%	64.1%
上门看病／送药	82.0%	82.3%	82.5%	82.4%	80.7%	81.7%
精神慰藉／聊天解闷	67.2%	68.4%	67.7%	68.3%	67.0%	67.0%
日常购物	62.2%	62.8%	63.6%	62.8%	59.9%	58.8%
组织社会和娱乐活动	71.8%	70.0%	73.1%	70.8%	66.9%	62.7%
提供法律援助	69.2%	68.6%	71.8%	68.5%	63.9%	62.1%
提供保健知识	78.2%	78.0%	79.8%	77.9%	74.9%	73.9%
处理家庭邻里纠纷	71.0%	70.9%	72.2%	71.5%	67.3%	65.3%

村镇老人更加需要上门看病/送药服务，东、西部地区老人助老服务需求更加强烈。从区域的角度来看，中部地区除了上门看病/送药这项需求之外，普遍需求比例低于东部和西部。从城乡的角度来看，老年人口助老服务需求的共性大于差异性，在大部分服务类别上的差异不大。其中，在上门看病/送药需求方面，城市的需求占比是 74.7%，而村、镇的需求比例在 84%左右。这一结论在以往研究中也得到了印证（全国老龄工作委员会办公室，2018）。说明村镇的医疗卫生资源相对比较匮乏，在社区医疗护理服务供给方面需要向村、镇倾斜。在

提供法律援助方面，城市的需求高于村、镇，在法律援助服务的供给方面应更
加倾向于城市（表 13-2）。

表13-2　分城乡、区域社区助老服务需求状况

社区助老服务	城乡			区域		
	城	镇	村	东部	中部	西部
起居照料	66.1%	64.9%	61.5%	68.8%	49.6%	67.7%
上门看病／送药	74.7%	83.4%	84.6%	82.8%	80.2%	83.0%
精神慰藉／聊天解闷	69.3%	69.9%	66.0%	71.6%	56.9%	72.0%
日常购物	66.1%	62.5%	61.0%	66.6%	49.5%	68.4%
组织社会和娱乐活动	74.6%	70.8%	69.3%	74.2%	59.5%	76.6%
提供法律援助	72.0%	68.1%	68.0%	72.7%	55.6%	75.6%
提供保健知识	76.7%	79.5%	77.9%	79.1%	70.7%	84.2%
处理家庭邻里纠纷	72.3%	71.0%	70.3%	73.0%	62.1%	76.3%

注：东部地区包括北京、天津、河北、辽宁、上海、江苏、浙江、福建、山东、广东、海南；中部地区包括
黑龙江、吉林、山西、安徽、江西、河南、湖北、湖南；西部地区包括广西、重庆、四川、陕西

　　不能自理的老人更需要起居照料，低收入老人更需要上门看病/送药，能自理、
高收入群体更需要文娱活动。表 13-3 显示，不同群体的老人在需求方面的共性大
于差异性，但在某些具体的服务需求方面存在差异。自理能力具有严重障碍的老
人，起居照料的需求比例（70.5%）高于完全自理或者轻度障碍的老人。完全自理
的老人在组织社会和娱乐活动服务方面的需求比例（71.3%）高于严重障碍的老人
（63.0%）。低收入和中低收入老人在上门看病/送药方面的需求高于其他收入群
体。高收入老年人群则在组织社会和娱乐活动方面的需求相对较高。这一结论说
明，在社区助老服务的供给中，对不同群体实施精准化服务，对低收入、不能自
理老年人群，要保障其医疗护理服务和生活照料服务需求；对高收入、能自理的
老年人群，要提供更高层次的多元化的服务，以满足他们休闲娱乐的需求。

表13-3　分自理能力、收入水平社区助老服务需求状况

社区助老服务	自理能力			收入水平			
	完全自理	轻度障碍	严重障碍	低收入	中低收入	中高收入	高收入
起居照料	63.1%	63.1%	70.5%	65.0%	60.1%	59.3%	66.1%
上门看病／送药	82.5%	81.6%	78.9%	84.6%	84.1%	79.9%	79.8%
精神慰藉／聊天解闷	68.0%	63.8%	67.9%	67.5%	63.8%	66.5%	69.2%
日常购物	62.8%	57.0%	60.9%	63.4%	60.5%	58.0%	65.8%

社区助老服务	自理能力			收入水平			
	完全自理	轻度障碍	严重障碍	低收入	中低收入	中高收入	高收入
组织社会和娱乐活动	71.3%	68.0%	63.0%	69.0%	69.1%	69.8%	74.6%
提供法律援助	69.2%	65.9%	62.9%	67.7%	66.1%	67.7%	72.4%
提供保健知识	78.3%	76.1%	72.5%	77.4%	77.6%	77.9%	79.1%
处理家庭邻里纠纷	71.1%	66.9%	66.0%	70.8%	68.7%	69.7%	73.3%

总体上，从社区助老服务的需求侧来看，各项社区助老服务的需求都比较高，其中医疗护理服务是需求量最高的服务。不同群体的需求侧重点不同，低龄老人、东/西部老人、城市老人总体上对社区助老服务的需求更加强烈；不能自理、低收入、村/镇老人相对更需要上门看病及送药服务；能自理、高收入老人相对更需要组织社会和娱乐活动服务。不同群体的需求呈现出多元、多层次的特点，因此，需要在保障基本医疗护理和生活照料服务需求的基础上，针对不同群体提供多样化的服务项目。

13.2　社区助老服务的供给

13.2.1　总供给情况

社区助老服务的供给，在本书中主要是指老人对社区助老服务的知晓情况，即询问老人是否知道自己所居住的社区内有某项助老服务，而非实际的供给情况。事实上，知晓是对供给更有效的一种测量，若是只建设了社区助老、养老相关设施和人员配备，但并未有效宣传，也未被老年群体广泛知晓和利用，就并非真正意义上的有效供给。

数据结果显示，目前社区养老服务体系正处于发展初期阶段，社区养老和助老服务的供给相对不足，尤其是生活照料服务供给最少，医疗护理服务供给相对比较好。从调查来看，各项社区助老服务的供给覆盖面都比较窄，尤其是生活照料服务供给最少，仅有9.3%的老年人所在的社区提供起居照料服务，11.8%的老年人所在社区提供日常购物服务。精神慰藉服务的供给也较少，仅有14.0%和23.8%的老年人口所在社区提供精神慰藉/聊天解闷和组织社会和娱乐活动的服务（图13-2）。医疗护理服务是相对来说供给比较好的社区助老服务，其中分别有44.0%、33.9%的老年人口所在的社区提供保健知识、上门看病/送药的服务。在以往的研究中也显示，医疗护理服务是供给相对最好的服务（全国老龄工作委员会，2018）。处理家庭邻里纠纷服务的供给也相对较好，有服务的比例是 33.2%。这一情况表明，目前社区助老服务供给总量小，且在不同服务类型上存在供给失衡的情况。

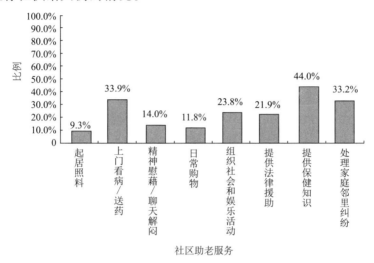

图 13-2　社区助老服务的供给情况

社区助老服务起步晚、老人购买能力低是目前社区助老服务供给量相对不足的重要原因。我国社区助老服务建设的起步较晚，21 世纪初期才形成"居家为基础、社区为依托、机构为支撑"的养老服务体系。2017 年国家提出"居家为基础、社区为依托、机构为补充、医养结合"的养老服务体系，工作的重点从建设养老机构调整到完善社区居家养老服务体系。此外，社区助老服务还存在老人购买力不强、无力购买服务，老人消费观念传统、不愿意花钱购买服务、服务机构供应商盈利困难等问题，导致目前社区助老服务供给不足。

然而，社区助老服务近年也在追赶式发展，《2017 年社会服务发展统计公报》显示，2014~2017 年注册登记的养老服务机构由 1.9 万个增至 2.9 万个；社区互助型养老设施由 4.0 万个增至 8.3 万个，翻了一倍；社区留宿和日间照料床位从 187.5 万张增长到 338.5 万张[①]。中国老年健康调查从 2005 年开始已经有 2005 年、2008 年、2011 年、2014 年和 2018 年五期调查收集了社区助老服务的数据，在这期间老人对社区助老服务的知晓率在不断提高，其中上门看病/送药服务从 2005 年到 2018 年提高了 27 个百分点，提供保健知识服务的比例提高了 31 个百分点，其他各项服务的供给也有明显改善。

① 《2017 年社会服务发展统计公报》，2018 年 8 月 2 日，http://www.mca.gov.cn/article/sj/tjgb/2017/20170802 1607.pdf[2020-09-20].

13.2.2 分群体供给情况

社区助老服务的供给存在明显的城乡、区域的不平衡。从城乡的角度看，村、镇在上门看病/送药服务的供给上优于城市，城市在其他各类社区助老服务的供给上优于村、镇。37.5%居住在农村的老人所在社区提供上门看病/送药服务，这一比例比城市高8.4个百分点（表13-4）。这一结论也在其他相关研究报告中得到了印证，以往研究显示中心城区的上门看病供给远低于边缘城区、乡镇及离乡镇较远的地区（全国老龄工作委员会办公室，2018）。然而，在除上门看病/送药以外的其他服务方面，村、镇社区不如城市，尤其是在提供法律援助、处理家庭邻里纠纷、组织社会和娱乐活动这几个方面。城市有 39.8%的老人居住的社区提供法律援助的服务，然而这一比例在镇和村中仅有 15.3%和18.2%。城市有 47.0%的老人居住的社区提供处理家庭邻里纠纷的服务，然而这一比例在镇和村中仅有 30.9%和28.6%。城市有 44.6%的老人居住的社区提供组织社会和娱乐活动的服务，然而这一比例在镇和村中仅为 18.3%和18.2%。在提供起居照料、精神慰藉/聊天解闷和提供保健知识方面，城市老人所在社区的供给比例也比村/镇高 10 个百分点左右。

从区域来看，东部在各项社区助老服务供给上优于中、西部，尤其是在上门看病/送药、组织社会和娱乐活动、提供法律援助这几个方面。东部居住的社区具有上门看病/送药服务的老人占比为37.2%，比西部高约 10 个百分点。东部有29.5%的老人居住的社区提供法律援助的服务，比中部和西部分别高约 20 个和 10 个百分点。东部有 32.2%的老人居住的社区提供组织社会和娱乐活动的服务，比中部和西部分别约高 22 个和 11 个百分点。

表13-4　分城乡、区域社区助老服务供给状况

社区助老服务	城乡			区域		
	城市	镇	村	东部	中部	西部
起居照料	16.2%	7.3%	7.6%	13.5%	3.4%	7.2%
上门看病/送药	29.1%	31.4%	37.5%	37.2%	34.3%	26.6%
精神慰藉/聊天解闷	23.5%	11.3%	11.5%	18.5%	6.1%	13.2%
日常购物	16.2%	9.9%	11.1%	14.0%	6.9%	12.8%
组织社会和娱乐活动	44.6%	18.3%	18.2%	32.2%	10.4%	21.0%
提供法律援助	39.8%	15.3%	18.2%	29.5%	9.8%	19.4%
提供保健知识	51.1%	43.8%	41.1%	48.9%	34.3%	44.5%
处理家庭邻里纠纷	47.0%	30.9%	28.6%	38.4%	24.3%	32.1%

社区助老服务的供给在不同收入群体中各异。收入是一个重要的衡量社会经济地位的指标，家庭人均收入水平是老人经济地位的体现，也在一定程度上决定

了老人生活在什么类型的社区。在除上门看病/送药服务之外的各项社区助老服务上，收入越高的老人其社区的服务供给越好。高收入群体所在社区在处理家庭邻里纠纷、提供法律援助、组织社会和娱乐活动这几个方面的供给上，比低收入群体高约 20 个百分点；在起居照料、精神慰藉/聊天解闷和提供保健知识方面的供给比例也比低收入群体高 6.3 个到 12.3 个百分点（表 13-5）。这一结果表明，社区助老服务的供给需要更多地向低收入地区、低收入人群聚居的社区倾斜。

表13-5　分收入社区助老服务供给状况

社区助老服务	收入水平			
	低收入	中低收入	中高收入	高收入
起居照料	5.3%	5.6%	10.5%	11.6%
上门看病／送药	32.8%	36.0%	35.8%	31.7%
精神慰藉／聊天解闷	10.3%	8.6%	14.9%	17.8%
日常购物	9.3%	9.7%	12.7%	12.4%
组织社会和娱乐活动	15.0%	15.9%	24.8%	37.4%
提供法律援助	14.2%	13.9%	22.8%	34.3%
提供保健知识	38.4%	42.3%	47.3%	50.7%
处理家庭邻里纠纷	23.5%	28.4%	36.2%	44.4%

注：将老人的家庭人均收入按照收入的25%、50%、75%分位划分为低收入、中低收入、中高收入和高收入

　　总体上，从社区助老服务的供给侧来看，各项社区助老服务的供给都比较少，其中医疗护理服务是供给量相对比较好的服务，而起居照料、精神慰藉/聊天解闷供给量特别小，仅覆盖了 10%～15% 的老人居住的社区。社区助老服务的供给存在明显的城乡、区域差异，在不同收入的老人人群中差别也很大。村、镇在上门看病/送药服务的供给上优于城市，城市在其他各类社区助老服务的供给上优于村、镇；东部在各项社区助老服务上优于中、西部；在除上门看病/送药服务之外的各项社区助老服务上，收入越高的老人其所在社区的服务供给越好。目前，社区助老服务尚处于发展的初期阶段，有待进一步提高覆盖率；同时，要兼顾公平性，使政策和资源多向村/镇、中/西部和低收入群体倾斜。

13.3　社区助老服务的缺口

13.3.1　总缺口情况

　　目前社区助老服务需求普遍大于供给，服务缺口较大，其中起居照料和精神

慰藉/聊天解闷服务的缺口较大。本书中，我们将社区助老服务的需求与供给之差定义为社区助老服务的缺口，用以表示有多少比例的老人社区助老服务的需求没有得到满足。由图13-3可知，起居照料服务的缺口最大，有54.2%的老人需求没有得到满足，即需要这项服务但社区并未提供。其次是精神慰藉/聊天解闷服务，有53.9%的老人需求没有得到满足。上门看病/送药服务虽然供给相对较好，但依然有48.2%的老人需求没有得到满足。缺口相对较小的是提供保健知识和处理家庭邻里纠纷服务，缺口分别是34.1%和37.8%。综合起来看，不同服务类型的缺口成因各异。起居照料、精神慰藉/聊天解闷的缺口较大主要是由于供给量比较小；上门看病/送药的缺口较大主要是由于需求比较高。

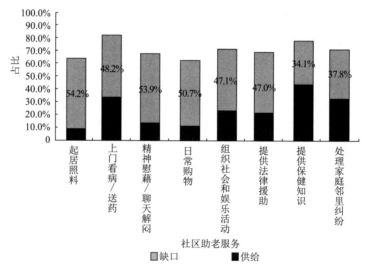

图 13-3　社区助老服务的缺口情况

这一结果与以往研究略有差异。在第4次中国城乡老年人生活状况抽样调查数据中，知晓和需求之间缺口最大的是上门看病服务（25.1%），其次是康复护理服务（15.3%），其他各项服务的缺口较小，均低于10%（丁志宏和曲嘉瑶，2019）。差异的主要原因可能有以下几个方面：第一，数据调查的时间年限有差异，本书所用数据是2018年数据，而第4次中国城乡老年人生活状况抽样调查所用数据是2014年的数据；第二，所调查的社区助老服务的类别不同；第三，近年来老人对社区助老服务的需求在迅速提升，但供给的增长赶不上需求的增长，因此体现出本书中社区助老服务缺口更大的情况。

13.3.2　分群体缺口情况

社区助老服务的缺口因城乡而异。城市老人的各项社区助老服务需求都得到了较好的满足，缺口小于村、镇，尤其是在组织社会和娱乐活动、提供法律援助方面差异尤其明显。在组织社会和娱乐活动方面,城市有 29.9% 的老人需求尚未得到满足,这一比例在村、镇老人群体中为 50% 以上。在提供法律援助方面,城市有 32.2% 的老人需求尚未得到满足,这一比例在村、镇老人群体中达到 50% 左右。在起居照料、上门看病/送药、日常购物方面城乡的缺口差距比较小。总体上来看,在与医疗、照料相关的基本社区助老服务方面,城乡缺口差异不大;但在组织社会和娱乐活动、提供法律援助等更高层次的社区助老服务方面,城市的优势更加明显(图 13-4)。

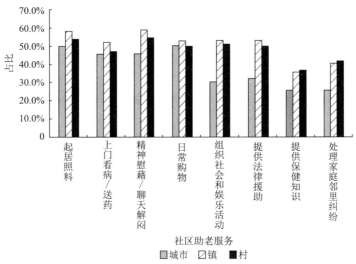

图 13-4　分城乡社区助老服务的缺口情况

　　社区助老服务的缺口因区域而异。如图 13-5 所示,西部地区老人的各项社区助老服务的需求满足情况都较差,缺口最大;对东部和西部地区老人而言,缺口最大的社区助老服务是起居照料服务;对中部地区老人而言,缺口最大的是精神慰藉/聊天解闷服务。在医疗护理服务方面,西部地区上门看病/送药的缺口比东、中部地区高约 10 个百分点;在提供保健知识方面,西部地区老人需求得不到满足的比例比东部高 9 个百分点;在生活照料服务方面,西部地区起居照料缺口比中部地区高 14 个百分点;在精神慰藉服务方面,西部地区在精神慰藉/聊天解闷和组织社会和娱乐活动两方面的需求得不到满足的比例分别比东部地区高 5 个和 13 个百分点。西部地区老人提供法律援助和处理家庭邻里纠纷的缺口也大于东、中部地区。西部地区老人在各项助老服务的需求比例方面与东部地区老人大体一致,但在供给比例方面明显小于东部地区,因此东部地区和西部地区老人对社区助老服务缺口的差异主要源于西部的服务供给量不足。

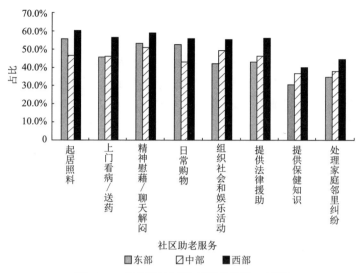

图 13-5　分区域社区助老服务的缺口情况

社区助老服务的缺口因不同收入人群而异，总体上呈现出收入越高缺口越小的趋势。在起居照料、上门看病/送药、精神慰藉/聊天解闷这几项基本的医疗护理、生活照料和精神慰藉服务方面，不同收入群体缺口的差距较小（图 13-6）。然而，在组织社会和娱乐活动、提供法律援助、提供保健知识和处理家庭邻里纠纷这几项较高层次的服务方面，高收入群体的优势更加明显。从需求和供给的角度来看，缺口的差异主要来自不同群体所在社区对助老服务供给上的差异。

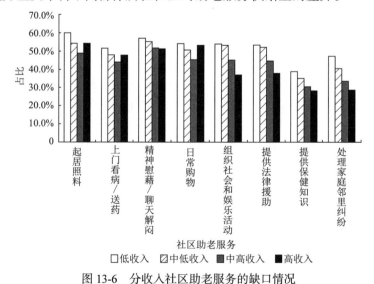

图 13-6　分收入社区助老服务的缺口情况

总体上，社区助老服务的缺口较大，村/镇、西部地区和低收入群体老人的助老服务缺口尤其大。从需求和供给的角度对缺口予以解释，可以发现医疗护理服务的缺口较大主要是由于需求较多；生活照料、精神慰藉服务缺口较大主要是由于供给量小。分群体来看，村/镇、西部地区和低收入群体老人的助老服务缺口相对更大的原因主要是村/镇、西部地区和低收入老人群体所在社区的助老服务供给量小。

在社区助老服务缺口方面，以往研究中均认为供给和需求的矛盾是社区助老服务发展的主要问题。矛盾存在两个方面：一是供给短缺，落后于需求；二是供给的效率低，供给侧与需求侧分离，供给方对老人需求的研究深度不够，导致老人对社区助老服务的利用率不高。在本章的研究中发现，供给短缺的问题较为严重，但尚未发现供给大于需求的情况。同时，由于问卷只对社区助老服务的知晓情况和需求情况进行设问，并未问到使用情况，因此尚不能对社区助老服务的供给效率进行评估。然而，本书所使用的数据也具有其优势，数据是具有全国代表性的、最新的关于社区助老服务供给和需求的数据，对于了解社区助老服务的发展现状和需求情况有重要的意义。

第14章 临终前认知功能和生活自理能力及照料需求[①]

老年人在临终前经历认知功能和生活自理能力的急剧下降或者完全丧失是常见情形，大多数情况下临终前老人都需要家庭成员提供照料。照料需求的满足状况对老人生命最后阶段的生活质量有影响。本章的分析基础是2018年中国老年健康调查中的死亡老人家属调查问卷数据。样本中高龄老人特别是百岁以上老人比例显著偏高，男性比例偏高（图14-1），这主要是因为中国老年健康调查设计时为了保障有足够数量的高龄老人和男性老人，采取了多阶段不等比例目标随机抽样方法。老人去世年份分布在2014～2018年，其中2015年去世的老人数量最多、2018年去世的老人数量最少（图14-2）。

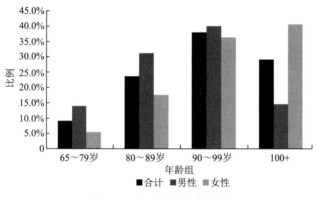

图 14-1 老人去世年龄分布

100+表示100岁及以上，其余处同此

在中国老年健康调查的死亡老人家属调查中，"临终前"是由调查员掌握为"老年人死亡前夕的事件状况"，明显要少于医学界2～3个月的定义，是离死亡时点更为接近的一段时间（郑真真和周云，2019）。本章所讨论的临终问题是老人去世前3个月内的状况。

本章主要根据问卷调查结果考察老人临终前认知功能、生活自理能力和照料需求等方面的基本情况，数据分析主要采用描述性统计方法。

[①] 本章作者：王磊（中国社会科学院人口与劳动经济研究所副研究员）。

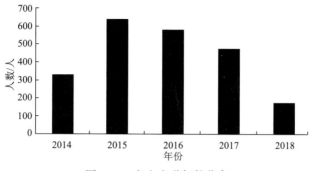

图 14-2　老人去世年份分布

14.1　临终前的认知功能

表 14-1 显示了老人临终前认知功能的概况。82.8%的临终老人"能记得家人和熟悉朋友的名字"，66.8%的临终老人"能与他人交谈表达自己的想法"，66.2%的临终老人"能记得最近发生的事情"。这些是临终前老人认知功能较好的前三项。68.0%的老人临终前没有"处理财务的能力（如领取退休金或补助、去银行等）"，62.9%的老人临终前不能"学习使用新的家常用具"，51.2%的老人临终前不能"处理日常生活上的数字问题（例如，知道需要买多少食物）"。这些是临终老人认知功能较差的前三项。

表14-1　老人临终前的认知功能

认知功能情形	能	不能	不知道	拒绝回答
C.1　能记得家人和熟悉朋友的名字吗？	82.8%	13.6%	3.0%	0.7%
C.2　能记得家人和熟朋友的职业、生日或住址吗？	53.8%	35.8%	9.6%	0.8%
C.3　能记得最近发生的事情吗？	66.2%	25.4%	7.6%	0.7%
C.4　会说话到一半就忘记了要说什么吗？	40.7%	47.3%	11.3%	0.7%
C.5　能记得自己家住址和电话吗？	50.3%	40.3%	8.8%	0.6%
C.6　能记得当时是几月份吗？	62.2%	27.4%	9.8%	0.7%
C.7　能使用家常用具（如开关电视机、使用剪刀等）吗？	47.9%	45.4%	6.1%	0.7%
C.8　能学习使用新的家常用具吗？	25.1%	62.9%	11.4%	0.7%
C.9　能记住年轻及童年往事吗？	58.4%	26.0%	14.8%	0.8%
C.10　能看懂电视上讲的故事吗？	41.9%	42.0%	15.2%	0.9%
C.11　能与他人交谈表达自己的想法吗？	66.8%	25.8%	6.9%	0.6%
C.12　对日常事务自己会做决定吗？	49.0%	42.1%	8.1%	0.7%
C.13　会使用钱买东西？	42.3%	50.6%	6.5%	0.6%

续表

认知功能情形	能	不能	不知道	拒绝回答
C.14 有处理财务的能力（如领取退休金或补助、去银行等）吗？	23.8%	68.0%	7.2%	1.0%
C.15 能处理日常生活上的数字问题吗？（例如，知道需要买多少食物？）	39.5%	51.2%	8.5%	0.8%
C.16 能了解发生了什么事，并能想出适当的处理方式吗？	38.8%	50.1%	10.3%	0.9%

注：本表数据经过四舍五入，可能存在比例合计不等于100%的情况

表 14-2 显示了不同死亡年龄老人临终前认知功能状况。总体看来，只有 7% 的老人临终前不能够完成 16 项活动中的任何一项活动，仅有 4.1% 的老人临终前能够完成全部 16 项活动。随着死亡年龄的增加，老年临终前人能够完成 11 项及以上活动的比例呈现减少趋势。以完成全部 16 项活动情况为例，死亡年龄为 65～79 岁的老人中有 11% 能够完成，死亡年龄为 80～89 岁、90～99 岁和 100+ 的老人中分别只有 5.4%、3.7% 和 1.6%。另外，死亡年龄为 100 岁及以上的老人能够完成 1～5 项和 6～10 项活动的比例都要高于其他年龄组，而能够完成 11～15 项和 16 项的比例都要低于其他年龄组。

表14-2　不同死亡年龄老人临终认知功能状况

报告能够完成的活动项数/项	年龄组				合计
	65～79 岁	80～89 岁	90～99 岁	100+	
0	8.4%	6.2%	6.5%	8.0%	7.0%
1～5	18.9%	25.4%	28.0%	35.6%	28.8%
6～10	16.7%	26.0%	28.7%	31.6%	27.8%
11～15	45.0%	37.4%	33.1%	23.4%	32.3%
16	11.0%	5.4%	3.7%	1.6%	4.1%

注：本表数据经过四舍五入，可能存在比例合计不等于100%的情况

14.2　临终前的生活自理能力

表 14-3 显示了老人临终前自理能力概况。50.0% 的老人临终前"完全能控制大小便/不需要他人帮助"，这是老年人临终前自理能力最好的一项。分别有 60.2%、56.3% 和 55.0% 的老人临终前洗澡完全不能自理并且需要他人帮助、室内活动完全不能自理并且需要他人帮助和上厕所完全不能自理并且需要他人帮助，这些是老人临终前生活自理能力较差的前三项。

表14-3　老人临终前的自理能力概况

自理能力	完全能/不需要他人帮助	部分能/需要他人帮助	完全不能/需要他人帮助
1. 临终前老人洗澡能否自理	20.4%	19.4%	60.2%

续表

自理能力	完全能/不需要他人帮助	部分能/需要他人帮助	完全不能/需要他人帮助
2. 临终前老人穿衣能否自理	27.1%	19.4%	53.5%
3. 临终前老人上厕所能否自理	25.5%	19.5%	55.0%
4. 临终前老人在室内活动是否需要他人帮助	24.5%	19.2%	56.3%
5. 临终前老人能否控制大小便	50.0%	21.8%	28.2%
6. 临终前老人吃饭能否自理	35.4%	20.0%	44.6%

77.1%的老人临终时至少患有一种疾病，临终前老人平均患有1.6种疾病。表 14-4 分性别和死亡时的年龄列出了老人临终患病的平均数和至少患一种病的比例。较年轻的老人至少患一种疾病的比例相对较高，患多种疾病的可能性也较高。需要注意的是，老人临终前患病不一定是导致去世的主要原因，而且因为患病为家属报告（且报告的家属不一定是临终照料老人的家属），很可能有家属不清楚老人的患病情况。因此，表14-4 中的患病指标应属低估。

表14-4　老人临终患病情况

去世时的年龄	平均疾病种类/种		至少患一种病的比例	
	男性	女性	男性	女性
65~79 岁	2.0	1.7	86.0%	96.8%
80~89 岁	2.1	2.1	88.5%	79.3%
90~99 岁	1.4	1.4	67.3%	69.3%
100+	1.2	1.3	70.6%	73.9%

根据家属报告，有 38.9%的老人临终前神志不清，其中 50%以上有 5 天或更长时间神志不清，20%有 20 天或更长时间的神志不清。表 14-5 显示了分年龄性别的临终前老人神志不清比例。神志不清的分布没有明显的年龄模式，80~89 岁老人临终神志不清的比例最高，达到 41.4%，90~99 岁老人神志不清的比例为41.0%，女性老人临终时神志不清的比例在各年龄段上均高于男性。

表14-5　临终前老人神志不清比例

去世时的年龄	男性	女性	合计
65~79 岁	33.3%	44.3%	37.1%
80~89 岁	37.0%	46.7%	41.4%
90~99 岁	39.8%	42.0%	41.0%
100+	30.2%	34.5%	33.7%

卧床不起反映了老人身体极度虚弱。2018 年的调查结果显示，73.9%的老人临终前卧床不起。在卧床不起的老人中，女性老人比同年龄男性老人卧床不起的时间更长。表 14-6 从比例角度说明，临终前卧床不起状况不存在明显的年龄差异。无论去世前处于哪个年龄段，都有超过 2/3 的老人经历了卧床不起，但男女比例有一定的差异，高龄女性老人卧床不起的比例要略高于同龄男性老人。

表 14-6 列出了分年龄和性别的卧床不起天数的四分位数分布（因家属报告的卧床天数从一天到数百天，较为分散，且有明显的整数堆积，不宜用均值表达）。其中，50%的老人卧床不起至少 30 天，80 岁及以上的老人有 25%卧床不起在 10天以内。80 岁及以上的男性老人之中有 25%在临终前至少卧床不起 60 天，而女性老人有 25%临终前卧床不起至少 150 天。显然，女性老人去世时年龄越大，卧床不起的天数有可能越长。

表14-6　临终卧床不起老人的比例和天数分布

去世时的年龄	卧床不起的比例		卧床不起天数的分布（四分位数）/天					
	男性	女性	男性			女性		
			25%	50%	75%	25%	50%	75%
65～79 岁	73.2%	71.0%	15	30	120	15	40	180
80～89 岁	75.0%	76.8%	10	30	120	10	30	150
90～99 岁	71.2%	76.9%	8	30	71	12	30	180
100+	72.3%	72.7%	7	26	60	15	48	360

14.3　临终前的照料需求

多数老人临终前完全依赖他人照料，只有 15.4%没有这种情况。需要照料天数从 5 天以下（占完全依赖他人照料的 28.2%）至一年以上（占 9.7%），分布较为零散。表 14-7 为分年龄和性别需要完全依赖他人照料天数的四分位数分布，结果显示了与卧床不起情况的高度一致性。对 90～99 岁女性而言，有 25%的老人完全依赖他人照料天数为 5 天以下。50%的老人完全依赖他人照料天数至少为 20 天。由表 14-7 可知，女性老人需要照料天数相比男性较长，80 岁及以上各年龄组女性老年临终前完全依赖他人照料天数有 50%都在 30 天以上。

表14-7　临终前完全依赖他人照料的天数分布　　　　单位：天

去世时的年龄	男性			女性		
	25%	50%	75%	25%	50%	75%
65～79 岁	5	18	60	3	20	60
80～89 岁	3	15	60	5	30	90

续表

去世时的年龄	男性			女性		
	25%	50%	75%	25%	50%	75%
90～99 岁	2	15	57	5	30	90
100+	3	10	40	5	30	150

89.9%的老人在家中度过生命最后阶段，另有 6.9%在医院、2.7%在养老机构、0.6%在其他地方度过生命最后阶段。表 14-8 列出了不同特征老人的去世地点。由表 14-8 可知，去世地点存在明显的城乡差别，超过九成（94.3%）的农村老人在家中离世，城市老人在家中离世的比例只有 65.4%，比农村老人少约 30%。随着去世年龄的减小，老人在家中去世的比例在逐渐减少，在医院离世的比例在逐渐增大。此前的研究也曾发现，年事越高、完全依赖他人照料时间越长、临终前居住在农村的老人，更倾向于在家中去世。无论是否有较长时间完全依赖他人照料，享有医疗保障的城市老人在家中去世的比例最低（郑真真和周云，2019）。

表14-8　老人去世地点

项目		去世地点				
		家中	医院	养老机构	其他	人数/人
去世时年龄	65～79 岁	80.8%	15.0%	3.6%	0.5%	193
	80～89 岁	86.6%	9.1%	3.9%	0.4%	508
	90～99 岁	91.3%	6.1%	1.9%	0.7%	825
	100+	93.5%	3.6%	2.5%	0.5%	641
居住地	城市	65.4%	26.7%	7.4%	0.5%	202
	镇	88.9%	6.9%	3.6%	0.6%	696
	农村	94.3%	3.7%	1.5%	0.6%	1278
医疗费用主要来自公费医疗、农村合作医疗或城镇医疗保险		37.2%	59.1%	39.0%	50.0%	840

注：本表数据经过四舍五入，可能存在比例合计不等于 100%的情况

家人、朋友、保姆和社会服务等照料者为临终前老年人提供了日常生活照料。表 14-9 显示，家庭成员是老年人临终前日常生活照料的主要提供者。老年人临终前日常生活第一位主要照料者是子女及其配偶（76.7%），其次是配偶（11.1%），第三位是孙子女及其配偶（3.4%）。随着去世年龄的增大，子女及其配偶和孙子女及其配偶是临终老人日常生活第一位主要照料者的比例在逐渐增加，配偶是临终老人日常生活第一位主要照料者的比例在逐渐减少。

表14-9　老人临终前日常生活的主要照料者

照料者	去世时年龄				合计
	65～79 岁	80～89 岁	90～99 岁	100+	
配偶	43.3%	14.8%	4.8%	0.6%	11.1%
子女及其配偶	44.8%	73.8%	84.6%	83.7%	76.7%
孙子女及其配偶	0.4%	1.5%	3.2%	7.4%	3.4%
其他家庭成员	1.2%	1.3%	0.9%	1.0%	1.1%
朋友	0.8%	0	0.1%	0	0.1%
社会服务	4.2%	2.5%	1.0%	2.7%	2.2%
保姆	0.8%	1.9%	2.0%	1.0%	1.6%
无人照料	1.2%	0.3%	0.4%	0.4%	0.5%
无须照料	3.5%	3.9%	3.0%	3.4%	3.4%

注：本表数据经过四舍五入，可能存在比例合计不等于 100% 的情况

与不和家人同住的老人相比，临终时与家人同住的老人能够更直接地获得来自家庭的支持和家人的照料。整体上看，临终前一年，69.2% 的老人与子女（包括孙子女）同住，11.5% 的老人仅与配偶同住，13.7% 的老人独居，还有 3.8% 的老人临终时住在养老机构，1.8% 老人临终与其他亲属同住或其他形式。

表 14-10 显示了老人临终前的婚姻状况和居住安排。可以发现，各个年龄组男性老人临终时处于"已婚，与配偶同住"的比例都明显高于女性，各个年龄组女性老人临终时处于"与子女（包括孙子女）同住"的比例都明显高于男性。

表14-10　老人临终前婚姻状况和居住安排

去世时的年龄	男性		女性	
	已婚，与配偶同住	与子女（包括孙子女）同住	已婚，与配偶同住	与子女（包括孙子女）同住
65～79 岁	63.9%	33.6%	37.1%	60.9%
80～89 岁	43.9%	50.3%	22.3%	62.8%
90～99 岁	24.7%	67.9%	6.1%	79.9%
100+	9.2%	77.1%	3.6%	82.7%

多数老人临终前已经丧偶，女性老人丧偶比例高于男性。中低龄男性老人（65～79 岁）去世时有 63.9% 与配偶同住，中低龄女性老人则仅有 37.1% 与配偶同住。这种性别差距在高龄组更为突出。90～99 岁男性老人"已婚，与配偶同住"比例为 24.7%，约为 90～99 岁女性老年人对应比例的 4 倍，百岁及以上年龄女性老人去世之前"已婚，与配偶同住"比例则仅约为同年龄男性老年人的 40%。

表 14-11 和表 14-12 分别显示了老人临终前的医疗费用和照料费用的主要来源。整体上看，子女/孙子女是老人临终前医疗费用的最主要来源，54.4%的女性老人和 41.6%的男性老人临终前医疗费用主要来自子女/孙子女，同时子女/孙子女也是老人临终前照料费用的最主要来源，88.2%的女性老人和 74.0%的男性老人临终前照料费用主要来自子女/孙子女。

表14-11　老人临终前的医药费用的主要来源

主要来源	男性	女性
公费医疗	7.8%	1.8%
老人自己	7.1%	3.2%
配偶	0.3%	0.7%
子女/孙子女	41.6%	54.4%
农村合作医疗	27.3%	27.9%
国家或集体补助	1.6%	0.7%
城镇医疗保险	10.1%	4.3%
无钱看病买药	0.1%	0
未生病求医	3.5%	6.6%
其他	0.7%	0.5%

表14-12　老人临终前照料费用的主要来源

主要来源	男性	女性
医疗或护理保险	4.8%	2.2%
老人自己	13.9%	4.8%
配偶	1.9%	1.6%
子女/孙子女	74.0%	88.2%
国家或集体	2.5%	1.1%
其他	2.9%	2.2%

14.4　小　　结

本章基于 2018 年的中国老年健康调查死亡老人家属调查数据，对临终前老人的认知功能、生活自理能力和照料需求做了初步的描述分析，下面对其进行简要总结。

（1）老人临终认知功能存在明显的类别差异。"能记得家人和熟悉朋友的名字"、"能与他人交谈表达自己的想法"和"能记得最近发生的事情"等基本认知功能状况较好，而"处理财务的能力"、"学习使用新的家常用具"和"处理日常生活上的数字问题"等更复杂或实践因素更多的认知功能较差。随着死亡年龄的增加，临终前老年人的认知功能在降低。

（2）老人临终前的生活自理能力可以从多个层次和维度进行观测。首先，从老人临终前自理能力概况看，"能控制大小便/不需要他人帮助"是自理能力最好的一项，而洗澡、室内活动和上厕所是最差的前三项。其次，从老人临终前患病状况看，接近八成的老人临终时患有至少一种疾病，临终老人平均患有 1.6 种疾病。再次，从临终前神志不清状况看，接近四成的老人临终前神志不清，其中一半以上有 5 天或更长时期神志不清，20%有 20 天或更长时间的神志不清，神志不清分布没有明显的年龄模式，但各年龄组女性老人临终时神志不清的比例均高于男性老人。最后，从临终老人卧床不起情况看，有超过七成的老人临终前卧床不起，女性老人卧床不起的时间更长，但临终前卧床不起状况并不存在明显的年龄差异。

（3）临终前这段时间是整个老年阶段照料需求的集中释放期。第一，从老人的临终照料需求看，多数老人临终前完全依赖他人照料，女性老人需要照料天数相比男性老人较长。第二，从临终老人去世地点看，接近九成的老人在家中度过生命最后阶段，在医院和在养老院去世的比例很小。去世地点存在明显的城乡差距，农村老人超过九成在家中离世，城市老人在家中离世的比例比农村老人少约三成。随着去世时年龄的增加，老人在家中去世的比例在逐渐增多，在医院离世的比例在逐渐减少。第三，从老人临终前日常生活的主要照料者看，家庭成员是老人临终前日常生活照料的主要提供者，第一位主要照料者是子女及其配偶，其次是配偶，第三位是孙子女及其配偶。第四，从老人临终前的居住方式看，临终前一年，接近七成老年人仅与子女（包括孙子女）同住，11.5%的老年人仅与配偶同住，独居的老年人约占到 14%，不到 4%的老年人临终时住在养老机构。第五，从老年人临终前的医疗费用和照料费用的主要来源看，子女/孙子女是老人临终前医疗费用的最主要来源，子女/孙子女也是老人临终前照料费用的最主要提供者，接近九成的女性老人和接近 3/4 的男性老人临终前照料费用主要来自子女/孙子女。

第四篇
中国老年健康调查数据库及其应用

第15章 中国老年健康20年追踪调查数据库简介①

中国老年健康调查数据库包括8个数据集，涵盖1998～2018年的8次调查。目前所有数据已经放在北京大学开放研究数据平台上，可供研究者开放获取。本章简要介绍历次调查的数据集构成，以2018年数据收集为例介绍数据库主要变量，并对样本权重加以说明。

15.1 中国老年健康调查数据库概述（1998～2018年）

本节简要介绍中国老年健康调查数据库8个数据集的构成，供数据库使用者参考选择合适的数据集。更详细的内容可参见附录3。

（1）1998～2018跟踪数据集：这个数据集包括了在1998年第一次调查时接受调查的9093位80岁及以上老人，其中，4831人在2000年接受过跟踪调查（即接受过1998年和2000年两次调查），2643人接受过3次调查，1051人接受过4次调查，358人接受过5次调查，128人接受过6次调查，47人接受过7次调查，10人接受过1998～2018年的所有8次调查。该数据集还包括对两次调查间去世老人的亲属所做的回顾性调查样本，合计7035例。

（2）2000～2018跟踪数据集：该数据集包括了在2000年接受调查的11 199位80岁及以上老人，其中6315人接受过2002年的跟踪调查，2628人接受过3次调查，950人接受过4次调查，363人接受过5次调查，143人接受过6次调查，30人接受过2000～2018年的7次调查。该数据集还包括了8207例对两次调查间去世老人的亲属所做的回顾性调查样本。

（3）2002～2018跟踪数据集：自2002年起，中国老年健康调查扩展到65岁及以上老人。该数据集包括在2002年接受调查的16 064位65岁及以上老人，其中8175人接受过2005年的跟踪调查，4191人接受过3次调查，2513人接受过4次调查，1681人接受过5次调查，790人接受过2002～2018年的6次调查。该数据集还包括了10 779例对两次调查间去世老人的亲属所做的回顾性调查样本。

① 本章作者：郑真真（中国社会科学院人口与劳动经济研究所研究员、北京大学国家发展研究院健康老龄与发展研究中心研究员），陈华帅（湘潭大学商学院副教授、杜克大学医学院老龄化与人类发展研究中心高级研究员）。

（4）2005～2018 跟踪数据集：该数据集包括在 2005 年接受调查的 15 638 位 65 岁及以上老人，其中 7472 人接受过 2005 年的跟踪调查，4191 人接受过 3 次调查，2791 人接受过 4 次调查，1330 人接受过 2005～2018 年的 5 次调查。该数据集还包括了 9428 例对两次调查间去世老人的亲属所做的回顾性调查样本。

（5）2008～2018 跟踪数据集：2008～2014 年的调查为纯跟踪调查（即 2008 年以后的调查没有新增样本补充失访和死亡老人）。该数据集包括在 2008 年接受调查的 16 954 位 65 岁及以上老人，其中 8418 人接受过 2011 年的跟踪调查，5245 人接受过 3 次调查，2440 人接受过 2008～2018 年的 4 次调查。该数据集还包括了 9778 例对两次调查间去世老人的亲属所做的回顾性调查样本。

（6）2011～2018 跟踪数据集：该数据集包括在 2011 年接受调查的 9765 位 65 岁及以上老人，其中 6066 人接受过 2014 年的跟踪调查，2884 人接受过 2011～2018 年的 3 次调查。该数据集还包括了 4716 例对两次调查间去世老人的亲属所做的回顾性调查样本。

（7）2014～2018 跟踪数据集：该数据集包括 7192 位在 2014 年接受调查的 65 岁及以上老人，其中 3441 人接受过 2014 年和 2018 年两次调查。该数据集还包括了 2226 例访问两次调查间去世老人亲属的回顾性调查样本。

（8）2018 数据集：该数据集包括 15 874 位在 2018 年接受调查的 65 岁及以上老人，其中 10 人接受过 1998 年以来的历次调查，30 人接受过 2000 年以来的历次调查，790 人接受过 2002 年以来的历次调查，1330 人接受过 2005 年以来的历次调查，2440 人接受过 2008 年以来的历次调查，2884 人接受过 2011 年以来的历次调查，3441 人接受过 2014 年调查，12 433 人为 2018 年首次调查。

15.2　主要变量及说明

本节简要介绍中国老年健康调查数据库的主要变量并加以必要的说明，见表 15-1。在 1998～2018 年的 8 次调查中，由于每次调查对问卷内容及问项的措辞选项有补充或调整，也有调换问项位置的情况，变量名也有可能改变。因此，表 15-1 仅介绍延续了 8 次调查的主要组成部分（参见本书第 2 章）及 2018 年调查的新增主要内容（在说明中标注"2018 年新增"）。具体到不同年份的调查，数据使用者可参考开放研究数据平台上相应年份数据集的编码表或问卷。读者在使用表 15-1 时需要留意的是，为了与此前的中国老年健康调查数据库匹配，表中的变量名和 2018 年调查问卷中的题号并不是完全一一对应的。

表 15-1 中的变量类别根据变量性质分为定距（scale）、定序（ordinal）或定类（nominal）。字节长度 F8 意味着该变量最长为 8 位整数，F8.2 则意味着 6 位整

数和两位小数。需要说明的是，虽然问卷中有老人的住址和邮政编码信息，但为了保护受访者隐私（有些调查地点只有几位老人，尤其是高龄老人数量更少），可公开获取的数据中不包括这些信息。

表15-1　中国老年健康调查的主要变量及说明

变量	标签及说明	变量类别	字节长度
id	被访老人全国编号；编号规则是第 1、2 位为国标省编码，最后 2 位为老人首次参加中国老年健康调查的年份，中间 4 位为被访老人的本省编号	定类	F8
yearin	访问年	定距	F4
monthin	访问月	定距	F2
dayin	访问日	定距	F2
v_bthyr	确认出生年	定距	F4
v_bthmon	确认出生月	定距	F2
prov	访问省份	定类	F2
type	被访老人类别（1. 随访　2. 新增）	定类	F1
hukou	被访老人户口类别（1. 城镇　2. 农村）	定类	F1
residenc	被访老人居住地类别（1. 城市　2. 镇　3. 乡）（注：此处指老人被访时居住地，可能与户口所在地不一致）	定类	F1
yb32	被访老人在此地居住年数	定距	F3
trueage	经确认核实后的老人完整年龄	定距	F3
a1	性别（1. 男　2. 女）	定类	F1
a2	民族（1. 汉族　2. 回族　3. 壮族　4. 瑶族　5. 朝鲜族　6. 满族　7. 蒙古族　8. 其他）（注：所有"其他"选项之后，均要求访问员文字说明，因而在数据库中所有"其他"选项的变量之后会有一个字符串格式的变量，本表均未列出）	定类	F1
a41	出生省份	定类	F2
a42	出生的市县属于（1. 本市县　2. 外市县）	定类	F1
a43	出生地是（1. 城镇　2. 农村）	定类	F1
a51	现在与谁住在一起[1. 家人（包括常住在一起的保姆）　2. 独居　3. 养老机构]	定类	F1
a52	如果与家人同住，有多少人	定距	F2
a53a1	目前同住第 1 人与老人的关系（同住者信息可以记录到 10 人，a53a～a53j） 0. 配偶　1. 子女　2. 子女配偶　3. 孙子女　4. 孙子女配偶　5. 重孙子女　6. 兄弟姐妹　7. 父母或岳父母　8. 其他	定类	F1
a53a2	目前同住第 1 人性别	定类	F1
a53a3	目前同住第 1 人年龄	定距	F2
a53a4	目前同住第 1 人受教育程度（0. 未上过学　1. 小学未毕业　2. 小学　3. 初中　4. 高中　5. 大专及以上）	定序	F1

变量	标签及说明	变量类别	字节长度
a53a5	目前同住第 1 人平均每天在家吸烟量（几支烟）	定序	F2
a530	现在的住房是买/自建/继承/单位分配/租/借住的	定类	F1
a531	住房是以谁的名义（1. 本人或配偶　2. 子女或他/她的配偶　3. 孙子女或他/她的配偶　4. 其他亲属　5. 其他）	定类	F1
a532	您（您及配偶）现在是否有单独的卧室	定类	F1
a533	住房种类[1. 独门独院的房舍　2. 两家、三家或更多家户连在一起的平房　3. 1～3 层的公寓　4. 4 层或以上的公寓（无电梯）　5. 4 层或以上的公寓（有电梯）　6. 可移动的住家（包括房车和渔船上的住家）7. 其他]	定类	F1
a535	过去一年内，家中是否出现过漏雨、被水淹或水管破裂（如有水管的话）的情形	定类	F1
a536	房子里是否经常有股霉味	定类	F1
a537	家中主要用哪种方式煮饭（0. 从不煮饭　1. 管道天然气　2. 煤气　3. 电磁炉等电器　4. 煤油　5. 煤炭　6. 木炭　7. 太阳能　8. 柴草　9. 其他）	定类	F1
a537n	厨房通风情况（2018 年新增）（1. 未采取通风措施　2. 抽油烟机　3. 排风扇　4. 自然开窗通风）	定类	F1
a5411	过去 12 个月内开窗通风-春季（2018 年新增）（1. 不开窗　2. 1～3 次/周　3. 3～5 次/周　4. ＞5 次/周）	定序	F1
a5412	过去 12 个月内开窗通风—夏季（2018 年新增）	定序	F1
a5413	过去 12 个月内开窗通风—秋季（2018 年新增）	定序	F1
a5414	过去 12 个月内开窗通风—冬季（2018 年新增）	定序	F1
a542 n	家与交通主干道水平距离（2018 年新增）（1. 小于 50 米　2. 50～100 米　3. 101～200 米　4. 201～300 米　5. 301 米及以上　6. 不清楚）	定序	F1
a543	家中是否使用空气净化装置或活性炭等来改善居室空气质量（a543～a558 为 2018 年新增）	定类	F1
a551	家中是否使用杀虫剂	定类	F1
a552	家中是否使用驱蚊剂	定类	F1
a553	家中是否使用防蛀剂	定类	F1
a554	家中是否使用空气清新剂	定类	F1
a555	家中是否使用空气净化剂	定类	F1
a556	家中是否使用消毒剂	定类	F1
a557	家中是否使用洁厕剂	定类	F1
a558	家中是否使用油污去除剂（油烟机）	定类	F1
a540	如果老人住养老机构，住养老机构的主要原因（1. 没有子女或者子女无法在身边照顾自己　2. 不想麻烦子女　3. 没有自己的房子，但想与子女分开住　4. 可以和其他老人多交流　5. 其他原因）	定类	F1

变量	标签及说明	变量类别	字节长度
a541	在这些机构中，现在的每月费用平均为多少	定距	F4
a542	这些费用主要由谁支付[1. 自己　2. 配偶　3. 子女或其配偶　4. 孙子女或其配偶　5. 国家/集体　6. 其他（请注明）]	定类	F1
a54a	从什么时候开始住养老院的：年	定距	F4
a54b	从什么时候开始住养老院的：月	定距	F2
a58	如果老人独居，独居的主要原因（1. 没有子女或者子女无法在身边照顾自己　2. 不想麻烦子女　3. 其他原因）	定类	F1
a59a	从什么时候开始独居的：年	定距	F4
a59b	从什么时候开始独居的：月	定距	F2
b11	您觉得您现在的生活怎么样	定序	F1
b12	您觉得现在您自己的健康状况怎么样	定序	F1
b121	过去一年来您觉得您的健康状况有没有改变	定序	F1
b21	不论遇到什么事您是不是都能想得开	定序	F1
b22	您是不是喜欢把东西弄得干净、整洁	定序	F1
b23	您是不是感到精力充沛	定序	F1
b24	您是不是会对自己做过的事感到羞愧、后悔或内疚	定序	F1
b25	您是不是会因看不惯周围的人或事而生气	定序	F1
b26	您自己的事情是不是自己说了算	定序	F1
b27	您是不是经常会觉得周围的人都不值得信任	定序	F1
b28	过去一年中，您是否至少有两个星期对业余爱好、工作或其他您通常感到愉快的活动丧失兴趣	定序	F1
b31	您会因一些小事而烦恼吗（2018 年新增，抑郁量表）	定序	F1
b32	您现在做事时是不是很难集中精力（2018 年新增，抑郁量表）	定序	F1
b33	您是不是感到难过或压抑	定序	F1
b34	您是不是觉得越老越不中用，做什么事都很费劲	定序	F1
b35	您是不是对未来的生活充满希望（2018 年新增，抑郁量表）	定序	F1
b36	您是不是感到紧张、害怕	定序	F1
b37	您是不是觉得与年轻时一样快活	定序	F1
b38	您是不是觉得孤独	定序	F1
b39	您是不是感到无法继续自己的生活（2018 年新增，抑郁量表）	定序	F4
b310a	您现在睡眠质量如何（1. 很好　2. 好　3. 一般　4. 不好　5. 很不好　8. 无法回答）	定序	F1
b310b	您现在一般每天睡几小时	定距	F2
b41	感到不安、担心及烦躁的症状出现频率（b41～b47 为 2018 年新增，焦虑量表）（0. 没有　1. 有几天　2. 一半以上时间　3. 几乎天天）	定序	F1

续表

变量	标签及说明	变量类别	字节长度
b42	不能停止或无法控制担心	定序	F1
b43	对各种各样的事情担忧过多	定序	F1
b44	很紧张，很难放松下来	定序	F1
b45	非常焦躁，以致无法静坐	定序	F1
b46	变得容易烦恼或易被激怒	定序	F1
b47	感到好像有什么可怕的事会发生	定序	F1
b48	调查对象能否回答以上焦虑部分所有问题（1. 能、2. 不能、3. 部分能）	定类	F1
b49	若不能或部分能，请说明主要原因（1. 视觉障碍，但能听见　2. 听觉障碍，但能看见　3. 视觉、听觉障碍　4. 瘫痪　5. 不合作　6. 痴呆，不能理解问题　7. 生病，不能接受访问　8. 不理解问题　9. 其他）	定类	F1
c11	现在是什么时候，上午，中午，下午，还是晚上（1. 对　0. 错　8. 无法回答）	定类	F1
c12	现在是几月份（阴历、阳历均可）	定类	F1
c13	中秋节是阴历几月几日	定类	F1
c14	现在是什么季节，是春天、夏天、秋天，还是冬天	定类	F1
c15	这个区或乡的名字是什么	定类	F1
c16	请您告诉我人能吃的东西有哪些，尽可能多数（用一分钟时间）	定距	F1
c21a	重复"桌子"的第一次尝试（1. 对　2. 错　8. 无法回答）	定类	F1
c21b	重复"苹果"的第一次尝试	定类	F1
c21c	重复"衣服"的第一次尝试	定类	F1
c22	回答正确的重复次数	定距	F1
c31a	如果有 20 元钱，花了 3 元请您说出还剩多少元（1. 对　2. 错　8. 无法回答）	定类	F1
c31b	再花 3 元，还剩多少元	定类	F1
c31c	再花 3 元，还剩多少元	定类	F1
c31d	再花 3 元，还剩多少元	定类	F1
c31e	再花 3 元，还剩多少元	定类	F1
c32	请老人画出 B 卡上的图形 [（1. 对　0. 错　8. 不会用笔/从未画图　9. 无法做（功能障碍）]	定类	F1
c41a	重复刚才说出的"桌子"（1. 对　2. 错　8. 无法回答）	定类	F1
c41b	重复刚才说出的"苹果"	定类	F1
c41c	重复刚才说出的"衣服"	定类	F1
c51a	说出"笔"	定类	F1
c51b	说出"手表"	定类	F1
c52	重复一句话	定类	F1

续表

变量	标签及说明	变量类别	字节长度
c53a	用右手拿纸（1. 对　2. 错　8. 无法完成）	定类	F1
c53b	双手对折	定类	F1
c53c	将纸放在地上	定类	F1
c54	被访老人能否回答以上 B 和 C 两大类所有的问题（1. 能　2. 不能　3. 部分能）	定类	F1
c55	若不能或部分能，请说明主要原因（1. 视觉障碍，但能听见　2. 听觉障碍，但能看见　3. 视觉、听觉障碍　4. 瘫痪　5. 不合作　6. 痴呆，不能理解问题 7. 生病，不能接受访问　8. 不理解问题 9. 其他）	定类	F1
c61	人们平时用来剪纸的东西叫什么（c61~c67 为 2018 年新增）：（1. 正确　2. 错误　3. 不知道　9. 拒绝回答）	定类	F1
c62	苹果是长在树上还是土里	定类	F1
c63	现在中国的国家主席是谁	定类	F1
c64	能否正确说出"胳膊肘"	定类	F1
c65	锤子一般用来做什么	定类	F1
c66	附近最近的商店在哪里	定类	F1
c67	请您先指一下窗户再指一下门	定类	F1
d1	现在的主食以什么为主（1. 大米　2. 杂粮　3. 面粉　4. 大米、面粉各半　5. 其他）	定类	F1
d2	每天平均吃多少主食（两）	定距	F2
d31	是否经常吃新鲜水果（1. 每天/几乎每天吃　2. 经常吃　3. 有时吃　4. 很少或从不吃）	定序	F1
d32	是否经常吃新鲜蔬菜	定序	F1
d33	平时做菜最常用的油是（2018 年新增）（1. 其他植物油　2. 芝麻油　3. 猪油　4. 其他动物油）	定类	F1
d34	您的口味主要是什么（2018 年新增）（1. 清淡　2. 偏咸　3. 偏甜　4. 喜食辣椒　5. 喜食生冷　6. 没有以上 5 种口味习惯）	定类	F1
d4meat2	是否经常食用肉类（1. 几乎每天吃　2. 不是每天，但每周至少吃一次 3. 不是每周，但每月至少吃一次　4. 不是每月，但有时吃　5. 很少吃或从不吃）	定序	F1
d4meat1	60 岁左右是否经常食用肉类	定序	F1
d4fish2	是否经常食用鱼等水产品	定序	F1
d4fish1	60 岁左右是否经常食用鱼等水产品	定序	F1
d4egg2	是否经常食用蛋类	定序	F1
d4egg1	60 岁左右是否经常食用蛋类	定序	F1
d4bean2	是否经常食用豆制品	定序	F1
d4bean1	60 岁左右是否经常食用豆制品	定序	F1
d4veg2	是否经常食用腌咸菜或泡菜	定序	F1

变量	标签及说明	变量类别	字节长度
d4veg1	60 岁左右是否经常食用腌咸菜或泡菜	定序	F1
d4suga2	是否经常食用白糖或糖果	定序	F1
d4suga1	60 岁左右是否经常食用白糖或糖果	定序	F1
d4garl2	是否经常食用大蒜类	定序	F1
d4garl1	60 岁左右是否经常食用大蒜类	定序	F1
d4milk1	是否经常食用奶制品（以下到药用植物均为 2008 年新增）	定序	F1
d4milk2	60 岁左右是否经常食用奶制品	定序	F1
d4nut1	是否经常食用坚果	定序	F1
d4nut2	60 岁左右是否经常食用坚果	定序	F1
d4alga1	是否经常食用菌藻类	定序	F1
d4alga2	60 岁左右是否经常食用菌藻类	定序	F1
d4vit1	是否经常食用维生素或保健品	定序	F1
d4vit2	60 岁左右是否经常食用维生素或保健品	定序	F1
d4drug1	是否经常食用药用植物	定序	F1
d4drug2	60 岁左右是否经常食用药用植物	定序	F1
d4tea2	是否经常喝茶	定序	F1
d4tea1	60 岁左右是否经常喝茶	定序	F1
d4a	如果喝茶，现在主要喝什么茶	定类	F1
d4b	60 岁左右主要喝什么茶	定类	F1
d5	平时习惯喝什么样的水 [1. 烧开过的水（含纯净水）　2. 生水]	定类	F1
d6a	童年时主要饮用水来源 [1. 井水　2. 河水或湖水　3. 泉水　4. 塘水　5. 自来水（含纯净水等）]	定类	F1
d6b	60 岁时主要饮用水来源	定类	F1
d6c	当前主要饮用水来源	定类	F1
d71	现在是否吸烟	定类	F1
d72	过去是否吸烟	定类	F1
d73	如果吸烟，开始吸烟年龄	定距	F2
d74	如果已经戒烟，停止吸烟年龄	定距	F2
d75	平均每天吸多少支烟	定距	F2
d76	早上醒来大概多久之后抽第一支香烟（1. 睡醒后 5 分钟内　2. 睡醒后 6～30 分钟　3. 睡醒后 31～60 分钟　4. 睡醒后 60 分钟以后）	定序	F1
d81	现在是否常喝酒	定类	F1
d82	过去是否常喝酒	定类	F1
d83	如果喝酒，开始喝酒的年龄	定距	F2
d84	如果已经不喝酒，停止喝酒的年龄	定距	F2

变量	标签及说明	变量类别	字节长度
d85	主要喝什么酒	定类	F1
d86	平均每天喝多少两酒	定距	F2
d87	如果您停止或减少喝酒，是否至少有两天，其中每天的多数时间感觉焦虑	定类	F1
d91	现在是否经常锻炼身体	定类	F1
d92	过去是否经常锻炼身体	定类	F1
d93	开始锻炼身体年龄	定距	F2
d94	停止锻炼身体年龄	定距	F2
d101	过去是否经常从事体力劳动	定类	F1
d102	如果是，开始从事体力劳动的年龄	定距	F2
d103	停止从事体力劳动的年龄	定距	F2
d11a	现在从事/参加的活动（1. 几乎每天　2. 不是每天，但每周至少一次　3. 不是每周，但每月至少一次　4. 不是每月，但有时　5. 不参加） 从事家务劳动（做饭、带小孩等）	定序	F1
d11b1	从事户外活动（2018 年将"户外活动"细化）	定序	F1
d11b2	户外活动—太极拳	定序	F1
d11b3	户外活动—广场舞	定序	F1
d112c	户外活动—串门、与朋友交往	定序	F1
d112d	其他户外活动	定序	F1
d11c	种花养宠物	定序	F1
d11d	阅读书报	定序	F1
d11e	饲养家禽、家畜	定序	F1
d11f	打牌或打麻将等	定序	F1
d11g	看电视听广播	定序	F1
d11h	参加社会活动（有组织的活动）	定序	F1
d12	近两年里外出旅游过多少次	定距	F2
e0	在最近 6 个月中，是否因为健康方面的问题，而在日常生活活动中受到限制（2011 年新增）（1. 是的，受到很大限制　2. 是的，一定程度上受到限制　3. 没有受到限制）	定序	F1
e1	洗澡时是否需要他人帮助（1. 不需要任何帮助　2. 其一部位需要帮助　3. 两个部位以上需要帮助）	定序	F1
e1b	这种帮助持续了多少天（帮助持续天数为 2005 年调查新增）	定距	F4
e2	穿衣时是否需要他人帮助	定序	F1
e2b	这种帮助持续了多少天	定距	F4
e3	上厕所大小便时是否需要他人帮助	定序	F1
e3b	这种帮助持续了多少天	定距	F4

变量	标签及说明	变量类别	字节长度
e4	室内活动时是否需要他人帮助	定序	F1
e4b	这种帮助持续了多少天	定距	F4
e5	是否能控制大小便	定序	F1
e5b	不能控制状态持续了多少天	定距	F4
e6	吃饭时是否需要他人帮助	定序	F1
e6b	这种帮助持续了多少天	定距	F4
e61	如果目前在 e1、e2、e3、e4、e5、e6 六项日常活动中需要他人帮助时，谁是主要帮助者（e61~e67 为 2005 年后新增）（01. 配偶　02. 儿子　03. 儿媳　04. 女儿　05. 女婿　06. 儿子和女儿　07. 孙子女　08. 其他亲属朋友　09. 朋友邻里　10. 社会服务　11. 保姆　12. 无人帮助）	定类	F2
e62	主要照料者在照料过程中的表现（1. 愿意并能提供较好照料　2. 不耐烦　3. 愿意但力不从心　4. 不情愿　8. 不知道）	定类	F1
e63	近一个星期这些照料所支付的费用总计多少元	定距	F5
e64	这些费用主要由谁支付（1. 自己　2. 配偶　3. 子女或其配偶　4. 孙子女或其配偶　5. 国家/集体　6. 其他）	定类	F1
e65	目前在六项日常活动中得到的帮助是否能够满足需要（1. 完全满足　2. 基本满足　3. 不满足）	定类	F1
e67	近一个星期以来，子女/孙子女及其他亲属提供日常照料帮助的总小时数	定距	F3
e7	能否独自到邻居家串门（e7~e14 为 2002 年新增）（1. 能　2. 有一定困难　3. 不能）	定序	F1
e8	能否独自外出买东西	定序	F1
e9	如果需要是否能独自做饭	定序	F1
e10	如果需要是否能独自洗衣服	定序	F1
e11	能否连续走 2 里路	定序	F1
e12	能否提起大约 10 斤（5 公斤）重的东西	定序	F1
e13	能否连续蹲下站起三次	定序	F1
e14	能否独自乘坐公共交通工具出行	定序	F1
f1	一共上过几年学	定距	F2
f2	60 岁以前主要从事什么工作（0. 专业技术人员/医生/教师　1. 行政管理　2. 一般职员/服务人员/工人　3. 自由职业者　4. 农民　5. 家务劳动　6. 军人　7. 无业人员　8. 其他）	定类	F1
f21	是否享受离/退休制度（f21~f23 为 2002 年新增）	定类	F1
f211	是否已离/退休	定类	F1
f22	如果已离/退休，是哪一年离/退休的	定距	F4
f221	如果已离/退休，每月的退休金是多少	定距	F5
f23	离/退休后是否继续从事有收入的工作或劳动	定类	F1

变量	标签及说明	变量类别	字节长度
f24	是否参加养老保险（2008 年新增养老保险及缴费问项）	定类	F1
f25a1	如参加养老保险，每年个人缴费多少元	定距	F4
f25a2	集体、国家补贴多少元	定距	F4
f25b1	参加养老保险年份	定距	F4
f25b2	参加养老保险月份	定距	F2
f26	现在每月领取养老金	定距	F4
f27	未参加养老保险的原因（1. 不合算　2. 无必要　3. 缴不起　4. 本地区未开展养老保险　8. 不知道）	定类	F1
f31	现在主要的生活来源 [1. 退休金　2. 配偶　3. 子女　4. 孙子女　5. 其他亲属　6. 当地政府或社团　7. 自己劳动或工作　8. 其他（请注明）]	定类	F1
f32a	其他主要的生活来源（第一）	定类	F1
f32b	其他主要的生活来源（第二）	定类	F1
f32c	其他主要的生活来源（第三）	定类	F1
f32d	其他主要的生活来源（第四）	定类	F1
f32e	其他主要的生活来源（第五）	定类	F1
f33	所有的生活来源是否够用（f33～f35 为 2002 年新增）	定类	F1
f34	您的生活在当地比较起来，属于（1. 很富裕　2. 比较富裕　3. 一般　4. 比较困难　5. 很困难　8. 未回答）	定类	F1
f35	去年全家总收入多少元	定距	F5
f41	现在的婚姻状况	定类	F1
f41b	目前是否有虽未正式结婚，但在一起居住生活的老伴（2011 年新增）	定类	F1
f41b1	如果有，开始同居年份	定距	F4
f41b2	如果有，开始同居月份	定距	F2
f42	一共结过几次婚	定序	F1
f43a4	第一次婚姻与配偶相处情况（1. 好　2. 一般　3. 不好）	定序	F1
f43b4	第二次婚姻与配偶相处情况	定序	F1
f43c4	第三次婚姻与配偶相处情况	定序	F1
f43d4	第四次婚姻与配偶相处情况	定序	F1
f44	老伴（如再婚指最后一个老伴）上过几年学	定距	F2
f45	老伴 60 岁以前主要从事什么工作	定类	F1
f46	老伴目前是否有工作（包括从事农业劳动）（2005 年新增）（1. 有，全职　2. 有，半职　3. 没有）	定类	F1
f47	老伴目前的健康状况（2008 年新增）（1. 很好　2. 好　3. 一般　4. 不好　5. 很不好）	定序	F1

续表

变量	标签及说明	变量类别	字节长度
f5	目前身体不舒服/生病时主要由谁照料（01. 配偶　02. 儿子　03. 儿媳　04. 女儿　05. 女婿　06. 儿子和女儿　07. 孙子女　08. 其他亲属　09. 朋友邻里　10. 社会服务　11. 保姆　12. 无人帮助）	定类	F2
f61	如果生重病能否及时到医院治疗	定类	F1
f610	患重病不去医院的原因 [1. 没钱　2. 路途远　3. 行动不便　4. 无人陪　5. 不愿意　6. 其他（请注明）]	定类	F1
f62	60 岁时，如果生了病能否及时得到治疗	定类	F1
f63	童年时，生病了能否及时得到治疗	定类	F1
nf64a	目前是否有社会保障和商业保险（f64 为 2005 年新增）	定类	F1
f64a	目前是否有退休金	定类	F1
f64b	目前是否有养老金	定类	F1
f64c	目前是否有商业养老保险	定类	F1
f64d	目前是否有公费医疗	定类	F1
f64e	目前是否有城镇职工/居民医疗保险	定类	F1
f64g	目前是否有新型农村合作医疗保险	定类	F1
f64h	目前是否有商业医疗保险	定类	F1
f651a1	过去一年实际花费的门诊医疗费用总计多少元（2008 年新增医疗费用问项）	定距	F5
f651b1	其中家庭支付的费用（包括自己、配偶、子女等）多少元	定距	F5
f651a2	过去一年实际花费的住院医疗费用多少元	定距	F5
f651b2	其中家庭支付的住院医疗费用多少元	定距	F5
f652	医疗费用主要由谁支付（2002 年新增）（1. 城镇职工/居民医疗保险　2. 新型农村合作医疗保险　3. 商业医疗保险　4. 自己　5. 配偶　6. 子女/孙子女　7. 没钱付医药费　8. 其他）	定类	F1
f652a	从家到最近的医疗机构有多远（2011 年新增）	定距	F2
f652b	是否进行每年一次的常规体检（2011 年新增）	定距	F1
f66	童年时，是否经常挨饿	定类	F1
f71	母亲是否健在	定类	F1
f721	母亲年龄（如果健在）	定距	F2
f722	母亲去世年龄（如果去世）	定距	F2
f73	母亲去世时您本人的年龄（如果去世）	定距	F2
f74	母亲上过几年学（2005 年新增）	定距	F2
f81	父亲是否健在	定类	F1
f821	父亲年龄（如果健在）	定距	F2
f822	父亲去世年龄（如果去世）	定距	F2
f83	父亲去世时您本人的年龄（如果去世）	定距	F2

变量	标签及说明	变量类别	字节长度
f84	父亲 60 岁以前主要从事工作	定类	F1
f85	您小时候父亲主要从事工作（2005 年新增）	定类	F1
f86	父亲上过几年学（2005 年新增）	定距	F2
f91	您排行第几	定距	F2
f92a1	第一个兄弟姐妹排行（可记录 10 个兄弟姐妹，f92a～f92j）	定距	F2
f92a2	第一个兄弟姐妹性别	定类	F1
f92a3	第一个兄弟姐妹是否健在	定类	F1
f92a4	第一个兄弟姐妹年龄（如果健在）或去世年龄（如果已去世）	定距	F2
f92a5	第一个兄弟姐妹居住地 [1. 本村（街道）　2. 本乡或本区　3. 本县（市）　4. 本省其他县（市）　5. 其他地方　8. 不知道]	定类	F1
f92a6	第一个兄弟姐妹是否常来看您	定类	F1
f92a7	第一个兄弟姐妹是否经常通信联系	定类	F1
f10	总共生过几个孩子（包括去世的）	定距	F2
f10a	其中几个男孩	定距	F2
f101	您生第一个孩子时的年龄（生育年龄为 2002 年新增）	定距	F2
f102	您生最后一个孩子时的年龄	定距	F2
f103a1	第一个孩子是否亲生（可记录 13 个子女信息，f103a-m）	定类	F1
f103a2	第一个孩子性别	定类	F1
f103a3	第一个孩子是否健在	定类	F1
f103a4	第一个孩子的年龄（如果去世，去世时年龄）	定距	F2
f103a5	第一个孩子是否经常来看您	定类	F1
f103a6	第一个孩子是否经常通信联系	定类	F1
f103a7	第一个孩子的居住地 [0. 与老人同住　1. 本村（街道）　2. 本乡或本区　3. 本县（市）　4. 本省其他县（市）　5. 其他地方　8. 不知道]	定类	F1
f111a	平时与谁聊天最多（第一）（f11～f13 为 2002 年新增，此后调查时个别选项有调整）[00. 配偶　01. 儿子　02. 女儿　03. 儿媳　04. 女婿　05. 孙子女或其配偶　06. 其他亲属　07. 朋友/邻居　08. 社会工作者　09. 保姆　10. 无人聊天　11. 网聊]	定类	F2
f111b	平时与谁聊天最多（第二）	定类	F2
f111c	平时与谁聊天最多（第三）	定类	F2
f112a	如果有心事或想法，最先向谁说（第一）	定类	F2
f112b	如果有心事或想法，最先向谁说（第二）	定类	F2
f113a	如果遇到问题和困难，最先想找谁解决（第一）	定类	F2
f113b	如果遇到问题和困难，最先想找谁解决（第二）	定类	F2
f12a	近一年来，儿子、儿媳给您现金（或实物折合）多少元	定距	F5

变量	标签及说明	变量类别	字节长度
f12b	近一年来，女儿、女婿给您现金（或实物折合）多少元	定距	F5
f12c	近一年来，孙子女及其配偶给您现金（或实物折合）多少元	定距	F5
f13a	近一年来，您给儿子、儿媳提供现金（或实物折合）多少元	定距	F5
f13b	近一年来，您给女儿、女婿提供现金（或实物折合）多少元	定距	F5
f13c	近一年来，您给孙子女及其配偶提供现金（或实物折合）多少元	定距	F5
f141	社区是否为有老年人提供的社会服务：起居照料（f14~f16 为 2005 年新增）	定类	F1
f142	社区是否有社会服务：上门看病/送药	定类	F1
f143	社区是否有社会服务：精神慰藉/聊天解闷	定类	F1
f144	社区是否有社会服务：日常购物	定类	F1
f145	社区是否有社会服务：组织社会和娱乐活动	定类	F1
f146	社区是否有社会服务：法律援助	定类	F1
f147	社区是否有社会服务：提供保健知识	定类	F1
f148	社区是否有社会服务：处理家庭/邻里纠纷	定类	F1
f151	是否希望社区提供服务：起居照料	定类	F1
f152	是否希望社区提供服务：上门看病/送药	定类	F1
f153	是否希望社区提供服务：精神慰藉/聊天解闷	定类	F1
f154	是否希望社区提供服务：日常购物	定类	F1
f155	是否希望社区提供服务：组织社会和娱乐活动	定类	F1
f156	是否希望社区提供服务：法律援助	定类	F1
f157	是否希望社区提供服务：提供保健知识	定类	F1
f158	是否希望社区提供服务：处理家庭/邻里纠纷	定类	F1
f159	是否希望社区提供其他服务	定类	F1
f16	您希望哪一种居住方式 [1. 独居（或仅与配偶居住），子女在不在附近无所谓　2. 独居（或仅与配偶居住），子女最好住在附近　3. 与子女一起居住　4. 敬老院、老年公寓或福利院　8. 不知道]	定类	F1
g1	视力：不戴眼镜，看这个圆圈有没有开口？如有，开口在什么地方（上，下，左，右）[1. 能，且能分清缺口方向　2. 能，但不能分清缺口方向　3. 看不清　4. 失明]	定序	F1
g21	请问您有几颗牙 （不包括假牙）	定距	F2
g22	是否戴假牙	定类	F1
g23	一天刷几次牙（g23~g25 为 2011 年新增）（0. 从不刷牙　1. 偶尔刷牙　2. 一天一次　3. 一天两次　4. 一天三次或多于三次　8. 不知道）	定序	F1
g24	过去 6 个月内，是否在吃东西时遇到不止一次牙疼问题	定类	F1
g24a	最严重的一次牙疼的疼痛程度为多大（用 1、2、3、4、5、6、7、8、9、10 表示疼痛程度，数字越大疼痛感越强）	定序	F1
g25	过去 6 个月内，是否经历不止一次面颊疼痛或者下颌疼痛	定类	F1

变量	标签及说明	变量类别	字节长度
g25a	最严重一次面颊或下颌疼痛的程度为多少	定序	F1
g3	是否能用筷子吃饭	定类	F1
g4	吃饭习惯用哪只手（g4 为 2011 年新增）：（1. 右手　2. 左手）	定类	F1
g4a	写字习惯用哪只手	定类	F1
g4b	刷牙习惯用哪只手	定类	F1
g4c1	在过去的一年里是否跌倒过　（g4c 为 2018 年新增）	定类	F1
g4c2	在过去的一年里跌倒过几次	定距	F2
g4c3	在跌倒中是否有严重受伤需要治疗	定类	F1
g511	第一次血压：收缩压	定距	F3
g512	第一次血压：舒张压	定距	F3
g521	第二次血压：收缩压	定距	F3
g522	第二次血压：舒张压	定距	F3
g7	心率（次/分钟）	定距	F3
g81	手触颈根（1. 只能用右手　2. 只能用左手　3. 双手都能　4. 双手都不能）	定类	F1
g82	手触后腰	定类	F1
g83	手臂上举	定类	F1
g9	能否独立从椅子上站起（1. 能，不需搀扶或倚靠任何物体　2. 能，需搀扶或倚靠任何物体　3. 不能）	定序	F1
g101	体重（公斤，四舍五入至整数）	定距	F3
g1011	小腿围（厘米）（2014 年新增）	定距	F2
g102	被访老人是否驼背（g102 为 2011 年新增）	定类	F1
g1021	直接测量站立时身高（厘米，四舍五入至整数）	定距	F3
g122	右前臂尺骨顶端至右肩顶端距离	定距	F2
g123	右腿膝盖距地面距离	定距	F2
g102c	腰围（2011 年新增）	定距	F3
g102d	臀围（2018 年新增）	定距	F3
g106	是否有听力困难（听力问项为 2011 年新增）	定类	F1
g1061	哪只耳朵有听力困难（1. 左耳　2. 右耳　3. 双耳）	定类	F1
g1062	大概从什么时候发现自己听力有问题 [1. 自出生以来　2. 儿童时期（15 岁之前）　3.15～40 岁　4.40 岁以后]	定类	F1
g1063	听力困难是怎么出现的 [1. 突然出现　（几天之内）　2. 在几个月内逐渐表现出来　3. 在几年内逐渐表现出来]	定类	F1
g11	能捡起地上的书吗（1. 能站着捡起　2. 只能坐着捡起　3. 不能）	定类	F1
g12	自转一圈共走了多少步	定距	F2

变量	标签及说明	变量类别	字节长度
g130	最近两个星期内，是否觉得有身体不适（2011年新增）	定类	F1
g131	过去两年中，曾经患过几次重病（重病指需住院治疗或在家卧床不起）	定距	F2
g132	其中住院几次	定距	F2
g14a1	第一次患的什么病	定类	F2
g14a2	第一次患病住院/卧床天数	定距	F3
g14b1	第二次患的什么病	定类	F2
g14b2	第二次患病住院/卧床天数	定距	F3
g14c1	第三次患的什么病	定类	F2
g14c2	第三次患病住院/卧床天数	定距	F3
g15a1	是否有高血压	定类	F1
g15a2	是否经过医院诊断	定类	F1
g15a3	是否服药（2018年新增）	定类	F1
g15a4	是否影响日常生活（1. 相当大 2. 一点儿 3. 没有）	定类	F1
g15b1	是否有糖尿病	定类	F1
g15b2	是否经过医院诊断	定类	F1
g15b3	是否服药	定类	F1
g15b4	是否影响日常生活	定类	F1
g15c1	是否有心脏病	定类	F1
g15c2	是否经过医院诊断	定类	F1
g15c3	是否服药	定类	F1
g15c4	是否影响日常生活	定类	F1
g15d1	是否有中风及脑血管疾病	定类	F1
g15d2	是否经过医院诊断	定类	F1
g15d3	是否服药	定类	F1
g15d4	是否影响日常生活	定类	F1
g15e1	是否有支气管炎等	定类	F1
g15e2	是否经过医院诊断	定类	F1
g15e3	是否服药	定类	F1
g15e4	是否影响日常生活	定类	F1
g15f1	是否有肺结核	定类	F1
g15f2	是否经过医院诊断	定类	F1
g15f3	是否服药	定类	F1
g15f4	是否影响日常生活	定类	F1
g15g1	是否有白内障	定类	F1

变量	标签及说明	变量类别	字节长度
g15g2	是否经过医院诊断	定类	F1
g15g3	是否服药	定类	F1
g15g4	是否影响日常生活	定类	F1
g15h1	是否有青光眼	定类	F1
g15h2	是否经过医院诊断	定类	F1
g15h3	是否服药	定类	F1
g15h4	是否影响日常生活	定类	F1
g15i1	是否有癌症	定类	F1
g15i2	是否经过医院诊断	定类	F1
g15i3	是否服药	定类	F1
g15i4	是否影响日常生活	定类	F1
g15j1	是否有前列腺疾病	定类	F1
g15j2	是否经过医院诊断	定类	F1
g15j3	是否服药	定类	F1
g15j4	是否影响日常生活	定类	F1
g15k1	是否有胃肠溃疡	定类	F1
g15k2	是否经过医院诊断	定类	F1
g15k3	是否服药	定类	F1
g15k4	是否影响日常生活	定类	F1
g15l1	是否有帕金森氏病	定类	F1
g15l2	是否经过医院诊断	定类	F1
g15l3	是否服药	定类	F1
g15l4	是否影响日常生活	定类	F1
g15m1	是否有褥疮	定类	F1
g15m2	是否经过医院诊断	定类	F1
g15m3	是否服药	定类	F1
g15m4	是否影响日常生活	定类	F1
g15n1	是否有关节炎	定类	F1
g15n2	是否经过医院诊断	定类	F1
g15n3	是否服药	定类	F1
g15n4	是否影响日常生活	定类	F1
g15o1	是否有痴呆	定类	F1
g15o2	是否经过医院诊断	定类	F1
g15o3	是否服药	定类	F1

变量	标签及说明	变量类别	字节长度
g15o4	是否影响日常生活	定类	F1
g15p1	是否有癫痫	定类	F1
g15p2	是否经过医院诊断	定类	F1
g15p3	是否服药	定类	F1
g15p4	是否影响日常生活	定类	F1
g15q1	是否有胆囊炎或胆石症	定类	F1
g15q2	是否经过医院诊断	定类	F1
g15q3	是否服药	定类	F1
g15q4	是否影响日常生活	定类	F1
g15r1	是否有血脂异常	定类	F1
g15r2	是否经过医院诊断	定类	F1
g15r3	是否服药	定类	F1
g15r4	是否影响日常生活	定类	F1
g15s1	是否有风湿或类风湿	定类	F1
g15s2	是否经过医院诊断	定类	F1
g15s3	是否服药	定类	F1
g15s4	是否影响日常生活	定类	F1
g15t1	是否有慢性肾炎	定类	F1
g15t2	是否经过医院诊断	定类	F1
g15t3	是否服药	定类	F1
g15t4	是否影响日常生活	定类	F1
g15u1	是否有乳腺增生	定类	F1
g15u2	是否经过医院诊断	定类	F1
g15u3	是否服药	定类	F1
g15u4	是否影响日常生活	定类	F1
g15v1	是否有子宫肌瘤	定类	F1
g15v2	是否经过医院诊断	定类	F1
g15v3	是否服药	定类	F1
g15v4	是否影响日常生活	定类	F1
g15w1	是否有前列腺增生	定类	F1
g15w2	是否经过医院诊断	定类	F1
g15w3	是否服药	定类	F1
g15w4	是否影响日常生活	定类	F1

续表

变量	标签及说明	变量类别	字节长度
g15x1	是否有肝炎	定类	F1
g15x2	是否经过医院诊断	定类	F1
g15x3	是否服药	定类	F1
g15x4	是否影响日常生活	定类	F1
g15y1	是否有其他病症	定类	F1
g15y1t	其他病症名称	文字	
g15y2	是否经过医院诊断	定类	F1
g15y3	是否服药	定类	F1
g15y4	是否影响日常生活	定类	F1
g151	24 小时内是否吸烟（以下 g 部分的问题为 2018 年新增）	定类	F1
g152	最近一次吸烟离现在几小时	定距	F2
g161	24 小时内是否饮酒	定类	F1
g162	最近一次饮酒离现在几小时	定距	F2
g171	是否经常服用营养素补充剂	定类	F1
g1721a	是否食用蛋白质	定类	F1
g1721b	使用年限	定距	F2
g1721c	使用频率（1. 偶尔　2. 有时　3. 经常）	定序	F1
g1722a	是否食用钙	定类	F1
g1722b	使用年限	定距	F2
g1722c	使用频率	定序	F1
g1723a	是否食用铁	定类	F1
g1723b	使用年限	定距	F2
g1723c	使用频率	定序	F1
g1724a	是否食用锌	定类	F1
g1724b	使用年限	定距	F2
g1724c	使用频率	定序	F1
g1725a	是否食用复合维生素	定类	F1
g1725b	使用年限	定距	F2
g1725c	使用频率	定序	F1
g1726a	是否食用维生素 A/D	定类	F1
g1726b	使用年限	定距	F2
g1726c	使用频率	定序	F1
g1727a	是否食用 DHA	定类	F1

变量	标签及说明	变量类别	字节长度
g1727b	使用年限	定距	F2
g1727c	使用频率	定序	F1
g1728a	是否食用其他补充剂	定类	F1
g1728b	使用年限	定距	F2
g1728c	使用频率	定序	F1
g173	24 小时内是否服用过营养素补充剂	定类	F1
g174	最近一次服用离现在几小时	定距	F2
g181	24 小时内是否服用过药物	定类	F1
g182	24 小时内服用过哪类药物	定类	F2
g183	最近一次服用离现在几小时	定距	F2
h1	被访老人是否能听清问题（1. 能，不需助听器　2. 能，需助听器　3. 部分能，需助听器　4. 不能）	定类	F1
h21	被访老人能否接受体检（1. 能　2. 不能　3. 部分能）	定类	F1
h22	若不能或部分能，请说明原因 [1. 视觉障碍,但能听见　2. 听觉障碍,但能看见　3. 视觉、听觉障碍　4. 瘫痪　5. 不合作　6. 痴呆,不能理解问题　7. 生病,不能接受访问　8. 其他（请详细说明）]	定类	F1
h3	被访老人看上去（1. 相当健康　2. 比较健康　3. 身体虚弱　4. 体弱多病）	定类	F1
h5	确认被访老人的年龄,并抄在第一页	定距	F3
h6	对有无漏问的问题,在离开现场前是否核查了	定类	F1
h7	是否有人代替被访老人回答了任何问题	定类	F1
h71	若是,主要由谁代答 [1. 配偶　2. 子女或其配偶　3. 孙子女或其配偶　4. 重孙子女或其配偶　5. 兄弟姐妹　6. 父母或岳父母　7. 保姆或养老院工作人员　8. 其他（请注明）]	定类	F1
changsh	样本来自健康长寿典型地区	定类	F1
w_2018	权重（基于 2015 年 1%人口抽样调查对单岁年龄—性别—城乡加权）	定距	F9.2

注：本数据集中"–1"表示该问题不适用。"9"、"99"、"999"、"9999"和"99999"通常代表相应信息缺失。"8"、"88"、"888"、"8888"和"88888"通常用于表示被访者不清楚问题答案。1 两=50 克

15.3　样　本　加　权

为避免高龄老人特别是男性高龄老人子样本量偏小的问题，中国老年健康调查在调研设计时没有遵循比例抽样设计方法，而是对被调查县市的几乎所有的百岁老人进行了访谈，并对高龄老人尤其是男性高龄老人进行了过度抽样。由这一

抽样原则可看出，中国老年健康调查数据的分"年龄—性别—地域"样本分布与中国老年人群的总体分布存在差异，如果直接针对中国老年健康调查样本的度量指标进行统计，所得到的均值及方差会失真。因此，需要使用基于人口普查数据和中国老年健康调查调研数据的适当权重来对 100 岁以下年龄组和整个老年人群进行加权统计分析，以便对老年人群的总体均值做出正确估计。但是，在估算百岁老人的统计均值时不需要用权重。

根据关于过度抽样情形下样本权重估算的现有文献（Anstey et al.，2010；Yansaneh，2003；Zeng et al.，2008），调查年份 t 的分年龄（x）、性别（s）和城乡（r）的样本权重 $w(x, s, r, t)$ 的计算公式为

$$
\begin{aligned}
w(x,s,r,t) &= \frac{N(x,s,r,t) / \sum_x \sum_s \sum_r N(x,s,r,t)}{n(x,s,r,t) / \sum_x \sum_s \sum_r n(x,s,r,t)} \\
&= [N(x,s,r,t)/n(x,s,r,t)] \times \left[\sum_x \sum_s \sum_r n(x,s,r,t) \Big/ \sum_x \sum_s \sum_r N(x,s,r,t) \right]
\end{aligned}
$$

其中，$N(x, s, r, t)$ 是根据最近一期人口普查的全样本统计数据及普查年份和样本调查年份 t 之间的分"年龄—性别"生存概率，所测算出的中国老年健康调查所涵盖的 22 个省份在 t 年的年龄 x 岁、性别 s 和居住地域 r 的老年人口数量；$n(x, s, r, t)$ 是在 t 年进行的中国老年健康调查统计得到的 x 岁、性别 s 和居住地 r 的样本人数。该权重实际上是 $[N(x, s, r, t) / n(x, s, r, t)]$ 的比率与 t 年的总体抽样比率的乘积。但当我们估算百岁老人的指标均值时，并不需要运用权重，原因在于中国老年健康调查将所涵盖区域的全部百岁老人都纳入了调查样本范围。

权重 $w(x, s, r, t)$ 实际上是调查年份 t 的全部老年人口的分年龄人数与样本分年龄人数之比。抽样比例过高的超高龄老年人（如 90 岁及以上）的样本权重小于 1.0，而抽样比例偏低的中低龄老年人（如 65～69 岁至 80～85 岁）的样本权重则大于 1.0。

样本权重值随"年龄—性别—地域"分布而变化，85 岁以下样本的权重通常大于 1.0，85 岁及以上样本的权重通常小于 1.0，通过使用权重变量进行加权统计，得到总体均值的正确估计值。然而，由于在对子样本进行加权后，各年龄组内的子样本规模发生了改变，SPSS（或其他统计软件）无法生成正确的 p 值，以检验不同年龄组之间均值差异的统计显著性。因而需要调整样本权重，以确保加权后每个年龄组内的子样本数量与真实子样本数量相一致。以 $C_j(x, s, r, t)$ 表示年龄组 j（如 90～95 岁年龄组）、性别 s、居住地 r 的调整因子，$T_j(s, r, t)$ 表示年龄

组 j、性别 s、居住地 r 的受访总样本人数，则以下等式必须满足

$$C_j\left(s,r,t\right) \times \sum_x w(x,s,r,t)\, n(x,s,r,t) = T_j\left(s,r,t\right)$$

通过求解这个方程，我们得到的调整因子为

$$C_j\left(s,r,t\right) = T_j\left(s,r,t\right) \Big/ \sum_x w(x,s,r,t)\, n(x,s,r,t)$$

调整后的样本权重为：$w'\left(x,s,r,t\right) = w\left(x,s,r,t\right) \times C_j\left(s,r,t\right)$

我们应该使用调整后的权重来得到正确的统计均值和加权子样本规模，并检验不同年龄组子样本之间均值差异的统计显著性。

如果需要估算城乡合一的某年龄组子样本的统计均值，则调整因子不需要分城乡，而是需要分年龄组和分性别给出，具体公式为

$$C_j(s)= T_j(s) \Big/ \sum_x \sum_r w(x,s,r,t)\, n(x,s,r,t)$$

如果是估算城乡合一和男女合一的某年龄组子样本的统计均值，则调整因子既不分城乡，也不分性别，而只需区分年龄组，具体公式为

$$C_j = T_j \Big/ \sum_x \sum_r \sum_s w(x,s,r,t)\, n(x,s,r,t)$$

第16章　健康长寿地区典型调查及生物标志物（2008～2018年）数据库简介①

16.1　生物标志物数据库概述（2008～2018年）

中国老年健康调查自2008年开始选取了具有健康长寿特征的地区开展典型调查，进行老年健康生物医学研究。目前共有九个地区：江苏省南通市如东县、山东省烟台市莱州市、河南省商丘市夏邑县、湖北省荆门市钟祥市、湖南省怀化市麻阳苗族自治县、广西壮族自治区桂林市永福县、海南省澄迈县、四川省都江堰市和广东省佛山市三水区。这九个健康长寿地区典型调查及生物标志物(2008～2018年)数据库包括4个数据集，涵盖2008～2018年的4次调查。目前有3个数据集已经在北京大学开放研究数据平台上②，可供数据使用者开放获取。2017～2018年跟踪调查的数据集将在数据清理、加权和数据质量评估后放到开放研究数据平台。

本章简要介绍这4个数据集的构成，供数据库使用者参考选择合适的数据集。

（1）2008～2018跟踪数据集：该数据集包括了在2008年第一次调查时接受了调查的2035位39岁及以上中老年人（65岁及以上老年人1462位），其中732人在2012年接受过跟踪调查（即接受过2008年和2012年两次调查），484人接受过3次调查，264人接受过4次调查。该数据集还包括了864例对两次调查间去世老人的近亲所做的回顾性调查样本。

（2）2012～2018跟踪数据集：该数据集包括了在2012年接受调查的2439位47岁及以上中老年人（65岁及以上老年人2354位），其中1513人接受过2014年的跟踪调查，862人接受过3次调查。该数据集还包括了1057例对两次调查间去世老人的近亲所做的回顾性调查样本。

（3）2014～2018跟踪数据集：该数据集包括了在2014年接受调查的2637位47岁及以上中老年人（65岁及以上老年人2493位），其中1427人接受过2018

---

① 本章作者：施小明（中国疾病预防控制中心环境与健康相关产品安全所所长，研究员）；吕跃斌（中国疾病预防控制中心环境与健康相关产品安全所助理研究员）；周锦辉（中国疾病预防控制中心环境与健康相关产品安全所研究生）。

② 北京大学开放研究数据平台的网址为 http://opendata.pku.edu.cn。

年的跟踪调查。该数据集还包括了 909 例对两次调查间去世老人的近亲所做的回顾性调查样本。

（4）2018 数据集：该数据集包括 3016 位在 2018 年接受调查的 47 岁及以上老人（65 岁及以上老年人 2876 位），其中 1485 人接受过 2014 年或更早的调查。

16.2　主要生物指标及说明

本节简要介绍中国老年健康调查数据库的主要生物指标并加以必要的说明，见表 16-1。在 2008～2018 年的 4 次调查中，由于每次调查对问卷内容及问项的措辞选项有补充或调整，也有调换问项位置的情况，变量名也有可能改变。因此，表 16-1 仅介绍延续了 4 次调查的主要组成部分。具体到不同年份的调查，使用者可参考北京大学开放研究数据平台上相应年份数据集的编码表。读者在使用表16-1 时需要留意的是，为了与此前的中国老年健康调查数据库匹配，表中的变量名和问卷中的题号并不是完全一一对应的。

表16-1　中国老年健康调查的主要生物指标及说明

	变量	指标中文名	指标英文名	正常值范围	单位
血生化检查	ALB	血浆白蛋白	plasma albumin	35～55	g/L
	GLU	血糖	plasma glucose	3.9～6.1	mmol/L
	BUN	血尿素氮	blood urea nitrogen	2.5～6.3	mmol/L
	CREA	血肌酐	serum creatine	50～120	μmol/L
	TC	总胆固醇	total cholesterol	0～5.18	mmol/L
	TG	甘油三酯	triglyceride	0.57～1.71	mmol/L
	GSP	糖化血清蛋白	glycated serum protein	—	μmol/L
	CRPHS	超敏 C-反应蛋白	high sensitive C reacitve protein	—	mg/L
	UA	尿酸	uric acid	180～440	μmol/L
	HDLC	高密度脂蛋白胆固醇	high density lipoprotein cholesterol	1.03～1.55	mmol/L
	SOD	超氧化物歧化酶	superoxide dismutase	42.5～76.5	U/ml
	MDA	丙二醛	malondialdehyde	—	nmol/ml
	VD	25-羟维生素 D	25-hydroxyvitamin D	20～100	μg/L
	VITB12	维生素 B12	vitamin B12	200～1100	pg/ml
尿液指标	UMalb	尿微量白蛋白	urine microalbumin	—	mg/L
	Ucr	尿肌酐	urine creatinine	—	mg/dl
	UALBUcr	尿白蛋白/尿肌酐	urine albumin-creatinine ratio	—	mg/g

续表

变量	指标中文名	指标英文名	正常值范围	单位
	WBC	白细胞计数	white blood cell count	4～10	10^9/L
	Lymph_per	淋巴细胞百分比	the percentage of lymphocytes	17～50	%
	Lymph	淋巴细胞计数	lymphocyte count	0.8～4.0	10^9/L
	RBC	红细胞计数	red blood cell count	3.5～5.5	10^{12}/L
	HGB	血红蛋白浓度	hemoglobin concentration	110～160	g/L
	HCT	血细胞比容	hematocrit	37～50	%
血常规检查	MCV	平均红细胞体积	mean corpuscular volume	80～100	fl
	MCH	平均红细胞血红蛋白含量	mean corpuscular hemoglobin	26～38	pg
	MCHC	平均红细胞血红蛋白浓度	mean corpuscular hemoglobin concentration	300～360	g/L
	PLT	血小板计数	platelet count	100～300	10^9/l
	MPV	平均血小板体积	mean platelet volume	7～13	fl
	PCT	血小板压积	plateletocrit	0.10～0.35	%
	PDW	血小板体积分布宽度	platelet volume distribution width	10～18	fl

第17章　中国老年健康环境和遗传交互作用研究数据库简介[①]

17.1　引　言

国际相关研究表明：人类个体寿命和健康差异约25%受遗传内因控制，而其他75%则取决于社会经济环境与个人行为习惯、精神心理等外因及其与遗传内因的交互作用（McGue et al.，1993；Herskind et al.，1996；Dato et al.，2017），而交互作用至关重要（Institute of Medicine，2006；Guo et al.，2008）。国内外文献和本章节所讨论分析的"交互作用"，是指相同的环境因素对健康的影响在携带或不携带某一基因类型的人群中显著不同，或指携带某一基因类型对健康的影响对于具有不同环境因素的人显著不同（Institute of Medicine，2006）。例如，在同样携带APOE4基因的人群中，日常食用高脂肪、高胆固醇食物的人患心血管疾病的比例大大高于日常食用低脂肪、低胆固醇食物的人（Minihane et al.，2007）。随着表观遗传学（epigenetics）研究的逐渐深入，人们认识到环境因素可通过DNA甲基化和组蛋白修饰调控基因表达及其功能，使其作用被加强或被削弱，从而引起免疫功能和精神心理状态发生变化，导致或抑制疾病而影响健康（Wilson and Jones，1983）；改善生活方式和增加合理营养可调控基因的修复，进而对老龄健康与寿命产生重要影响。理解"环境—遗传交互作用"的最好方式是，去两个"极端"里都走一走。一个极端是医学里的环境健康学科，这门学科讲述了外源的各种化学、物理和生物因子如何对人体造成损伤；另一个"极端"便是遗传学。"环境-遗传交互作用"的核心观点有三个：①分子遗传学的研究表明，染色体并非静态的结构，它始终与分子内的物质环境相互作用着。基因也存在位移和变异等变化，所以遗传的影响并不是在受精卵形成时就一劳永逸地确定了。②基因的作用有个时间表，该时间表决定着基因的作用什么时候开启和什么时候关闭，而机体内外的环境是影响时间表发挥作用的重要因素。③遗传的作用离不开环境因素的影响，遗传所决定的只是一种倾向性和易感性，而个体是否表现出遗传的性状或

① 本章作者：姚尧（北京大学中国卫生发展研究中心助理教授）、白晨（中国人民大学劳动人事学院讲师）、陈华帅（杜克大学老龄与人类发展研究中心高级研究员，湖南湘潭大学商学院副教授）、曾毅（北京大学国家发展研究院教授，杜克大学老龄与人类发展研究中心教授）。

心理特征，还要取决于环境因素，因此遗传与环境因素之间是相互依赖与相互作用的（Chi et al. 2016）。显然，如果仅从单一的医学生物学角度寻找影响老龄健康的遗传因素，即使分离鉴定出了统计上相关的基因及其生物功能，也不能分析判断它在不同社会、行为、环境条件下对健康和疾病预防的作用方向和大小。因此，必须通过加强医学、遗传生物学和社会科学学者之间的合作，深入分析评估社会、行为、环境、遗传交互作用对基因表达和作用强弱的调节。换句话说，我们只有探讨如何通过外因（社会、行为与环境）来调动或抑制内因（遗传）的积极或消极作用，即针对具有不同遗传基因类型的人群，才能有的放矢、提出科学实用的老年疾病预防和健康保障对策及干预方案，从而大大提高健康干预方案效益（曾毅，2012）。

国际科学界已认识到社会行为、环境、遗传因素及其交互作用对健康影响的跨学科联合攻关在深化科学研究、提高健康改善干预方案效益等方面的重大战略意义。美国国立卫生研究院及下属的美国国家老龄化研究所高度重视与加强社会行为和遗传因素交互作用对健康影响的跨学科研究，并于 2006 年发布为期四年（2007～2010 年）、金额 1.6 亿美元的"基因与环境启动计划"；2019 年举行了关于"遗传、个体化医疗和行为干预"研讨会，会上宣读的论文经匿名评审后由国际一流杂志 *Perspectives on Psychological Science* 以专刊形式发表，该专刊 11 篇论文分别从不同领域和角度论述"遗传、个体化医疗和行为干预"的意义、方法和前景。这一研讨会和专刊的核心观点是：随着近年来生命科学技术的快速发展及对遗传密码的逐步破解，人类已进入深入研究如何通过外因（社会、行为与环境）来调动或抑制内因（遗传）的积极或消极作用，在具有不同遗传基因类型的人群中，对症下药，实行高效的个体化医疗和健康行为干预方案的新时代（Reiss，2010）。与此同时，美国国立卫生研究院下属的国家人类基因组研究所（National Human Genome Research Institute）设立了一个名为 PhenX Toolkit 的研究项目，在与人类健康和疾病预防有关的社会经济、行为、环境因素等 21 个领域中，每一领域均选定 15 个经世界范围较多研究证实的、广泛适用、得到普遍认可的健康和社会经济、行为、环境等影响因素变量指标，将共计 315 个指标数据收集的调查问卷设计和论证，详细地共享在免费阅读和下载的网站上，以便于所有从事与人类遗传基因、健康和疾病相关工作的研究人员应用，从而加强社会、行为、环境与遗传因素交互作用的跨学科研究（网址为 http://www.Phenxtoolkit.org.）。

我国社会行为、环境、遗传因素及其交互作用对健康长寿影响的跨学科研究开展较晚，相关研究领域仍较为薄弱。在此背景下，2011 年关于"老龄健康影响因素与保障机制的综合交叉研究"的香山科学会议第 402 次学术讨论会基于我国老龄健康影响因素跟踪调查和健康长寿候选基因研究取得了突出成果（潘峰，

2011），建议国家有关部门尽快采取适当措施，建立有效机制，切实加强对跨自然与社会科学交叉研究老龄健康的支持力度，尽快处理分析已收集但尚未开发的大样本健康长寿老人、其他年龄组老人和中年对照组的血样、唾液 DNA 样本，通过全基因组扫描和基因分型，充分发掘它们的科学价值，并将各单位整合的大样本健康长寿老人和其他年龄组调查对象老龄健康相关基因分型数据与已开展二十多年（并将继续进行）的老人社会经济、行为、环境影响因素及其健康变化、存活、死亡跟踪调查数据有机链接整合，建立协同创新数据库和资源共享跨学科研究平台。

这一协同创新数据库和资源共享跨学科研究平台除了为老龄健康的社会、行为、环境与遗传因素及其交互作用跨学科研究提供强有力数据支持外，还将为其他项目进行不同年龄组慢性病（如心血管疾病、糖尿病、忧郁症、痴呆等）患者及其对照组的全基因组扫描和基因分型数据，与大样本百岁和 90～99 岁健康长寿老人相应数据的"三者对比分析"（triple comparative analysis）提供很有价值的数据支持，从而筛选、验证和分析慢性病预防相关基因多态性及其与社会、行为、环境的交互作用影响。北京大学健康老龄与发展研究中心研究团队与华大基因研究院合作完成建立了全球最大的百岁、高龄和中低龄老人 GWAS 和基因分型数据库，具体包括中国老年健康调查关于长寿的 GWAS（简称一期 GWAS）数据和二期老年健康候选基因分型(简称二期候选基因分型)数据。其中一期 GWAS数据包含中国老年健康影响因素跟踪调查中 2178 位百岁老人和 2299 位中年对照组，每人 90 万个基因位点数据。二期候选基因分型数据则是在一期数据发现的与健康长寿相关性较为显著的大约 11 000 个基因位点，以及根据国内外相关文献和数据库报道过的所有可能与老龄健康和疾病相关的基因位点的基础上，建立的包含 1.32 万名能够与中国老年健康调查对象面上调查数据相匹配的每人27 233 个老龄健康候选基因位点数据。这一协同创新数据库和资源共享跨学科研究平台将大大提高已有的并将继续收集的老龄健康跟踪调查数据和遗传样本的科学价值，使之用于深入开展预防医学和社会科学的综合交叉研究，从而开发针对不同社会经济行为特征和基因类型群体的健康促进方案，并为提高疾病预防和健康干预效益奠定科学基础。

17.2　健康长寿全基因组扫描与跟踪调查数据的整合、相关变量及说明与跟踪调查数据匹配使用说明

北京大学健康老龄与发展研究中心研究团队（后称研究团队）与华大基因研究院合作完成了对中国老年健康调查的 2178 位百岁老人和 2299 位中年对照组每

人 560 万个基因位点关于长寿的 GWAS，该数据库简称为一期 GWAS 基因数据库。其百岁老人样本量是世界上已发表百岁老人 GWAS 研究最大样本量的 2.7 倍（Zeng et al.，2016）。该研究团队发现了 11 个与长寿密切相关并在中国南北方人群中得到相互验证的基因位点，其中 2 个新发现的基因位点与长寿相关达到 $P<5×10^{-8}$ 全基因组显著性水平（国际上欧洲、美国分别发现 1 个与长寿相关达到全基因组显著性水平的基因位点）。同时，研究团队还发现 4 个生物遗传信息通道与长寿显著相关。通过与美国新英格兰地区百岁老人研究、欧盟健康长寿研究项目进行国际对比分析，探索中国、欧盟、美国人群老龄健康易感基因的异同。研究团队的关于健康长寿全基因组关联分析创新成果已于 2016 年 2 月在《自然》杂志子刊 *Scientific Reports* 上发表（Zeng et al.，2016）。我们的全球首次、百岁老人样本最大的分性别关于健康长寿 GWAS 已取得鼓舞人心的创新进展。例如，研究团队首次发现 11 个只与男性长寿显著相关的独立基因位点和 11 个只与女性长寿显著相关的独立基因位点。研究团队发现 NAD^+ 代谢通路可能为女性长寿特异性通路，而免疫与炎症相关信号通路可能为男性长寿特异性通路；研究团队的分性别关于健康长寿全基因组关联分析论文已在世界健康科学顶级期刊《美国医学协会学刊》子刊 *JAMA Network Open* 上正式发表（Zeng et al.，2018）。GWAS 数据集中，2178 位百岁老人全部是中国老年健康调查的调查对象，2299 名中年对照组中的 1214 人是中国老年健康调查对象（其他 1085 人是华大基因研究院提供的中年对照组）。研究团队的 GWAS 数据集合计有 3319 位长期跟踪调查对象。

　　研究团队近期与华大基因研究院合作完成了对中国老年健康调查对象中 2178 位百岁老人和 2299 位中年对照组每人 90 万个基因位点、关于长寿的 GWAS。研究团队的 GWAS 百岁老人样本量是世界上已发表百岁老人 GWAS 研究最大样本量的 2.2 倍。研究团队的 GWAS 分析发现了 29 个在 $P<10^{-7}$ 显著性水平上与长寿显著相关的基因位点，其中 9 个基因位点与长寿相关达到 $P<5×10^{-8}$ 全基因组显著性水平。我们的分析还发现 9724 个基因位点与长寿在 $P<0.01$ 的显著性水平上相关。这些通过比较百岁老人和正常中年人群每人 90 万个基因位点全基因组扫描结果得到的发现是很有意义的。但是，这只是万里长征到达的第一站而已，因为我们必须深入分析，弄清楚这 29 个在 $P<10^{-7}$ 显著性水平上与长寿高度显著相关的基因位点，以及 9724 个在 $P<0.01$ 显著性水平上与长寿相关的基因位点中哪些真正与老龄健康显著相关，排除其中的假阳性成分，并揭示这些基因位点中哪些与环境发生交互作用而显著影响健康。现有的百岁老人和中年对照组 GWAS 分析只是奠定了一个必要基础，而无法完成这些任务，因为中年对照组并非老年人，我们的老龄健康调查只收集了他们的遗传样本和年龄性别家族长寿史等基本信息，没有收集他们的健康状况和环境因素数据；仅对百岁老人健康状况、基因和环境因素数据分析，虽有一定意义，但非常有限，因为能活到百岁的人毕竟很

少。我们第一步 GWAS 将他们与中年正常人比较分析的目的是找到潜在的可能与所有老年人健康相关并与环境交互影响健康的候选基因位点，但找到这些候选基因位点还远远不够，而我们最需了解的是环境与基因的交互作用如何影响 60 岁至 90 多岁老年人口主体的健康。因此，我们必须用所有老人的环境和基因数据进行深入的分析验证。这 2.5 万个基因位点既包括我们的 GWAS 分析新发现的 9724 个与长寿相关的基因位点（$P<0.01$），也包括国内外文献中已报道但没有被包括在这些基因位点中的与长寿相关的基因位点（$P<0.05$），以及文献报道过的与老年疾病（如心脏病、高血压、糖尿病、癌症、阿尔茨海默病、老年免疫相关的疾病等）相关的基因位点。这一具有突破性意义的全新研究计划将促成在中国诞生一个世界上高龄老人样本最大，同时有足够大样本的较年轻老人和中年人，合计大约 17 703 位调查对象基因类型并与其多年跟踪调查数据有机整合、具有很大研究潜力的数据库，其中包括 2178 位百岁老人和 2299 名中年对照组每人 90 万个基因位点（一期 GWAS 基因数据），以及 13 226 位 60~99 岁老人每人约 2.8 万个筛选出来的潜在可能与环境产生交互作用影响老龄健康（包括慢性病）的基因位点（二期候选基因分型数据），以及所有这些老人多年跟踪调查数据。这一数据库将为后续环境-遗传交互作用对老龄健康（包括慢性病）影响深入分析研究提供宝贵数据资源。

17.3　老龄健康候选基因分型与跟踪调查数据的整合、相关变量及说明

　　在一期 GWAS 基因数据基础上，研究团队与华大基因研究院密切合作，将我们根据中国老年健康调查全基因组扫描数据分析发现的与中国人群长寿和健康状况相关性较为显著的基因位点，以及根据国内外相关文献和数据库报道过的所有可能与老龄健康和疾病相关的基因位点，在 13 226 位中国老年健康调查对象样本中成功地进行 27 656 个老年健康候选基因位点分型；华大基因研究院研究人员进一步对基因位点进行插补（imputation），将 27 656 个老年健康候选基因位点附近密切相关位点按插补国际标准方法引进我们的数据库，最后形成 287 898 个老年健康相关基因位点分型（即二期候选基因分型）数据集。华大基因研究院于 2018 年 9 月提供了第二批 GWAS 原始数据，共完成了 13 228 份老年样本的基因分型，每个样本共检测了 27 233 个基因位点。这 13 228 份老年样本分别来自 2008/2009 年、2011/2012 年和 2014 年这三期中国老年健康调查数据，其中有 11 793 份样本的 ID 号能与中国老年健康调查数据的 ID 号成功匹配。对于

2008～2014 年跟踪样本来说，其统计年份为 2008/2009 年；对于 2011～2014 年跟踪样本来说，其统计年份为 2011/2012 年。在 13 228 个二期候选基因分型样本中，有 13 082 个样本的 ID 号与"中国老年健康调查"调查数据的 ID 号成功匹配，有 138 个样本 ID 号与中国疾控中心于 2008 年额外搜集的生物标志物样本 ID 号相匹配，这 138 个样本使用的问卷较中国老年健康调查问卷更简单，也特别标注包括在数据集中；其余 8 个基因分型样本的 ID 号未与调查数据匹配成功。二期候选基因分型样本中，没有包括在一期 GWAS 的调查对象为 10 748 人，既包括在一期 GWAS 又包括在二期候选基因分型的调查对象为 2473 人。

　　我们的一期 GWAS 中 3318 位调查对象和没有包括在（即独立于）一期 GWAS 的二期候选基因分型 10 748 位调查对象的初始调查年份及分年龄性别的统计分布见表 17-1 和表 17-2。

表17-1　中国老年健康调查（1998～2018年）一期GWAS和二期候选基因分型数据相互独立样本的初始调查年份及调查对象人数分布

初始调查年份	一期 GWAS			二期候选基因分型			合计			跟踪年数/年
	男/人	女/人	小计/人	男/人	女/人	小计/人	男/人	女/人	小计/人	
1998	14	38	52	616	773	1 389	630	811	1 441	20
2000	20	43	63	95	99	194	115	142	257	18
2002	40	74	114	903	896	1 799	943	970	1 913	16
2005	109	214	323	661	627	1 288	770	841	1 611	13
2008	629	1 313	1 942	2 208	2 057	4 265	2 837	3 370	6 207	10
2009	34	90	124	119	96	215	153	186	339	9
2012	230	470	700	435	346	781	665	816	1 481	6
2014	0	0	0	355	462	817	355	462	817	4
合计	1 076	2 242	3 318	5 392	5 356	10 748	6 468	7 598	14 066	

注：初始调查年份指基因数据样本调查对象第一次进入中国老年健康调查队列接受调查的年份，64.8%调查对象的 DNA 样本是其初始调查年份采集的，而 35.2%调查对象的 DNA 样本是其成为队列成员后被随访年份采集的

表17-2　一期GWAS和二期候选基因分型数据样本年龄和性别分布

年龄组	一期 GWAS			二期候选基因分型			合计		
	男	女	小计	男	女	小计	男	女	小计
<50 岁	257	298	555	203	201	404	460	499	959
50～59 岁	230	277	507	348	340	688	578	617	1195
60～69 岁	52	31	83	480	306	786	532	337	869
70～79 岁	0	0	0	1 297	1 001	2 298	1 297	1 001	2 298

年龄组	一期 GWAS			二期候选基因分型			合计		
	男	女	小计	男	女	小计	男	女	小计
80~89 岁	0	0	0	1 663	1 487	3 150	1 663	1 487	3 150
90~99 岁	225	350	575	1 232	1 486	2 718	1 457	1 836	3 293
100~104 岁	256	928	1 184	137	413	550	393	1 341	1 734
105~109 岁	50	325	375	29	99	128	79	424	503
110+	6	33	39	3	23	26	9	56	65
合计	1 076	2 242	3 318	5 392	5 356	10 748	6 468	7 598	14 066

注：本表所列具有基因数据的调查对象中 2014 年调查时点存活被访、已经死亡或失访者年龄分别指 2014 调查时点存活被访时、之前死亡时或失访前最后一次被访时的年龄；110+表示 110 岁及以上

　　需说明的是，由于数据格式不同，一期 GWAS 数据及二期候选基因分型数据与调查数据因测序方式不同不能直接匹配，需要先运用 PLINK 等生物统计软件对基因位点信息进行分析处理之后，再将基因分析结果与调查数据进行匹配。在数据匹配时，首先将基因分析结果复制到 Stata 程序中，再以样本个体 ID 号"iid"为基准与附件的调查数据文档进行匹配合并，然后在此基础上进行后续的"基因-环境"交互作用分析。调查数据并不包含各样本的一期 GWAS 及二期候选基因分型信息，而是提供了与基因数据相链接的样本"iid"变量。在一期 GWAS 及二期候选基因分型的 PLINK 数据中，也含有样本"iid"变量，无论是一期 GWAS 及二期候选基因分型原始数据，或者插补后的数据，均可以变量"iid"为基准与中国老年健康调查数据链接起来。

17.4　老年健康环境和遗传交互作用多元统计分析技术提示

　　研究团队前期研究应用了大多考虑单个基因位点、单个老龄健康指标和单个环境因素及其交互作用的结构方程分析（Zeng et al. 2014）。本节将进一步介绍扩展后的同时分析多环境因素（E）、多基因位点（G）和多健康指标的环境—基因交互作用（$G×E$）对老龄健康的影响。应用图 17-1 所示的结构方程分析方法，该方法不仅可以通过多基因位点指数同时考虑多个基因位点的共同影响，而且老人的健康状况可以由多个相关健康指标量测，环境也可由多个指标量测。统计学称由多个指标量测的变量为潜变量（latent variable），分析过程主要由三个步骤构成。

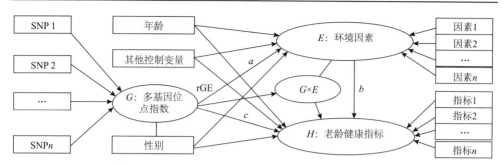

图 17-1　遗传—环境交互作用（G×E）对老龄健康的影响结构方程分析框架

第一步：环境因素潜变量与多基因位点指数协同效应的分析。应用结构方程分析，我们将估计环境因素潜变量（E）与相关多基因位点指数（G）的协同效应（synergistic effect），即估计 G 和 E 的交叉项（$G×E$）的影响在统计上是否显著。统计上显著的 $G×E$ 交叉项可能正确反映，也可能不正确反映 G 和 E 的交互作用，原因在于它可能包括 G 和 E 的相关性（rGE）的混杂影响（confounding effect）。因此，我们需要进一步进行下述第二步与第三步的分析。

第二步：检验 rGE 是否显著。如果在第一步分析中发现环境和基因交互项（即 $G×E$ 协同效应）估计值在统计上显著，我们将应用结构方程分析方法检验相关多基因位点指数与环境因素潜变量是否存在显著的相关关系（rGE）。

第三步：排除 rGE 的混杂影响，估计 $G×E$ 对老龄健康的影响。如果在第二步分析中得到 rGE 在统计上显著，我们将进一步通过图 17-1 所示的结构方程模型来进行路径分析，排除 rGE 的混杂影响并控制住各种有关协变量，估计环境因素对老龄健康的直接影响（b），基因类型对老龄健康的直接影响（c）及其通过与环境因素的相关关系效应（a）而对老龄健康产生的间接影响（$a×b$），以及环境—基因交互作用（$G×E$）对老龄健康的影响。

需要指出的是，图 17-1 和上面讨论的应用多基因位点指数的结构方程模型理论框架和"三步"分析思路也适应于单个基因位点的结构方程模型分析，其中的 E 可以是单个或多个环境因素，H 可以是单个或多个健康指标。

17.5　小　　结

为什么患了同样的疾病，不同的人在吃了相同的药或饮食营养支持下，有些人可以治愈，而有些人不管用甚至起反作用？这与个体差异如先天遗传差异和后天环境差异有很大关系，包括年龄、性别、社会经济特征、行为和遗传基因，以及非常重要的方面——社会行为与遗传基因的交互作用[详见《人民日报》（海外版）"健康管理走向精准时代和健康管理 2050 公益工程" 报道]。例如，本研究团队在国际一流期刊发表的成果表明，经常喝茶使携带 *FOXO1A* 基因类型对死亡率的负面影响逆转为显著正面影响（Zeng et al.，2014）；经常参加体育锻炼和参加社会休闲活动在携带 *ADRB2* 基因类型的高龄老人中对健康的影响比相同其他特征的不携带者显著要大得多（Zeng et al.，2013）。不同健康行为习惯和环境因素对不同遗传背景的老人健康作用不同，因此老龄健康干预也需要考虑到老人的体质，也就是遗传背景。然而，我国在环境—遗传交互作用对老龄健康的影响这一研究领域仍然十分薄弱，期待国内多学科研究人员继续努力对我国为不同基因类型老人提供不同的饮食营养和社会行为等有效干预方案的精准健康管理研究开发做出应有贡献。

第 18 章　中国老年健康调查数据库的
开放分享应用概述[①]

18.1　引　　言

中国老年健康调查项目自 1998 年至今已开展了 8 次跟踪调查。该调查样本对中国人口具有代表性，且长期对相同人群进行跟踪调查，样本量大，调查质量较好，并向中外学术界免费提供数据，在老龄研究领域得到广泛应用。目前中国正在进入快速老龄化阶段，同时老年人健康状况进一步改善，不仅老年人口在总人口中所占比重越来越高，老年人口规模越来越大，老年人口中 80 岁及以上的高龄人口比例也在持续上升。与低龄老人相比，高龄老人具有许多不同的特点和需求，是老龄研究中不可忽视的组成部分。由于中国老年健康调查的抽样特点，这个数据库具有相当大规模的高龄老人样本，可以针对这个人群开展更为深入的研究。

据不完全统计，截至 2019 年 12 月，利用该调查数据的研究成果已产生九百多篇（部）学术论文、专著、专著中的章节或研究生学位论文。图 18-1 为分年度发表在学术期刊上的研究论文数量，中文为 CNKI（China National Knowledge Infrastructure，中国知网）搜索结果（检索关键词为 CLHLS，此外根据不同年代应用当时调查名称），英文为 Google Scholar 搜索结果（检索关键词为 CLHLS）。随着调查跟踪次数的增加，研究论文数量整体呈上升态势，并在 2013 年之后快速增长。2011 年及之前平均每年约有 17 篇论文发表，2012 年及以后上升到平均每年约 66 篇。2008 年以前英文论文数量较少，而且论文作者以国内学者为主；2012 年以后英文论文数量明显增多，作者构成也更为多元，2017 年以后英文论文数量更是大幅上升。这一方面说明中国老年健康调查数据逐渐被更多国内外研究者知晓和利用，另一方面也反映出学界对老年人口健康及相关问题的关注度越来越高。

CLHLS 研究团队在各次调查完成后，都应用最近调查数据发表了研究论文或出版了专著。在调查进展的不同阶段，研究团队发表了具有代表性的专著、数据集或论文集，截至 2019 年已发表中文著作 8 部，英文著作 5 部。2000 年出版的《中

[①] 本章作者：郑真真（中国社会科学院人口与劳动经济研究所研究员、北京大学国家发展研究院健康老龄与发展研究中心研究员）。

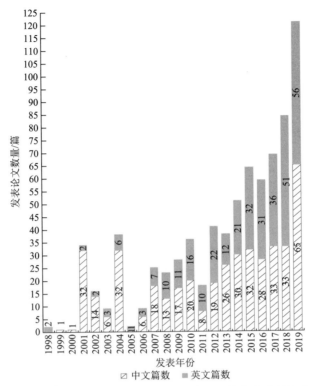

图 18-1　1998～2019 年应用中国老年健康调查数据发表的论文数量

国高龄老人健康长寿调查数据集（1998）》，介绍了 1998 年实施的第一次调查情况、调查数据的质量分析和评估以及调查的主要结果汇总。分别于 2001 年和 2004 年在《中国人口科学》出版了《中国高龄老人健康长寿研究专辑》和《老龄健康与社会经济发展专辑》，应用 1998 年、2000 年和 2002 年的调查结果，介绍了高龄老人在健康、社会和经济方面的一般情况，并围绕老年研究的多个维度进行了深入的分析。2004 年出版的《健康长寿影响因素分析》，系统地对三次调查结果进行了深入分析，研究成果涉及老年健康、生活质量、家庭和居住安排等各个方面。2007年出版的《中国高龄老人调查研究》主要应用 2002 年的调查数据，对中国高龄老人的情况进行了全面介绍。2008 年以后，调查增加了有关老年保障和医疗费用的信息收集，2010 年出版的《老年人口家庭、健康与照料需求成本研究》收入了重点围绕老年照料的需求和成本的深入研究成果。2008 年及以后的跟踪调查，增加收集了老年人的生物样本，为探讨社会经济和遗传因素的交互作用对老年健康的影响提供了更多信息，促进了跨学科合作研究，2018 年出版的《中国健康老龄发展趋势和影响因素研究》主要应用 2011 年和 2014 年的跟踪调查结果，通过与前几次调查结果的比较，集中反映了老年人的健康和生活自理能力及照料需求等方面的一系列变化及影响因素，并特别介绍了对老龄人群的生物医学指标分析研究成果。

不过，以上提到的专著及其他中英文相关专著远未能完全涵盖应用中国老年健康调查产出的丰富研究成果。这些成果数量众多，涉及内容广泛，有必要进行系统的综述。本章的综述旨在向读者介绍应用中国老年健康调查的成果概貌，同时希望有兴趣的研究者在尚未充分开发和仍缺乏深入研究的方面开展更多研究，避免重复已有的研究。

本章以中国老年健康调查问卷的内容为框架，选择应用中国老年健康调查数据撰写的、公开发表在学术期刊上的学术论文，从老年人口的个人特征、家庭关系、健康状况、生活自理能力、认知功能、生活方式、饮食、心理特征、社会和家庭支持照料等方面，简要回顾和综述已有研究成果及其启示、意义和局限，讨论进一步挖掘现有数据、推进老年人口研究的前景。

18.2　分析维度和主题分类

本章主要从两个维度，即研究主题和发表时间来回顾现有文献。研究主题分类以问卷结构为基本框架，围绕老年人健康状况及各种不同层次影响因素，从宏观层面的公共政策、社会经济因素到中观和微观层面的影响因素分析，还包括对基因遗传等相关因素作用的探讨。老年人的健康状况包括基本情况和健康状况、健康/生活自我评价及相关因素、日常活动能力、认知能力、生活方式等；主要影响因素包括家庭、社会经济、卫生医疗及社会保障、照料与长期护理。此外，将调查介绍、数据质量评估和分析方法专门归为一类。对于多类交叉主题的处理方法，如对围绕健康影响因素的研究，则根据文章内容和发表期刊的专业领域选择研究主题。研究内容具体分为以下 12 类。①基本情况：一般情况和健康状况描述、生活质量。②健康/生活自我评价及相关因素。③日常活动能力。④认知能力。⑤生理健康：健康状况及测度、长寿与死亡风险、临终状况、生物标记/基因/环境等跨学科领域。⑥心理健康。⑦生活方式：一般描述、饮食、吸烟、睡眠等。⑧家庭：居住安排、代际关系、婚姻、生育。⑨社会经济：经济状况/社会经济地位、老年贫困问题、社会支持/社会参与、早期经历与营养。⑩卫生医疗及社会保障：卫生医疗及服务利用、医保、社保。⑪照料与长期护理。⑫调查介绍/数据质量/分析方法。

本章将论文发表的时间作为一个维度来考虑，主要是基于几个原因：首先，中国老年健康调查本身随着时间的推移和调查研究经验的积累在不断地"进化"，不同时期的调查对象和问卷内容均有所变化；其次，随着研究的深入开展和可利用数据内容的增加，更多领域的学者关注老年健康影响因素，参与到研究中来，跨学科合作研究逐年增多；最后，考虑到 1998 年以来中国人口和社会经济同时发生速度较快的变化，如人口和家庭结构的变化、老年人口群体特征的变化、社会经济变化、医疗卫生改革和社会保障的变化等，不同时期的研究对象、研究背景和关注主题都会有所变化。老年人的个人特征由于时间的推移和样本的更新而发生变化。例如，享有老年保障的比例自 2008 年以后有明显增加，由于 2008 年以后的两次调查为完全跟踪调查没有增加新样本，因而这种比例上升显然是由于社会保障体系的改革，尤其是农村社会保障的普及。这些变化引发了数量更多、涵盖主题更广泛的研究。

18.3　数据应用的主要构成

图 18-2 为分研究主题的应用中国老年健康调查数据发表文献的数量统计。从主题分类看，围绕老年人口特别是高龄老人生理健康的研究数量最多，其次是与家庭有关的主题。与老年照料有关的主题以中文论文为主，也反映出老年照料社会需求的与日俱增，而且这个主题受到国内学界的广泛关注。对老年人群的卫生医疗和社会保障的研究成果也是以中文论文为主，而围绕认知能力和生活方式等方面的研究成果则以英文论文为主。

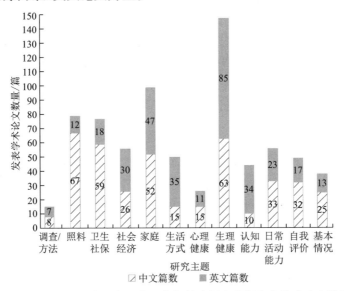

图 18-2　按主题分类的应用中国老年健康调查数据发表学术论文数量

根据发表时间来看，中国老年健康调查提供了最大样本的高龄老人健康方面的基础数据，初期研究成果以介绍老年群体特别是高龄老人的基本状况为主，老年人的生理和躯体健康状况始终受到关注。随着时间的推移，跟踪调查次数增多、跟踪时期延长及信息收集内容扩展，研究逐渐向健康的各个维度及相关影响因素扩展并日益深入。近年来，有更多关于社会、经济、社会保障和心理健康方面的研究发表。英文论文有更多分析认知能力及相关影响因素，尤其是生物指标和环境因素与认知能力的相关研究。在对生活方式及其与健康相关的研究方面，近年来有相对更多的英文论文发表。在有关老年人健康、照料和生活质量的影响因素方面，中英文论文近几年增加数量都比较多的是有关家庭方面的研究。近年来，中英文论文在此前研究成果较少的一些方面呈现出快速增加的趋势。例如，有关生物指标与社会经济环境的交互效应对老人的死亡风险、失能、认知能力等方面的影响研究；又如，有关老人临终生活质量的研究，以及结合老人的健康、失能、照料需求和居住安排等方面的综合研究。应用多次跟踪数据分析老年人口跨时期变化的研究论文数量也有增长。

　　由于有关生理健康、家庭、社会经济类的研究成果数量相对较多，图 18-3 将这几类学术论文进一步细分。图 18-3 将健康类研究论文细分为健康状况及测度、长寿与死亡风险、生物/基因/环境因素等对老年人健康的影响。不少健康状况及测度的论文内容涉及健康指标或分析方法的探索性研究。近年来涉及生物、基因、环境等影响因素的跨学科领域研究成果逐渐增多，2010 年以后的更多论文内容涉及生物指标，而与基因相关的研究更多以英文发表。与家庭相关的研究主要包括老年人的生育、婚姻、代际关系和居住安排。社会经济类的研究主要有老年人的社会经济地位、早期经历等。对老年人健康的另一个值得关注的趋势是，有些研究成果应用了多个来源的数据，如张文娟和魏蒙于 2015 年发表的《中国老年人的失

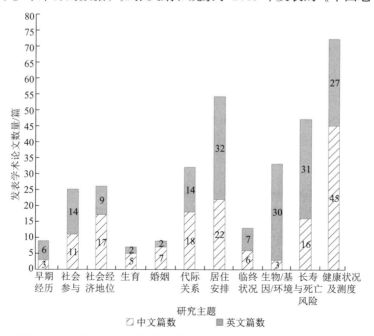

图 18-3　健康、家庭、社会经济主题进一步分类的学术论文数量

能水平和时间估计——基于合并数据的分析》一文，应用了多个来源数据估计不同年龄段老年人的失能情况。

最初应用中国老年健康调查数据的学者主要来自人口学和老年学领域，中文的研究成果主要发表在人口学和老龄研究领域的期刊上，在《中国人口科学》《人口研究》《人口与经济》等人口学期刊上发表的论文约占中文论文的一半以上。近年来发表在经济类和医学类期刊的文章逐渐增多，显示关注老龄研究和应用该数据的学者领域在逐渐扩展。2010 年以后发表在医学类期刊上的论文主要发表在老年医学、预防医学、心理卫生、精神健康、慢性病预防、疾病控制、卫生政策、卫生经济、卫生统计、公共卫生、社会医学等方面的期刊。除了有些学术论文在经济学主要期刊和统计学主要期刊上发表，还有一些发表在综合类期刊及大学学报等学术期刊上。英文研究成果主要发表在老年学、人口学、社会学、医学与公共卫生类期刊上。

18.4　小结和讨论

进入 21 世纪以来，政府和全社会开始越来越重视中国的人口老龄化及其可能带来的社会经济挑战，老龄研究的社会需求也日益增长。从 1998 年开始收集数据的中国老年健康调查日益受到研究者的重视。应用中国老年健康调查数据的研究论文几乎涵盖了老年人口研究的各个方面，特别是因该数据拥有充足的高龄老人样本，在研究高龄老年人口方面具有独特优势。相关研究成果围绕健康、照料、家庭和社会支持方面的数量众多，尤其是高龄群体的健康和照料研究。综观现有研究成果，具有分析方法多样化、分析内容跨学科的特点。例如，社会、行为、遗传因素及其交互作用对高龄老人的健康状况和死亡概率的影响，需要不同学科研究者的密切合作。虽然大部分研究仍应用某年度的截面数据，但已有多项研究应用 2 次及以上跟踪数据，分析关键指标或健康及社会经济状况的跨时期变化。不少学术论文享有较高的学术声誉并被广泛引用，也有不少研究成果转化为政策报告[①]，为国家相关决策提供了实证依据。

不过，从现有发表文献也可以看出，应用老龄调查数据的相关研究还有较大的发展空间。例如，在老年健康的研究方面，心理健康和认知能力的研究相对欠缺，死亡老人的信息尚未被充分利用，纵向跟踪数据也还有待更充分利用和发挥优势，社会科学和其他相关学科相结合的跨学科研究还有待进一步推进。虽然发达国家和发展中国家近年来都日益关注老龄问题，并有更多应用相关调查数据的

---

① 据不完全统计，截至 2019 年，递交政府部门的政策咨询报告总计有 60 篇。

研究，但老年健康影响因素的国际比较研究较为少见。实际上，中国老年健康调查在问卷设计时特别注意采用了国际常用的测量或量表，适合做不同国家或地区之间的比较研究。

需要注意的是，现有一些应用研究较为缺乏对社会现实情况的了解，凸现出"就数论数"的局限，应当提倡研究者将应用二手数据分析与实地调研相结合，从而可以发挥数据的作用并产生出更有现实意义的研究成果。此外，大多数研究都是全国性的研究，在中国地区差异、城乡差异较大的情况下，聚焦一个地区的研究可能更具有针对性。虽然中国老年健康调查的主要内容是老年人健康及其影响因素，但应用该数据的多数研究论文均发表在社会科学类的期刊上，医学类刊物发表文章相对较少，说明医学界对这些数据了解有限，也使应用该调查数据的相关研究成果在不同领域的影响和推广受到了限制。

需要说明的是，本章仅是对中国老年健康调查数据应用研究的初步文献回顾和统计结果，对论文内容的分析和归纳也还有待深入。本章仅收集了应用中国老年健康调查数据的学术论文，并未完全覆盖关于老年健康影响因素的所有文献，也未包括散见于不同专著中的章节①。考虑到中国公开可获得数据的大规模老年相关调查，大多采取了概率比例抽样，且高龄老人数量较少，大部分对中国高龄老人的研究源于中国老年健康调查数据，因而本章对高龄老人相关研究覆盖较好。

---

① 据不完全统计，截至 2019 年，应用中国老年健康调查数据的研究在欧洲和北美洲出版发行的英文专著章节有 20 篇。

结　语①

中国老年健康调查项目自 1997 年启动，至今已走过二十多年的历程。该项目由北京大学曾毅教授牵头，先后有多所大专院校和研究机构参与调查与研究，涉及全国 23 个省区市的调查实施部门和现场调查人员。通过跨度 20 年的 8 次跟踪调查，中国老年健康调查收集了超过 13 万人次的数据记录，建成了具有丰富信息的数据库，现有数据库包括 65 岁及以上老年群体个人信息、老年人群及其成年子女配对信息、老年健康影响因素生物医学指标信息，以及调查所在地的社会经济、医疗和老龄服务、空气污染和其他环境污染等社区信息。估计累计有上万学者应用这些数据进行过老龄相关学术研究，在国内外产生了重要的影响。

历经二十多年的调查研究，中国老年健康调查项目已经形成了一套设计/修改、实施、数据清理和质量评估的规范化步骤，并应用每次调查结果的分析、研究和讨论，修改或补充完善下一次调查内容，每次跟踪调查既是一轮新的数据收集和分析研究的开始，也是上一次数据收集和分析研究完整环节的后续。本书通过对中国老年健康调查项目的历史梳理和回顾，以及对第 8 次跟踪调查的全程介绍，使读者尤其是中国老年健康调查数据库的使用者对这个数据库的内容、数据来源和数据质量有较为全面系统的了解，希望借此推动对该数据库更为广泛的应用和挖掘。

由于中国人口的快速老龄化及可能对未来中国社会经济的影响日益受到重视，应对人口老龄化也成为国家发展战略的一部分，未来会有更广泛领域的更多学者关注这方面的议题，中国老年健康调查数据库也将发挥出更大作用。

---

① 作者：郑真真（中国社会科学院人口与劳动经济研究所研究员、北京大学国家发展研究院健康老龄与发展研究中心研究员）。

参 考 文 献

丁志宏, 曲嘉瑶. 2019. 中国社区居家养老服务均等化研究——基于有照料需求老年人的分析. 人口学刊, 41(2): 87-99.

顾大男. 2011. 老年人口分析方法与应用//曾毅. 人口分析方法与应用. 2 版. 北京: 北京大学出版社: 367-420.

国家统计局人口和就业统计司. 2016. 2015 年全国 1%人口抽样调查资料. 北京: 中国统计出版社.

国务院人口普查办公室, 国家统计局人口和社会科技统计司. 2002. 中国 2000 年人口普查资料. 北京: 中国统计出版社.

何文炯, 胡晓毅, 侯雨薇, 等. 2018. 我国老年经济保障体系建设研究//杜鹏, 陆杰华, 何文炯. 新时代积极应对人口老龄化发展报告. 北京: 华龄出版社.

胡汝泉. 1991. 中国九大城市老年人状况抽样调查. 天津: 天津教育出版社.

柳玉芝, 原野, 等. 2007. 中国高龄老人调查研究. 北京: 中国人口出版社.

聂晓璐, 王红英, 孙凤, 等. 2013. 2000—2012 年中国社区人群老年期抑郁情绪检出率——系统综述和更新的 meta 分析. 中国心理卫生杂志, 27(11): 805-814.

潘峰. 2011-11-28. 健康老龄化是缓解人口老化压力的关键. 科学时报, B3.

彭希哲, 胡湛. 2015. 当代中国家庭变迁与家庭政策重构. 中国社会科学, (12): 113-132.

全国老龄工作委员会办公室. 2018. 第四次中国城乡老年人生活状况抽样调查数据开发课题研究报告汇编(下). 北京: 华龄出版社.

沈可. 2013. 中国老年人居住模式之变迁. 北京: 社会科学文献出版社.

田雪原. 1988. 中国老年人口宏观——1987 年全国 60 岁以上老年人口抽样调查分析. 中国人口科学, (5): 1-9.

卫生部统计信息中心. 2013. 国家卫生服务调查分析报告.

杨子慧. 1988. 中国老年人口调查数据论证会述要. 人口与经济, (4): 29-30.

曾毅. 2004. 健康长寿影响因素分析. 北京: 北京大学出版社.

曾毅. 2010. 老年人口家庭、健康与照料需求成本研究. 北京: 科学出版社.

曾毅. 2012. 老龄健康的跨学科研究: 社会行为、环境、遗传因素及其交互作用. 中国卫生政策研究, 5(2): 5-11.

曾毅, 冯秋石, Hesketh T, 等. 2017. 中国高龄老人健康状况和死亡率变动趋势. 人口研究, 41(4): 22-32.

曾毅, 顾大男, 萧振禹, 等. 2005. 中国高龄老人健康长寿调查图集. 北京: 中国人口出版社.

曾毅, 柳玉芝, 张纯元, 等. 2004. 健康长寿影响因素分析. 北京: 北京大学出版社.

曾毅, 陆杰华, 雷晓燕, 等. 2018. 中国健康老龄发展趋势和影响因素研究. 北京: 科学出版社.

查瑞传. 1996. 中国第四次全国人口普查资料分析(上). 北京: 高等教育出版社.

张纯元. 1991. 中国老年人口研究. 北京: 北京大学出版社.

张震. 2004. 子女生活照料对老年人健康的影响: 促进还是选择. 中国人口科学, (增刊): 29-36.

郑真真. 2002. 高龄老人自我状况主观评价及其相关因素分析//赵宝华. 提高老年生活质量对策研究报告. 北京: 华龄出版社.

郑真真, 周云. 2019. 中国老年人临终生活质量研究. 人口与经济, (2): 44-54.

"中国高龄老人健康长寿研究" 课题组. 2000. 中国高龄老人健康长寿调查数据集 (1998). 北京: 北京大学出版社.

朱荟, 陆杰华, 张韵, 等. 2018. 新时代应对人口老龄化的国情报告//杜鹏, 陆杰华, 何文炯. 新时代积极应对人口老龄化发展报告. 北京: 华龄出版社: 9-14.

Alderman H, Behrman J, Kohler H P, et al. 2001. Attrition in longitudinal household survey data: some tests for three developing country samples. Demographic Research, 5: 78-124.

Alzheimer's Disease International. 2015. World alzheimer report 2015: the global impact of dementia. Alzheimer's Disease International (ADL).

Anstey K J, Byles J E, Luszcz M A, et al. 2010. Cohort profile: the dynamic analyses to optimize ageing (DYNOPTA) project. International Journal of Epidemiology, 39: 44-51.

Basset S S, Magaziner J. 1988. The use of proxy responses on mental health measures for aged, community-dwelling women. Paper Presented at the 41st Annual Scientific Meeting of the Gerontological Society of America.

Bo Z Y, Wan Y, Meng S S, et al. 2019. The temporal trend and distribution characteristics in mortality of Alzheimer's disease and other forms of dementia in China: based on the National Mortality Surveillance System (NMS) from 2009 to 2015. PloS One, 14 (1).

Chi W, Li W D, Wang N, et al. 2016. Can genes play a role in explaining frequent job changes? An examination of gene-environment interaction from human capital theory. Journal of Applied Psychology, 101 (7): 1030.

Coale A J, Li S M. 1991. The effect of age misreporting in China on the calculation of mortality rates at very high ages. Demography, 28 (2): 293-301.

Collaborators G D. 2015. Global, regional, and national age-sex specific all-cause and cause-specific mortality for 240 causes of death, 1990-2013: a systematic analysis for the global burden of disease study 2013. The Lancet, 385 (9963): 117-171.

Cronbach L J. 1951. Coefficient alpha and the internal structure of tests. Psychometrika, 16 (3): 297-334.

Dato S, Rose G, Crocco P, et al. 2017. The genetics of human longevity: an intricacy of genes, environment, culture and microbiome. Mechanisms of Ageing and Development, 165: 147-155.

Fillenbaum G G. 1988. Multidimensional Functional Assessment of Older Adults: the Duke Older Americans Resources and Services Procedures. Hillsdale: Erlbaum Associates.

Folstein M F, Folsein S E, McHugh P R. 1975. "Mini-Mental State": a practical method for grading the cognitive state of the patients for clinician. Journal of Psychological Research, 12 (3): 189-198.

Francis J D, Busch L. 1975. What we know about "I don't know". Public Opinion Quarterly, 39:

207-218.

Guo G, Roettger M E, Cai T J. 2008. The integration of genetic propensities into social-control models of delinquency and violence among male youths. American Sociological Review, 73(4): 543-568.

Hamilton C M, Strader L C, Pratt J G, et al. 2011. The PhenX toolkit: get the most from your measures. American Journal of Epidemiology, 174(3): 253-260.

Herskind A M, McGue M, Holm N V, et al. 1996. The heritability of human longevity, a population-based study of 2872 Danish twin pairs born 1870-1900. Human Genetics, 97(3): 319-323.

Herzog A R, Rodgers W L. 1981. Age and satisfaction: data from several large surveys. Research on Aging, 3(2): 142-165.

Institute of Medicine. 2006. Genes, Behavior, and the Social Environment: Moving Beyond the Nature/Nurture Debate. Washington D C: The National Academies Press.

Jay G M, Liang J, Liu X, et al. 1993. Patterns of nonresponse in a national survey of elderly Japanese. Journal of Gerontology: Social Sciences, 48(3): 143-152.

Kahn J H, Hessling R M, Russell D W. 2003. Social support, health, and well-being among the elderly: what is the role of negative affectivity?. Personality and Individual Differences, 35(1): 5-17.

Kang H J, Bae K Y, Kim S W, et al. 2017. Impact of anxiety and depression on physical health condition and disability in an elderly Korean population. Psychiatry Investigation, 14(3): 240-248.

Kalton G, Kasprzyk D. 1986. Treatment of missing survey data. Survey Methodology, 12: 1-16.

Katz S, Ford A B, Moskowitz R W, et al. 1963. Studies of illness in the aged. Journal of the American Medical Association, 185(12): 914-919.

Kempen G, Sonderen E V. 2002. Psychological attributes and changes in disability among low-functioning older persons: does attrition affect the outcomes? Journal of Clinical Epidemiology, 55(3): 224-229.

Klinkenberg M, Smit J H, Deeg D, et al. 2003. Proxy reporting in after-death interviews: the use of proxy respondents in retrospective assessment of chronic diseases and symptom burden in the terminal phage of life. Palliative Medicine, 17(2): 191-201.

Kolappa K, Henderson D C, Kishore S P. 2013. No physical health without mental health: lessons unlearned? Bulletin of the World Health Organization, 91(1): 3-3A.

Landerman L R, Land K C, Pieper C F. 1997. An empirical evaluation of the predictive mean matching method for imputing missing values. Sociological Methods & Research, 26(1): 3-33.

Lawton M P, Moss M, Fulcomer M, et al. 2003. Multi-level Assessment Instrument Manual for Full-length MAI. North Wales: Polisher Research Institute.

Lei X, Sun X, Strauss J, et al. 2014. Depressive symptoms and SES among the mid-aged and elderly in China: evidence from the China health and retirement longitudinal study national baseline. Social Science & Medicine, 120(1982): 224-232.

Liu Q, Cai H, Yang L H, et al. 2018. Depressive symptoms and their association with social determinants and chronic diseases in middle-aged and elderly Chinese people. Scientific Reports, 8(1): 3841.

McGue M, Vaupel J W, Holm N, et al. 1993. Longevity is moderately heritable in a sample of Danish twins born 1870-1880. The Journals of Gerontology, 48(6): B237-B244.

Michalowsky B, Flessa S, Eichler T, et al. 2018. Healthcare utilization and costs in primary care patients with dementia: baseline results of the DelpHi-trial. The European Journal of Health Economics, 19(1): 87-102.

Mihelic A H, Crimmins E M. 1997. Loss to follow-up in a sample of Americans 70 years of age and older: the LSOA 1984-1990. The Journals of Gerontology, 52B(1): S37-S48.

Minihane A M, Jofre-Monseny L, Olano-Martin E, et al. 2007. ApoE genotype, cardiovascular risk and responsiveness to dietary fat manipulation. Proceedings of the Nutrition Society, 66(2): 183-197.

Norris F H, Goudy W J. 1985. Characteristics of older nonrespondents over five waves of a panel study: comments. Journal of Gerontology, 40(5): 627-636.

Nunnally J C. 1994. Psychological Theory. 3rd ed. New York: McGrawhill.

Penning M J, Strain L A. 1994. Gender differences in disability, assistance and subjective well-being in later life. Journal of Gerontology: Social Sciences, 49(4): S202-S208.

Phillips M R, Zhang J, Shi Q, et al. 2009. Prevalence, treatment, and associated disability of mental disorders in four provinces in China during 2001-05: an epidemiological survey. The Lancet, 373(9680): 2041-2053.

Powell D A, Furchtgott E, Henderson M, et al. 1990. Some determinants of attrition in prospective studies on aging. Experimental Aging Research, 16(1): 17-24.

Prince M, Patel V, Saxena S, et al. 2007. No health without mental health. The Lancet, 370(9590): 859-877.

Reiss D. 2010. Genetics, personalized medicine, and behavioral intervention-can this combination improve patient care? Perspectives on Psychological Science, 5(5): 497-624.

Rodgers W L. 1988. Epidemiological survey of older adults: response rate, data quality and the use of proxies. Paper Presented at the 41st Annual Scientific Meeting of the Gerontological Society of American.

Rodgers W L, Herzog A R. 1992. Collecting data about the oldest old: problems and procedures// Suzman R M, Willis D P, Manton K G. The Oldest Old. New York: Oxford University: 135-156.

Seetlani N K, Kumar N, Imran K, et al. 2016. Alzheimer and vascular dementia in the elderly patients. Pakistan Journal of Medical Sciences, 32(5): 1286-1290.

Slymen D J, Drew J A, Elder J P, et al. 1996. Determinants of non-compliance and attrition in the elderly. International Journal of Epidemiology, 25(2): 411-419.

Stewart A L, Hays R D, Ware J E. 1992. Methods of constructing health measure//Stewart A L, Ware J E. Measuring Function and Wellbeing. Duke University Press.

Sugisawa H, Kishino H, Sugihara Y, et al. 1999. Comparison of characteristics between respondents and nonrespondents in a national survey of Japanese elderly using six year follow-up study. Nippon Koshu Eisei Zasshi, 46 (7): 551-562.

Unützer J, Patrick D L, Simon G, et al. 1997. Depressive symptoms and the cost of health services in HMO patients aged 65 years and older. A 4-year prospective study. JAMA, 277 (20): 1618-1623.

Vellas B J, Wayne S J, Garry P J, et al. 1998. A two-year longitudinal of falls in 482 community-dwelling elderly adults. The Journals of Gerontology, 53A (4): M264-M274.

Wahl H W, Schilling O, Oswald F, et al. 1999. Psychosocial consequences of age-related visual impairment: comparison with mobility-impaired older adults and long-term outcome. The Journals of Gerontology Series B, 54B (5): P304-P316.

Wallance R B, Kohout F J, Colsher P L. 1992. Observations on interview survey of the oldest old//Suzman R M, Willis D P, Manton K G. The Oldest Old. New York: Oxford University: 123-134.

Wang Z, Zeng Y, Jeune B, et al. 1998. Age validation of Han Chinese centenarians. GENUS-An International Journal of Demography, 54: 123-141.

Wilson V L, Jones P A. 1983. DNA methylation decreases in aging but not in immortal cells. Science, 220 (4601): 1055-1057.

World Health Organization. 1954. Outline for a study group on world health and the survival of the human race. Material drawn from articles and speeches by Brock Chisholm.

World Health Organization. 2012. Dementia: A Public Health Priority.Geneva: World Health Organization.

Yansaneh I S. 2003. Construction and use of sample weights. https://millenniumindicators.un.org/unsd/demographic/meetings/egm/sampling_1203/docs/no_5.pdf[2021-06-01].

Yu J, Li J, Cuijpers P, et al. 2012. Prevalence and correlates of depressive symptoms in Chinese older adults: a population-basedstudy. International Journal of Geriatric Psychiatry, 27: 305-312.

Zeng Y. 2006. Reliability of age reporting among the Chinese oldest-old in the CLHLS datasets//Zeng Y, Poston D L, Smith J. Healthy Longevity in China: Demographic, Socioeconomic, and Psychological Dimensions. New York: Springer Publisher.

Zeng Y, Cheng L, Zhao L, et al. 2013. Interactions between social/behavioral factors and ADRB2 genotypes may be associated with health at advanced ages in China. BMC Geriatrics, 13 (1): 91.

Zeng Y, Chen H, Ni T, et al. 2014. GxE interactions between FOXO genotypes and tea drinking are significantly associated with cognitive disability at advanced ages in China. Journals of Gerontology Series A: Biomedical Sciences and Medical Sciences, 70 (4): 426-433.

Zeng Y, Nie C, Min J, et al. 2016. Novel loci and pathways significantly associated with longevity. Scientific Reports, 6: 21243.

Zeng Y, Nie C, Min J, et al. 2018. Sex differences in genetic associations with longevity. JAMA Network Open, 1 (4): e181670.

Zeng Y, Poston D, Vlosky D A, et al. 2008. Healthy Longevity in China: Demographic, Socioeconomic, and Psychological Dimensions. New York: Springer Publisher.

附　　录

附录1　中国老年健康调查第8次调查存活老人问卷

<u>本调查属于自愿性访问</u>

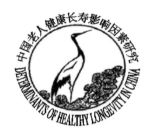

中国老年健康调查

65 岁及以上老人问卷（2018）

关于被访者个人信息保密的保证：我们将对本次调查搜集的所有个人信息严格保密。您的姓名和地址记录仅用于今后随访联系之用。输入电脑的调查数据文件将不包括任何个人的姓名和地址。因此，任何人也不可能从电脑调查数据文件中辨识任何被访者。所有问卷将封存在资料仓库中。

被访老人全国编号　　　　　　　　　□□□□□□□

被访老人本省编号　　　　　　　　　□□□□

注：被访老人的本省编号也就是该老人全国编号的中间 4 位数，被访老人全国编号的第 1、2 位数字表示所在省份的国标码（例如，北京为 11、上海为 31……），最后两位数表示该老人首次参加"中国老年健康调查"的年份，例如，2014 年新参加的老人为 14，2017 年新参加的老人为 17。

被访老人姓名：＿＿＿＿＿＿＿

被访老人现住址：＿＿＿＿省＿＿＿＿市＿＿＿＿县/区＿＿＿乡/街道（村，组）门牌号码＿＿＿＿＿＿＿＿＿＿＿＿＿＿＿＿＿＿＿＿＿＿＿＿

现邮政编码：□□□□□□

联系电话：＿＿＿＿＿＿　　　　联系人：＿＿＿＿＿＿

居/村委会电话：＿＿＿＿＿＿　　居/村委会联系人：＿＿＿＿＿＿

访问日期		访问时间		无法完成调查的原因			
月	日	开始	结束	1. 拒访	2. 死亡	3. 迁移	4. 其他
□□	□□						□

访问员签字_____　___月___日　县级审核人签字_____　　___月___日

省级督导签字_____　　___月___日　中国疾控中心项目督导签字_____　___月___日

“中国老年健康调查”全国面上调查　知情同意书

参加者姓名_____

参加者地址_____

亲爱的女士（或先生）_____：您好！

为了更好地服务老年群体，满足老年人的健康需求，增进老年人的身心健康，使老年人在晚年有一个健壮的身体，中国疾病预防控制中心和北京大学国家发展研究院健康老龄与发展研究中心合作开展“中国老年健康调查”项目，我们将通过基本健康状况问卷调查，多方面评估老年人的健康状况及其影响因素，从而发现潜在的健康问题，为促进老年人健康，进一步做好老龄工作以及制定老年人群健康政策提供信息依据。

本项研究的项目负责人是北京大学国家发展研究院健康老龄与发展研究中心曾毅教授、中国疾控中心环境与健康相关产品安全所所长施小明研究员，研究资助方是国家自然科学基金等。

1. 为什么进行这项研究？

本次调查的目的在于更好地理解影响人类老龄健康的社会、行为、环境与生物学因素，为科学研究、老龄工作与卫生健康政策提供信息依据。

2. 哪些人将被邀请参加这项研究？

本研究涵盖了全国 22 个省区市 500 多个样本点地区 65 岁及以上各年龄段的老年调查对象。

3. 多少人将参与这项研究？

本次调查计划全国 22 个省区市合计大约 16 000 名老年人将参与这项研究。

4. 本次调查包括哪些内容？

本次调查采取入户调查形式。如果您同意，我们会对您进行基本健康状况方面的访谈，调查员将询问关于您的基本情况、饮食习惯、行为及生活方式、患病情况等方面的信息。问卷访谈包括在您自愿与可能情况下，进行基本生理活动功能测试（例如，在可能情况下，请您自转360度、从地上捡起一本书等）。如果您不便说话，您也可以让熟悉您情况的您的配偶、孩子或其他亲属代替您回答。如果您不愿意回答问卷中的某些问题和/或不愿意做某些基本生理功能测试，您完全可以拒绝回答和/或拒绝测试。

如果您同意，我们为您提供一个非常方便使用的唾液采集器，您只要向唾液采集器里吐一口唾液，用唾液采集器保存，将用于遗传基因检测，分析遗传基因与老龄健康的关系。您的这一唾液样本将委托华大基因研究中心做遗传基因分型测试；无论今后委托测试单位是否变化，您的这一唾液样本将由国内相关科研机构用于科学研究，直至用完为止。

5. 这项研究会持续多久？

健康状况访谈和基本生理功能测试大约需要占用您 1 小时或稍多一点的时间。

6. 参加本项研究的风险是什么？

在进行基本生理活动功能测试（例如，自转360度、从地上捡起一本书等），也有极为罕见的不舒适甚至昏晕的极小可能性。一旦发生这种极为罕见事件，调查员将会立即有效处理；必要时，调查员将请医生或护士及时给予您必要且有效的医疗处理。

7. 参加本项研究的获益是什么？

您不会因参加本项研究有直接的物质获益。如果我们发现您的健康状况存在任何问题，我们将会及时通知您，并为您提供必要的去医院进一步检查的建议。

您的参与有助于学术界和决策部门更好地理解影响人类老龄健康的影响因素，为我国进一步做好老龄工作以及制定老年人群健康政策提供信息依据。

8. 是否一定要参加并完成本项研究？

您是否参加这个研究完全是自愿的。如果您不愿意，可以拒绝参加，这对您目前或未来的医疗不会有任何负面影响。即使您同意参加以后，您也可以在任何时间改变主意，告诉研究者退出研究，您的退出不会影响您获得正常的医疗服务。

原则上，在您退出之后，研究者将严密保存您的相关信息直至最终销毁，期间不会继续使用或透露这些信息。但在以下少数情况下，即使您已经退出研究或研究已经结束，研究者将在对您的个人信息绝对保密前提下，继续使用您的相关信息于科学研究。这些情况包括：①除去您的信息将影响研究结果的科学性或对数据安全的评价；②为研究、教学或其他活动提供一些有限的信息（这些信息不会包括您的姓名、身份证号码或者其他任何可能识别您身份的个人信息）。一旦出现任何可能影响您决定是否继续参加该研究的信息，我们会及时告知您。

9. 关于研究费用和补偿

本研究的费用全部由调研机构承担，不需要您承担任何费用。

10. 参加该项研究受试者是否获得报酬？

本研究为针对中国老年人群健康影响因素进行的科学研究，不对参与调查者支付报酬。

11. 我的信息会保密吗？

如果您决定参加本项研究，您参加研究及在研究中的个人资料均属保密。在未获得您的许可之前，任何可以识别您身份的信息将不会透露给研究小组以外的成员。所有的研究成员和研究相关方都会按要求对您的身份保密。您的档案将保存在有锁的档案柜中，仅供研究人员查阅。为确保研究按照规定进行，必要时，政府管理部门、学校当局或伦理委员会的成员按规定可以在研究单位查阅您的个人资料。这项研究结果发表时，将不会披露您个人的任何资料。

12. 如果我有问题或困难，该与谁联系？

如果您有与本研究相关的任何问题，可向访问员询问或直接写信（或打电话）与我们联系（电话号码和通信地址从略）。

如同意参加调查，请在研究者声明后面的参与调查者声明下面签字（可由家属代签）。

联系人：略。

通信地址：略。

研究者声明

"我已告知该参与调查者关于中国老年健康调查的研究背景、目的、步骤、风险及获益情况，给予他/她足够的时间阅读知情同意书、与他人讨论，并解答了其有关研究的问题；我已告知该参与调查者当遇到与研究相关的问题时可随时与上述北京大学和中国疾病预防控制中心联系人联系，遇到与自身权利/权益相关问题时随时与中国疾病预防控制中心环境与健康相关产品安全所伦理委员会联系，并提供了准确的联系方式；我已告知该参与调查者可以退出本研究；我已告知该参与调查者将得到这份知情同意书副本"。

获得知情同意的研究者签名_____ 日期_____

参与调查者声明

"我已被告知（中国老年健康调查）研究的背景、目的、步骤、风险及获益情况。我有足够的时间和机会进行提问，我对问题的答复很满意。我也被告知，当我有问题、想反映困难、顾虑、对研究有建议，或想进一步获得信息，或为研究提供帮助时，应当与谁联系。我已经阅读这份知情同意书，并且同意参加本研究。我知道我可以在研究期间任何时候任何理由退出本研究。我被告知我将得到这份知情同意书的副本，上面包含我和研究者的签名。"

关于是否自愿提供唾液样品的选择（只能选择一项，即只画一个"√"）

□ 我自愿提供唾液样品，并同意将我的唾液样品用作与本调查有关的遗传基因检测。

□ 我不同意提供唾液样品。

参与调查者签名_____ 日期_____

如果参与调查者自愿同意参加，但本人无法签字，可由其配偶、孩子或其他亲属作为法定代理人在下面签字：

法定代理人签字_____ 日期_____

与参与调查者关系_____

样 本 类 别

一、被访问老人的类别 □

　　1. 随访老人

　　2. 新增调查老人

二、被访老人的户口类别 　　1. 城镇户口 　　2. 农村户口 □

　　（注：对于有些省市已经取消城乡户口类别而统一将户口类型登记为"居民户"，请选择统一登记为"居民户"之前的城镇户口和农村户口类别。）

三、1. 被访老人现居住地类别 　　1. 城市 　　2. 镇 　　3. 乡 □

　　2. 被访老人在他/她的现居住地居住了多少年？ □□□

四、被访老人的确认年龄（调查员根据调查结果确认） □□□

访问员注意：
1. 有*标记的问题必须由被访老人自己回答，不得由他人代答。
2. 没有*标记的问题尽可能由被访老人自己回答。如被访老人无法回答，可由其家属、邻居或敬老院工作人员等人代答。如无人能回答，请在右边空白处注明原因。若他人代答请在第三栏的○内画×。
3. 关于各问项的定义、说明、如何进行基本体检测试等，详见调查员手册。
4. 第一次被访者应回答（或由家庭成员等代答）所有问题。随访老人不必回答背景压黑的问题。

（提示：一般情况下，对于无能力回答、无法回答、不知道、拒绝回答的选项编码为 8、88……以此类推；不适用的选项编码均填 9、99……以此类推，补齐码位。特殊情况见该问题的具体要求。）

A　基本状况			编码
A1 性别： 如果是 2014 年被访者的随访，请根据受访名单上信息核实老人性别	1. 男　　　2. 女		☐
	1. 与名单上相同 2. 与名单上不一样		☐
A2 民族：	1. 汉族　　2. 回族　　3. 壮族 4. 瑶族　　5. 朝鲜族　　6. 满族 7. 蒙古族　　8. 其他		☐
A3 请问您现在多大年龄了？（如果老人回答虚岁，则追问其周岁年龄）	＿＿＿＿周岁	○	☐☐☐
A3-1 被访老人属相： 属相：1. 鼠 2. 牛 3. 虎 4. 兔 5. 龙 6. 蛇 　　　7. 马 8. 羊 9. 猴 10. 鸡 11. 狗 　　　12. 猪	属相：＿＿＿＿ 其属相对应的阳历出生年份＿＿＿＿	○	☐☐ ☐☐☐☐
如果是 2014 年被访者的随访，请根据受访名单上信息核实老人属相	1. 与名单上相同 2. 与名单上不一样	○	☐
A3-2 被访老人的出生日期(必须问清出生月份)： 如果是 2014 年被访者的随访，请根据受访名单上信息核实老人的出生日期	阴历：＿＿＿＿年＿＿＿月 阳历：＿＿＿＿年＿＿＿月 1. 与名单上相同 2. 与名单上不一样	○ ○	☐☐☐☐,☐☐ ☐☐☐☐,☐☐ ☐
A4-1 您出生在哪个省/市？	＿＿＿＿省/市	○	☐☐
A4-2 您的出生市（县）属于：	1. 本市（县）　　2. 外市（县）	○	☐
A4-3 当时您的出生地点是农村还是城镇？	1. 城镇　　　2. 农村	○	☐

A5-1 您现在与谁住在一起？	1. 家人（包括常住在一起的保姆） 2. 独居（跳至 A5-3.0） 3. 养老机构（跳至 A5-4.1）	○	□
A5-2 与您同住的有多少人（不包括您本人）？	_____ 人	○	□□

A5-3 请列出与您一起居住的住户成员的一些有关情况。（如不知年龄，填 888）	与老人关系	性别	年龄	教育程度	平均每天在家吸烟量		与老人关系	性别	年龄	教育程度	每天在家吸烟量
项目选项： 与老人关系：0. 配偶　1. 子女 2. 子女配偶　3. 孙子女 4. 孙子女配偶　5. 重孙子女 6. 兄弟姐妹 7. 父母或岳父母 8. 其他（请注明）_____ 年龄：如不知道，填 888 受教育程度： 0. 未上过学　1. 小学未毕业 2. 小学　3. 初中 4. 高中　5. 大专及以上 每天在家吸烟量：如不知道，填 88 本题因篇幅限制没有编码框，请访问员在相应空格中填写选项序号或具体数字，务必字迹清晰。	1男 2女		____岁		____支	○	□	□	□□□	□	□□
	1男 2女		____岁		____支	○	□	□	□□□	□	□□
	1男 2女		____岁		____支		□	□	□□□	□	□□
	1男 2女		____岁		____支		□	□	□□□	□	□□
	1男 2女		____岁		____支	○	□	□	□□□	□	□□
	1男 2女		____岁		____支		□	□	□□□	□	□□
	1男 2女		____岁		____支		□	□	□□□	□	□□
	1男 2女		____岁		____支		□	□	□□□	□	□□
	1男 2女		____岁		____支		□	□	□□□	□	□□
	1男 2女		____岁		____支	○	□	□	□□□	□	□□

A5-3.0 您现在的住房是买/自建/继承/单位分配/租/借住的？	1. 买的　　2. 自建的 3. 继承的　　4. 单位分的 5. 租借的　　6. 其他	○	□
A5-3.1 您家现在的住房是以谁的名义购买/自建/继承/单位分配/租/借住的：	1. 本人或配偶 2. 子女或他/她的配偶 3. 孙子女或他/她的配偶 4. 其他亲属 5. 其他	○	□
A5-3.2 您（您及配偶）现在是否有单独的卧室？	1. 有　　2. 没有	○	□

A5-3.3 您当前的住房属于哪种类型?	1. 独门独院的房舍 2. 二家、三家或更多家户连在一起的平房 3. 1～3 层的公寓 4. 4 层或以上的公寓（无电梯） 5. 4 层或以上的公寓（有电梯） 6. 可移动的住家（包括房车和渔船上的住家） 7. 其他	○	□
A5-3.4 过去一年内，您家中是否出现过漏雨、被水淹或水管破裂（如有水管的话）的情形?	1. 是　　2. 否 8. 不知道	○	□
A5-3.5 您房子里是否经常有股霉味?	1. 是　　2. 否	○	□
A5-3.6 您家主要用哪种方式煮饭?	0. 从不煮饭　　1. 管道天然气 2. 煤气　　　　3. 电磁炉等电器 4. 煤油　　　　5. 煤炭 6. 木炭　　　　7. 太阳能 8. 柴草　　　　9. 其他，请注明	○	□
A5-3.7 您家做饭时厨房的通风情况?	1. 未采取通风措施　2. 抽油烟机 3. 排风扇　　　　　4. 自然开窗通风	○	□
A5-4　室内空气影响因素			
A5-4.1 在过去 12 个月内，您家室内开窗通风情况?			
A5-4.1.1 春季	1. 不开窗　　　　2. 1～3 次/周 3. 3～5 次/周　　4. ＞5 次/周	○	□
A5-4.1.2 夏季	1. 不开窗　　　　2. 1～3 次/周 3. 3～5 次/周　　4. ＞5 次/周	○	□
A5-4.1.3 秋季	1. 不开窗　　　　2. 1～3 次/周 3. 3～5 次/周　　4. ＞5 次/周	○	□
A5-4.1.4 冬季	1. 不开窗　　　　2. 1～3 次/周 3. 3～5 次/周　　4. ＞5 次/周	○	□
A5-4.2 您家与主要交通干道（大于等于双向四车道）水平距离大约多少米?	1. 小于 50 米　　　2. 50～100 米 3. 101～200 米　　4. 201～300 米 5. 301 米及以上　　6. 不清楚	○	□
A5-4.3 您家是否使用空气净化装置或活性炭等来改善居室空气质量?	1. 否 2. 是	○	□
A5-5　您家中是否使用下列化学品?			
A5-5.1 杀虫剂	1. 无　2. 偶尔　3. 有时　4. 经常	○	□
A5-5.2 驱蚊剂	1. 无　2. 偶尔　3. 有时　4. 经常	○	□
A5-5.3 防蛀剂	1. 无　2. 偶尔　3. 有时　4. 经常	○	□
A5-5.4 空气清新剂	1. 无　2. 偶尔　3. 有时　4. 经常	○	□

A5-5.5 空气净化剂	1. 无　2. 偶尔　3. 有时　4. 经常	○	□
A5-5.6 消毒剂	1. 无　2. 偶尔　3. 有时　4. 经常	○	□
A5-5.7 洁厕剂	1. 无　2. 偶尔　3. 有时　4. 经常	○	□
A5-5.8 油污去除剂（油烟机）	1. 无　2. 偶尔　3. 有时　4. 经常	○	□
若 A5-1 选择养老机构，回答后跳至 A5-6.0；若独居，跳至 A5-8；若选择家人，跳至 B 部分			
A5-6.0 您住养老机构的主要原因？	1. 没有子女或者子女无法在身边照顾自己 2. 不想麻烦子女 3. 没有自己的房子，但想与子女分开住 4. 可以和其他老人多交流 5. 其他原因_____	○	□
A5-6.1 您在这些机构中，现在的每月费用平均为多少？	_____元（超过 1 万元：9998）	○	□□□□
A5-6.2 这些费用主要由谁支付？	1. 自己　2. 配偶　3. 子女或其配偶 4. 孙子女或其配偶　5. 国家/集体 6. 其他（请注明）_____	○	□
A5-7 您是从什么时候开始住养老院的？（跳至 B1）	阳历：_____年____月	○ ○	□□□□ □□
A5-8 您独居的主要原因是什么？	1. 没有子女或者子女无法在身边照顾自己 2. 不想麻烦子女 3. 其他原因_____	○	□
A5-9 您是从什么时候开始独居的？	阳历：_____年____月	○ ○	□□□□ □□

*B 对现状的评价及性格情绪特征（此部分问题必须由老人亲自回答）		编码
*B1 对现状的评价		
*B1-1 您觉得您现在的生活怎么样？	1. 很好　　　2. 好 3. 一般　　　4. 不好 5. 很不好　　8. 无法回答	□
*B1-2 您觉得现在您自己的健康状况怎么样？	1. 很好　　　2. 好 3. 一般　　　4. 不好 5. 很不好　　8. 无法回答	□
*B1-2.1 过去一年来您觉得您的健康状况有没有改变？	1. 好多了　　2. 好一些 3. 没变　　　4. 差一些 5. 差多了　　8. 无法回答	□
*B2 性格和情绪特征（此部分问题必须由老人亲自回答）		
*B2-1 不论遇到什么事您是不是都能想得开？	1. 很想得开　　2. 想得开 3. 一般　　　　4. 想不开 5. 很想不开　　8. 无法回答	□

*B2-2　您是不是喜欢把东西弄得干净、整洁?	1. 很喜欢　　　2. 喜欢 3. 一般　　　　4. 不喜欢 5. 很不喜欢　　8. 无法回答	□
*B2-3　您是不是感到精力充沛?	1. 总是　　　　2. 经常 3. 有时　　　　4. 很少 5. 从不　　　　8. 无法回答	□
*B2-4　您是不是会对自己做过的事感到羞愧、后 　　　悔或内疚?	1. 总是　　　　2. 经常 3. 有时　　　　4. 很少 5. 从不　　　　8. 无法回答	□
*B2-5　您是不是会因看不惯周围的人或事而 　　　生气?	1. 总是　　　　2. 经常 3. 有时　　　　4. 很少 5. 从不　　　　8. 无法回答	□
*B2-6　您自己的事情是不是自己说了算?	1. 总是　　　　2. 经常 3. 有时　　　　4. 很少 5. 从不　　　　8. 无法回答	□
*B2-7　您是不是经常会觉得周围的人都不值得 　　　信任?	1. 总是　　　　2. 经常 3. 有时　　　　4. 很少 5. 从不　　　　8. 无法回答	□
*B2-8　过去一年中,您是否至少有两个星期对业 　　　余爱好、工作或其他您通常感到愉快的活 　　　动丧失兴趣?	1. 是　　　　　2. 否 8. 无法回答	□
*B3　抑郁量表（此部分问题必须由老人亲自回答，主要指过去一周的时间里，最多两周）		
*B3-1　您会因一些小事而烦恼吗?	1. 总是　　　　2. 经常 3. 有时　　　　4. 很少 5. 从不　　　　8. 无法回答	□
*B3-2　您现在做事时是不是很难集中精力?	1. 总是　　　　2. 经常 3. 有时　　　　4. 很少 5. 从不　　　　8. 无法回答	□
*B3-3　您是不是感到难过或压抑?	1. 总是　　　　2. 经常 3. 有时　　　　4. 很少 5. 从不　　　　8. 无法回答	□
*B3-4　您是不是觉得越老越不中用,做什么事都 　　　很费劲?	1. 总是　　　　2. 经常 3. 有时　　　　4. 很少 5. 从不　　　　8. 无法回答	□
*B3-5　您是不是对未来的生活充满希望?	1. 总是　　　　2. 经常 3. 有时　　　　4. 很少 5. 从不　　　　8. 无法回答	□
*B3-6　您是不是感到紧张、害怕?	1. 总是　　　　2. 经常 3. 有时　　　　4. 很少 5. 从不　　　　8. 无法回答	□

*B3-7 您是不是觉得与年轻时一样快活？（回答"比年轻时还快活"的，则选"1"）	1. 总是　　　　2. 经常 3. 有时　　　　4. 很少 5. 从不　　　　8. 无法回答	☐
*B3-8 您是不是觉得孤独？	1. 总是　　　　2. 经常 3. 有时　　　　4. 很少 5. 从不　　　　8. 无法回答	☐
*B3-9 您是不是感到无法继续自己的生活？	1. 总是　　　　2. 经常 3. 有时　　　　4. 很少 5. 从不　　　　8. 无法回答	☐
B3-10-1 您现在睡眠质量如何？	1. 很好　　2. 好　　　3. 一般 4. 不好　　5. 很不好　8. 无法回答	☐
B3-10-2 您现在一般每天睡几小时？	＿＿＿＿小时	☐☐
*B4 焦虑量表（此部分问题必须由老人亲自回答）		
在过去的两周里，您生活中以下症状出现的频率有多少？		
B4-1 感到不安、担心及烦躁	0. 没有　　　　　1. 有几天 2. 一半以上时间　3. 几乎天天	☐
B4-2 不能停止或无法控制担心	0. 没有　　　　　1. 有几天 2. 一半以上时间　3. 几乎天天	☐
B4-3 对各种各样的事情担忧过多	0. 没有　　　　　1. 有几天 2. 一半以上时间　3. 几乎天天	☐
B4-4 很紧张，很难放松下来	0. 没有　　　　　1. 有几天 2. 一半以上时间　3. 几乎天天	☐
B4-5 非常焦躁，以致无法静坐	0. 没有　　　　　1. 有几天 2. 一半以上时间　3. 几乎天天	☐
B4-6 变得容易烦恼或易被激怒	0. 没有　　　　　1. 有几天 2. 一半以上时间　3. 几乎天天	☐
B4-7 感到好像有什么可怕的事会发生	0. 没有　　　　　1. 有几天 2. 一半以上时间　3. 几乎天天	☐
B4-8 与 B4-9 两个问题由调查员填写：		
B4-8 调查对象能否回答以上焦虑部分的所有问题？	1. 能　2. 不能　3. 部分能	☐
B4-9 若不能或部分能,请说明主要原因:(单选)	1. 视觉障碍，但能听见 2. 听觉障碍，但能看见 3. 视觉、听觉障碍 4. 瘫痪 5. 不合作 6. 痴呆，不能理解问题 7. 生病，不能接受访问 8. 不理解问题 9. 其他原因（请说明）：＿＿＿＿	☐

*C1 一般能力（此部分问题必须由老人亲自回答）		编码
*C1-1 现在是什么时候，上午，中午，下午，还是晚上？	1. 对 0. 错 8. 无法回答	□
*C1-2 现在是几月份（阴历、阳历均可）？	1. 对 0. 错 8. 无法回答	□
*C1-3 中秋节是阴历几月几日？	1. 对 0. 错 8. 无法回答	□
*C1-4 现在是什么季节，是春天、夏天、秋天还是冬天？	1. 对 0. 错 8. 无法回答	□
*C1-5 这个区或乡的名字是什么？（对不是常住此地的被访老人，可让被访老人回答他原居住地的乡或区的名称。）	1. 对 0. 错 8. 无法回答	□
*C1-6 请您告诉我人能吃的东西有哪些，尽可能多数。（用一分钟时间）	_____个	□□
*C2 反应能力（此部分问题必须由老人亲自回答）		编码
*C2-1 我现在说三样东西的名字： 桌子，苹果，衣服 请您按顺序重复这些东西的名字： 　　桌子 　　苹果 　　衣服 注：若老人的第一次回答有错，需再次向老人说上述三样东西的名称再请老人重复，直到完全正确为止。（最多可重复6次，若重复6次仍不正确填7）。	第一次回答正确的有（对每一样东西的回答单选）： 1. 对 0. 错 8. 无法回答 1. 对 0. 错 8. 无法回答 1. 对 0. 错 8. 无法回答	 □ □ □
C2-2 重复次数。（第一次完全正确填0）	_____次	□
*C3 注意力及计算能力（此部分问题必须由老人亲自回答）		编码
*C3-1 如果有20元钱，花了3元，请您说出还剩多少元？ 　　再花3元，还剩多少元？ 　　再花3元，还剩多少元？ 　　再花3元，还剩多少元？ 　　再花3元，还剩多少元？ 注：如果老人忘了上一个数，可以告诉他（她）上一个数是什么以便继续进行。但这次即使答对了，也算错，再后面答对了则算对。如果老人上一个数答错了，但下一个数在错数的基础上减3的得数是对的，则算对。	（每项单选） 1. 对 0. 错 8. 无法回答 1. 对 0. 错 8. 无法回答 1. 对 0. 错 8. 无法回答 1. 对 0. 错 8. 无法回答 1. 对 0. 错 8. 无法回答	 □ □ □ □ □
*C3-2 请老人画出B卡上的图形。 注：若所有的边角都正确，并且中间部分是个四边形算对。	1. 对 　　0. 错 8. 不会用笔/从未画图 9. 无法做（功能障碍）	□

*C4 回忆（此部分问题必须由老人亲自回答）		编码
*C4-1 请您说出我刚才要您重复的三样东西是 什么？	（对每一样东西单选）	
（桌子）	1. 对　　0. 错　　8. 无法回答	□
（苹果）	1. 对　　0. 错　　8. 无法回答	□
（衣服）	1. 对　　0. 错　　8. 无法回答	□
注：不管顺序，只要说对名称即可。		
*C5 语言、理解与自我协调能力（此部分问题必须由老人亲自回答）		编码
*C5-1 用手指向笔，然后再指手表，分别问被访 老人："这是什么？"	（对每一种单选）	
笔	1. 对　　0. 错　　8. 无法回答	□
手表	1. 对　　0. 错　　8. 无法回答	□
*C5-2 请您重复我下边说的这句话： 　　　"种瓜得瓜，种豆得豆。"	1. 对　　0. 错　　8. 无法回答	□
*C5-3 访问员递给老人一张纸，同时说： 请您用右手拿这张纸，用您的双手将纸对折， 放在地上。 （不要重复要求，不要提供任何帮助。注意动 作是否正确。）		
右手拿	（对每一个动作单选）	
	1. 对　　0. 错　　8. 无法完成	□
对折	1. 对　　0. 错　　8. 无法完成	□
放在地上	1. 对　　0. 错　　8. 无法完成	□
以下 C5-4 和 C5-5 由访问员填写： C5-4 被访老人能否回答以上 B 和 C 两大类所有 　　　的问题？ C5-5 若不能或部分能，请说明主要原因：（单选）	1. 能（跳至 D1）　　2. 不能 3. 部分能	□
	1. 视觉障碍，但能听见 2. 听觉障碍，但能看见 3. 视觉、听觉障碍 4. 瘫痪 5. 不合作 6. 痴呆，不能理解问题 7. 生病，不能接受访问 8. 不理解问题 9. 其他原因（请说明）：_____	□
*C6. 简明社区痴呆筛查量表（认知功能部分）（此部分问题必须由老人亲自回答）		编码
*C6-1 人们平时用来剪纸的东西叫什么？（调 查员：请用您的左手拿一张纸，右手中 指和食指比画成"剪刀"形状，帮助老 人理解"剪纸"的含义）	1. 剪刀（正确）　　　2. 回答错误 8. 不知道　　　　　9. 拒绝回答	□
*C6-2 苹果是长在树上还是土里？	1. 树上（正确）　　　2. 回答错误 8. 不知道　　　　　9. 拒绝回答	□

*C6-3 现在中国的国家主席是谁？	1. 习近平（正确）　　2. 回答错误 8. 不知道　　　　　　9. 拒绝回答	□
*C6-4 调查员指着自己的胳膊肘部问：我们把这个叫作什么？	1. 对　　　　　　　　2. 错 3. 不能回答　　　　　9. 拒绝回答	□
*C6-5 锤子一般用来做什么？（答案：钉钉子或类似意思就算对）	1. 对　　　　　　　　2. 错 3. 不能回答　　　　　9. 拒绝回答	□
*C6-6 您这附近最近的商店在哪里？	1. 对　　　　　　　　2. 错 3. 不能回答　　　　　9. 拒绝回答	□
*C6-7 请您先指一下窗户再指一下门	1. 对　　　　　　　　2. 错 3. 不能回答　　　　　9. 拒绝回答	□

D 生活方式			编码	
D1 您现在的主食以什么为主？（单选）	1. 大米　　2. 杂粮　　　3. 面粉 4. 大米、面粉各半 5. 其他（请注明＿＿＿＿＿）	○	□	
D2 您每天平均吃多少主食：	＿＿＿＿＿＿两	○	□□	
D3-1 您是否经常吃新鲜水果？	1. 每天/几乎每天吃　2. 经常吃 3. 有时吃　　　　　4. 很少或从不吃	○	□	
D3-2 您是否经常吃新鲜蔬菜？	1. 每天/几乎每天吃　2. 经常吃 3. 有时吃　　　　　4. 很少或从不吃	○	□	
D3-3 您家平时做菜最常用的油是	1. 其他植物油　　　2. 芝麻油 3. 猪油　　　　　　4. 其他动物油	○	□	
D3-4.1 您的口味主要是什么？	1. 清淡　　2. 偏咸　　3. 偏甜 4. 喜食辣椒　　　　5. 喜食生冷 6. 没有以上 5 种口味习惯	○	□	

D4 您是否经常食用：		现在	60 岁左右	现在	60 岁左右
1. 几乎每天吃； 2. 不是每天，但每周至少吃一次； 3. 不是每周，但每月至少吃一次； 4. 不是每月，但有时吃； 5. 很少吃或从不吃 （注：询问“60 岁左右”时，要提示老人相应年代的情况，下同。）	肉类			○	□	□
	鱼等水产品			○	□	□
	蛋类			○	□	□
	豆制品			○	□	□
	腌咸菜或泡菜			○	□	□
	白糖或糖果			○	□	□
	大蒜（蒜苗/蒜黄/蒜薹/青蒜等）			○	□	□
	奶制品类（牛奶/奶粉/酸奶/冰淇淋等）			○	□	□

1. 几乎每天吃； 2. 不是每天，但每周至少吃一次； 3. 不是每周，但每月至少吃一次； 4. 不是每月，但有时吃； 5. 很少吃或从不吃（注：询问"60岁左右"时，要提示老人相应年代的情况，下同。）	坚果（花生/核桃/栗子/瓜子等）			○	□	□
	菌藻类（蘑菇/木耳/银耳/海带/紫菜等）			○	□	□
	维生素（A/C/E/钙片等）或保健品			○	□	□
	药用植物（人参/黄芪/枸杞子/当归等）			○	□	□
	茶			○	□	□

	现在	60岁左右		现在	60岁左右
D4a. 如果您喝茶，您现在主要喝什么茶？（如果老人很少喝茶或从不喝茶，跳至 D5） D4b. 您60岁左右时主要喝什么茶？ 1. 绿茶；2. 红茶；3. 乌龙；4. 白茶； 5. 黄茶；6. 黑茶；7. 紧压；8. 花茶； 9. 其他（请写明茶叶名称）：				□	□

1. 绿茶：洞庭碧螺、西湖龙井、安化松针、宝洪茶、信阳毛尖、峨眉竹叶青、六安瓜片、都匀毛尖、恩施玉露、高桥银峰、顾渚紫笋、桂平西山茶、黄山毛峰、惠明茶、碣滩茶、径山茶、敬亭绿雪、老竹大方、庐山云雾茶、眉茶、蒙顶茶、南安石亭绿、南京雨花茶、平水珠茶、秦巴雾毫、泉岗辉白、日铸雪芽、太平猴魁、天山绿芽、天尊贡芽、无锡毫茶、午子仙毫、婺源茗眉、婺州举岩、峡州碧峰、仙人掌茶、休宁松萝、涌溪火青、云峰与蟠毫、紫阳毛尖等

2. 红茶：川红工夫、祁门工夫、小种红茶、滇红工夫、红碎茶、湖红工夫、闽红工夫、宁红工夫、宜红工夫、越红工夫等

3. 乌龙茶：铁观音、安溪色种、八角亭龙须茶、闽北水仙、白毛猴、凤凰水仙、黄金桂、武夷肉桂、台湾乌龙、台湾乌种、永春佛手、武夷岩茶、武夷四大名枞等

4. 白茶：白牡丹、贡眉（寿眉）、新工艺白茶，银针白毫等

5. 黄茶：北港毛尖、广东大叶青、海马宫茶、霍山雪芽、君山银针、鹿苑毛尖、蒙顶黄芽、皖西黄大茶、沩山白毛尖、温州黄汤等

6. 黑茶：湖南黑茶、老青茶、六堡散茶、普洱茶等

7. 紧压茶：饼茶、方包茶、茯砖茶、固形茶、黑砖茶、花砖茶、紧茶、康砖和金尖等
米砖茶、普沱方茶、青砖茶、沱茶、湘尖茶、圆茶、竹筒香茶等

8. 花茶：白兰花茶、玳玳花茶、桂花茶、金银花茶、玫瑰花茶、茉莉花茶、珠兰花茶

D5 平时您习惯喝什么样的水？	1. 烧开过的水（含纯净水）　　2. 生水	○	□

	童年时代	60 岁左右	现在		童年时代	60 岁左右	现在
D6 您的饮用水主要是什么：（每项单选） 1. 井水　2. 河水或湖水　3. 泉水 4. 塘水　5. 自来水（含纯净水等）				○	□	□	□
D7-1 您现在吸烟吗？	1. 是　　2. 否			○			□
D7-2 您过去吸烟吗？	1. 是　　2. 否			○			□
访问员注意：若 D7-1 和 D7-2 题全为否，跳至 D8-1 部分							
D7-3 您从多大年龄开始吸烟的？	＿＿＿岁			○			□□□
D7-4 若现在不吸烟，您多大年龄时停止吸烟的？	＿＿＿岁（现在仍然吸烟：999，不知道何时停止：888）			○			□□□
D7-5 您现在（或过去）平均每天吸多少烟？	＿＿＿支 如果不知道，则填写 88			○	□□ （此处填写吸烟的"支数"，选项序号在选项处用圆圈表明。）		
D7-6 您早上醒来大概多久之后抽第一支香烟？	1. 睡醒后 5 分钟内 2. 睡醒后 6～30 分钟 3. 睡醒后 31～60 分钟 4. 睡醒后 60 分钟以后			○			□
D8-1 您现在常喝酒吗？	1. 是　　2. 否			○			□
D8-2 您过去常喝酒吗？	1. 是　　2. 否			○			□
访问员注意：若 D8-1 和 D8-2 题全为否，跳至 D9-1 部分							
D8-3 您从多大年龄开始经常喝酒的？	＿＿＿岁			○			□□□
D8-4 若现在不喝酒，您多大年龄时停止喝酒的？	＿＿＿岁（现在仍然喝酒：999，不知道何时停止：888）			○			□□□
D8-5 您现在主要喝什么酒？如现在不喝酒但过去喝酒，那么在戒酒前主要喝什么酒？（单选）	1. 高度白酒（38 度或以上） 2. 低度白酒（38 度以下） 3. 果酒　　4. 米酒 5. 啤酒　　6. 其他			○			□
D8-6 您现在平均每天喝多少两酒？如现在不喝酒但过去喝酒，那么在戒酒前平均每天喝多少两酒？	＿＿＿两			○			□□
（酒精依赖性） D8-7 如果您停止或减少喝酒，是否至少有两天，其中每天的多数时间感觉焦虑？	1. 是　　2. 否　　9. 不适用			○			□
D9-1 您现在是否经常锻炼身体？（指有目的的健身活动，如散步、打球、跑步、气功等。）	1. 是　　2. 否			○			□
D9-2 您过去是否经常锻炼身体？	1. 是　　2. 否			○			□

访问员注意：若 D9-1 和 D9-2 题全为否，跳至 D10-1			
D9-3 您从多大年龄开始经常锻炼身体的？	＿＿＿岁	○	☐☐☐
D9-4 若现在没有经常锻炼身体，您多大年龄时停止的？	＿＿＿岁（现在仍然锻炼：999，不知道何时停止：888）	○	☐☐☐
D10-1 您过去是否经常从事体力劳动？	1. 是　　　　2. 否（跳至 D11）	○	☐
D10-2 如果是，经常从事体力劳动从	＿＿＿岁	○	☐☐☐
D10-3 到	＿＿＿岁（现在仍然从事：999，不知道何时停止：888）	○	☐☐☐
D11 您现在从事/参加以下活动吗？（D11-1～D11-8 请从旁边的频次选项中选择答案）	1. 几乎每天； 2. 不是每天，但每周至少一次； 3. 不是每周，但每月至少一次； 4. 不是每月，但有时； 5. 不参加		
D11-1 家务（做饭，带小孩等）	1　　2　　3　　4　　5	○	☐
D11-2 户外活动			
D11-2a 太极拳	1　　2　　3　　4　　5	○	☐
D11-2b 广场舞	1　　2　　3　　4　　5	○	☐
D11-2c 串门、与朋友交往	1　　2　　3　　4　　5	○	☐
D11-2d 其他户外活动	1　　2　　3　　4　　5	○	☐
D11-3 种花养宠物	1　　2　　3　　4　　5	○	☐
D11-4 阅读书报	1　　2　　3　　4　　5	○	☐
D11-5 饲养家禽、家畜	1　　2　　3　　4　　5	○	☐
D11-6 打牌或打麻将等	1　　2　　3　　4　　5	○	☐
D11-7 看电视听广播	1　　2　　3　　4　　5	○	☐
D11-8 参加社会活动（有组织的活动）	1　　2　　3　　4　　5	○	☐
D12 近两年里您外出旅游过多少次？	＿＿＿次（未外出旅游的填00）	○	☐☐

E 日常活动能力（每项回答单选）			编码
E0. 在最近 6 个月中，您是否因为健康方面的问题，而在日常生活活动中受到限制？	1. 是的，受到很大限制 2. 是的，一定程度上受到限制 3. 没有受到限制	○	☐
E1 您洗澡时是否需要他人帮助（包括擦洗上身或下身）？	1. 不需要任何帮助（跳到 E2） 2. 某一部位需要帮助 3. 两个部位以上需要帮助	○	☐
E1-0 若洗澡需要他人帮助，这种帮助持续了多少天？	＿＿＿天	○	☐☐☐☐

E2 您穿衣时是否需要他人帮助（包括找衣和穿衣）？	1. 自己能找到并穿上衣服，无需任何帮助（跳到 E3） 2. 能找到并穿上衣服，但自己不能穿鞋 3. 需要他人帮助找衣或穿衣	○	□
E2-0 若穿衣需要他人帮助，这种帮助持续了多少天？	＿＿＿＿ 天	○	□□□□
E3 您上厕所大小便时是否需要他人帮助（包括便后洗手、解衣穿衣，包括在房间中用马桶大小便）？	1. 完全能独立，无需帮助（跳到 E4） 2. 能自己料理，但需要他人帮助 3. 卧床不起，只能在床上由他人帮助使用便盆等	○	□
E3-0 若上厕所需要他人帮助，这种帮助持续了多少天？	＿＿＿＿ 天	○	□□□□
E4 在室内活动时您是否需要他人帮助（室内活动指上下床、坐在椅子或凳子上或从椅子或凳子上站起来）？	1. 无需帮助，可用辅助设施（跳到 E5） 2. 需要帮助　　3. 卧床不起	○	□
E4-0 若室内活动需要他人帮助，这种帮助持续了多少天？	＿＿＿＿ 天	○	□□□□
E5 您是否能控制大小便？	1.能控制大小便（跳到 E6） 2.偶尔/有时失禁 3.使用导管等协助控制或不能控制	○	□
E5-0 若大小便失禁或不能控制，这种状态持续了多少天？	＿＿＿＿ 天	○	□□□□
E6 您吃饭时是否需要他人帮助？（吃饭无需帮助是指吃饭时不需他人帮助，自己能独立进餐）	1. 吃饭无需帮助（跳到 E6-1） 2. 能自己吃饭，但需要一些帮助 3. 完全由他人喂食	○	□
E6-0 若吃饭需要他人帮助，这种帮助持续了多少天？	＿＿＿＿ 天	○	□□□□
访问员注意：若 E1 至 E6 全部无需他人帮助，跳至 E6-7			
E6-1 您目前在 E1、E2、E3、E4、E5、E6 六项日常活动中需要他人帮助时，谁是主要帮助者？（单选）	01. 配偶　　02. 儿子　　03. 儿媳 04. 女儿　　05. 女婿　　06. 儿子和女儿 07. 孙子女　　08. 其他亲属朋友 09. 朋友邻里　　10. 社会服务 11. 保姆 12. 无人帮助（跳至 E7）	○	□□
E6-2 您认为您的主要照料者在照料过程有以下表现吗？（单选）	1. 愿意并能提供较好照料　　2. 不耐烦 3. 愿意但力不从心　　4. 不情愿 8. 不知道	○	□
E6-3 近一个星期，这些照料所支付的费用（如人工、物品等直接费用）总计是多少元？	＿＿＿＿元 （超过 10 万：请填写 99998）	○	□□□□□

E6-4 这些费用主要由谁支付？（单选）	1. 自己　2. 配偶　3. 子女或其配偶 4. 孙子女或其配偶 5. 国家/集体　　6. 其他	○	□
E6-5 您认为您目前在 E1、E2、E3、E4、E5、E6 六项日常活动中得到的这些帮助能够满足您的需要吗？	1. 完全满足 2. 基本满足 3. 不满足	○	□
E6-7 近一个星期以来，您的子女/孙子女及其他亲属为您提供日常照料帮助的总小时数有多少？	＿＿＿＿小时	○	□□□
E7 您能否独自到邻居家串门？	1. 能　2. 有一定困难　3. 不能	○	□
E8 您能否独自外出买东西？	1. 能　2. 有一定困难　3. 不能	○	□
E9 如果需要您是否能独自做饭？	1. 能　2. 有一定困难　3. 不能	○	□
E10 如果需要您是否能独自洗衣服？	1. 能　2. 有一定困难　3. 不能	○	□
E11 您能否连续走 2 里路？	1. 能　2. 有一定困难　3. 不能	○	□
E12 您能否提起大约 10 斤（5 公斤）重的东西？	1. 能　2. 有一定困难　3. 不能	○	□
E13 您能否连续蹲下站起三次？	1. 能　2. 有一定困难　3. 不能	○	□
E14 您能否独自乘坐公共交通工具出行？	1. 能　2. 有一定困难　3. 不能	○	□

F 个人背景及家庭结构			编码
F1 您一共上过几年学？	＿＿＿＿年（未念过书：00）	○	□□
F2 您 60 岁以前主要从事什么工作（职业）：（单选）	0. 专业技术人员/医生/教师 1. 行政管理 2. 一般职员/服务人员/工人 3. 自由职业者　4. 农民 5. 家务劳动　6. 军人 7. 无业人员 8. 其他（请注明）＿＿＿＿	○	□
F2-1 您是否享受离/退休制度？	1. 退休　2. 离休　3. 否（跳至 F2-4）	○	□
F2-1.1 您是否已离/退休？	1. 退休　2. 离休　3. 否（跳至 F2-4）	○	□
F2-2-0 如果已离/退休，您是哪一年离/退休的？	＿＿＿＿年	○	□□□□
F2-2-1 如果已离/退休，您每月的退休金是多少？	＿＿＿＿元	○	□□□□□
F2-3 离/退休后您是否继续从事有收入的工作或劳动？	1. 是　　2. 否	○	□
对于享受离/退休制度的老人，跳至 F3-1			
F2-4 您是否参加养老保险？	1. 是；2. 否（跳至 F2-7）	○	□

F2-5 如您参加养老保险，您每年个人缴费和集体、国家补贴各多少元？（如老人现在不缴费，个人缴费栏填"0"，不能填以前缴费数）	个人_____元，	○	□□□□
	国家、集体_____元，		□□□□
您是哪年哪月参加的？	___年__月开始参加养老保险	○	□□□□，□□
F2-6 现在每月领取养老金	_____元（跳至 F3-1）	○	□□□□
F2-7 如未参加养老保险，原因是：	1. 不合算；2. 无必要； 3. 缴不起；4. 本地区未开展养老保险； 8.不知道	○	□
F3-1 您现在主要的生活来源是什么？（单选）	1. 退休金　　2. 配偶 3. 子女　　　4. 孙子女 5. 其他亲属 6. 当地政府或社团 7. 自己劳动或工作 8. 其他（请注明）_____	○	□
F3-2 除上述主要生活来源以外，您现在其他的生活来源是：（限选五项）	01. 退休金　　02. 配偶 03. 子女　　　04. 孙子女 05. 其他亲属 06. 当地政府或社团 07. 自己劳动或工作 08. 其他（请注明）_____ 09. 没有其他来源	○	第一　第二　第三 □□　□□　□□ 第四　第五 □□　□□
F3-3 您所有的生活来源是否够用？	1. 够用　　2. 不够用	○	□
F3-4 您的生活在当地比较起来，属于：	1. 很富裕　　2. 比较富裕 3. 一般　　　4. 比较困难 5. 很困难　　8. 未回答	○	□
F3-5 您们全家去年全年总收入是多少？	_____元 （超过 10 万元：99998）	○	□□□□□
F4-1 您现在的婚姻状况是：	1. 已婚，并与配偶住在一起 2. 已婚，但不与配偶住在一起 3. 离婚　4. 丧偶 5. 从未结过婚（跳问 F4-1a）	○	□
（如果现被访老人已婚而且配偶存活，若是 2014 年调查过的老人跳至 F4-6，若是新增老人跳至 F4-2） F4-1a 您目前是否有虽未正式结婚，但在一起居住生活的老伴？	1. 是　　2. 否 如果否，则跳至 F5 如果是，从___年__月开始在一起居住生活	○	□ □□□□，□□
F4-2 您一共结过几次婚？	_____次	○	□□

F4-3 请您告诉我的每次婚姻您与配偶相处好吗？		
初婚（如结过 1 次婚，问完初婚后跳至 F4-4） 1. 好　　2. 一般　　3. 不好	○	□
第二次婚姻（如结过 2 次婚，问完第二次婚姻后跳至 F4-4） 1. 好　　2. 一般　　3. 不好	○	□
第三次婚姻（如结过 3 次婚，问完第三次婚姻后跳至 F4-4） 1. 好　　2. 一般　　3. 不好	○	□
第四次婚姻（如结过≥4 次婚，问完第四次婚姻后跳至 F4-4） 1. 好　　2. 一般　　3. 不好	○	□
F4-4 您老伴（如再婚指最后一个老伴）上过几年学？	_____年（未念过书：00）	○	□□
F4-5 您老伴（如再婚指最后一个老伴）60岁以前主要从事什么工作？（单选）	0. 专业技术人员/医生/教师 1. 行政管理 2. 一般职员/服务人员/工人 3. 自由职业者　　　　4. 农民 5. 家务劳动　6. 军人　7. 无业人员 8. 其他（请注明）_____	○	□
F4-6 您老伴目前有工作吗？（包括从事农业劳动）	1. 有，全职　　2. 有，半职 3. 没有	○	□ （离婚或丧偶者均填 9）
F4-7 您老伴（如再婚指最后一个老伴）目前的健康状况	1. 很好　2. 好　3. 一般　4. 不好 5. 很不好	○	□ （离婚或丧偶者均填 9）
F5 目前，当您身体不舒服时或生病时主要是谁来照料您？（单选）	01. 配偶　　02. 儿子　　03. 儿媳 04. 女儿　　05. 女婿　　06. 儿子和女儿 07. 孙子女　08. 其他亲属 09. 朋友邻里　10. 社会服务 11. 保姆　　12. 无人帮助	○	□□
F6-1 如果您患重病，请问能及时到医院治疗吗？	1. 能（跳至 F6-4）　　2. 不能	○	□
F6-1.0 您患重病不去医院的原因是：（单选）	1. 没钱　2. 路途远 3. 行动不便 4. 无人陪伴　　5. 不愿意 6. 其他（请注明）_____	○	□
F6-2 您 60 岁时，如果生了病能及时得到治疗吗？	1. 能　　2. 不能　　8. 未回答	○	□
F6-3 您童年时，生病了能及时得到治疗吗？	1. 能　　2. 不能　　8. 未回答	○	□

	0. 没有		0 ☐
F6-4 您目前有哪些社会保障和商业保险？ （在各项保障和保险对应的方框内选择： 0. 没有；1. 有）	1. 退休金	○	1 ☐
	2. 养老金		2 ☐
	3. 商业养老保险		3 ☐
	4. 公费医疗		4 ☐
	5. 城镇职工/居民医疗保险		5 ☐
	6. 新型农村合作医疗保险		6 ☐
	7. 商业医疗保险		7 ☐
	8. 其他（请注明）＿＿＿＿＿＿		8 ☐
F6-5.1 您过去一年实际花费的门诊医疗 　　费用（包括挂号、各种门诊检查、 　　药物、各种门诊治疗和其他所有非 　　住院医疗开支）总计多少元？	＿＿＿＿＿元（超过 10 万元，请填写 99998；不知道填 99）	○	☐☐☐☐☐
	其中，家庭支付的费用（包括自己、配偶、 子女等）为＿＿＿＿＿元 （超过 10 万元，请填写 99998；不知道 填 99）	○	☐☐☐☐☐
F6-5.1-a 您过去一年实际花费的住院医 　　疗费用(包括住院以后的各种检 　　查、手术和非手术治疗、药物、 　　陪护、住院费等。不包括自己和 　　家人的交通费、医院外住宿费和 　　饮食费)总计多少元？	＿＿＿＿＿元（超过 10 万元，请填写 99998；不知道填 99）	○	☐☐☐☐☐
	其中，家庭支付的费用（包括自己、配偶、 子女等）为＿＿＿＿＿元 （超过 10 万元，请填写 99998；不知道 填 99）	○	☐☐☐☐☐
F6-5.2 您的医疗费用主要由谁支付？ 　　（单选）	1. 城镇职工/居民医疗保险 2. 新型农村合作医疗保险 3. 商业医疗保险　　4. 自己 5. 配偶　　　　　　6. 子女/孙子女 7. 没钱付医药费　　8. 其他	○	☐
F6-5.2-a 从您家到最近的医疗机构有 　　多远？	＿＿＿＿＿公里	○	☐☐
F6-5.2-b 您是否进行每年一次的常规 　　体检？	1. 是　　2. 否	○	☐
F6-6 您童年时，是否经常挨饿？	1. 是　　2. 否　　8. 未回答	○	☐
F7-1 您母亲还健在吗？	1. 是　　2. 否（跳至 F7-2.2）	○	
F7-2.1（如果健在）她现在多大年龄？	＿＿＿岁（跳至 F8-1）	○	☐☐☐
F7-2.2（如果去世）她去世时的年龄？	＿＿＿岁	○	☐☐☐
F7-3（如果去世）她去世时，您本人多大 　　年龄？	＿＿＿岁	○	☐☐☐
F7-4 您母亲上过几年学？	＿＿＿年（未念过书：00）	○	☐☐
F8-1 您父亲还健在吗？	1. 是　　　　2. 否（跳至 F8-2.2）	○	☐
F8-2.1（如果健在）他现在多大年龄？	＿＿＿岁（跳至 F8-4）	○	☐☐☐
F8-2.2（如果去世）他去世时的年龄多大？	＿＿＿岁	○	☐☐☐

F8-3 （如果去世）他去世时，您本人多大年龄？	_____岁	○	□□□
F8-4 您父亲 60 岁以前主要从事什么工作：（单选）	0. 专业技术人员/医生/教师 1. 行政管理 2. 一般职员/服务人员/工人 3. 自由职业者　　4. 农民 5. 家务劳动　6. 军人　7. 无业人员 8. 其他（请注明）_____	○	□
F8-5 您小时候您父亲主要从事什么工作：	0. 专业技术人员/医生/教师 1. 行政管理 2. 一般职员/服务人员/工人 3. 自由职业者　　　4. 农民 5. 家务劳动　6. 军人　7. 无业人员 8. 其他（请注明）_____	○	□
F8-6 您父亲上过几年学？	_____年（未念过书：00）	○	□□
F9-1 您排行第几？	_____（无兄弟姐妹者填"01"，并跳至F10）	○	□□

F9-2 请告诉我您所有的（包括已去世）同胞兄弟姐妹（不含本人）的情况，从老大开始。 项目选项： 性别：1. 男　　2. 女 是否健在：1. 健在　2. 已过世 年龄：健在者，填写目前的年龄； 　　　过世者，填写去世时的年龄。 （若不知道准确年龄，请访问员帮助老人回忆，并估算一下大致年龄，参见访问员手册） 居住地：健在者，填现在居住地； 　　　　去世者，填去世时的居住地。 1. 本村（街道）　2. 本乡或本区 3. 本县（市）　4. 本省其他县（市） 5. 其他地方　8. 不知道 是否常来看您：1. 是　2. 否 是否经常通信联系：1. 是　2. 否	排行	性别	是否健在	年龄	居住地	是否常来看您	是否经常通讯联系	排行	性别	是否健在	年龄	居住地	是否常来看您	是否经常通讯联系
	1							○	□□	□	□	□□□	□	□
	2							○	□□	□	□	□□□	□	□
	3							○	□□	□	□	□□□	□	□
	4							○	□□	□	□	□□□	□	□
	5							○	□□	□	□	□□□	□	□
	6							○	□□	□	□	□□□	□	□
	7							○	□□	□	□	□□□	□	□
	8							○	□□	□	□	□□□	□	□
	9							○	□□	□	□	□□□	□	□
	10							○	□□	□	□	□□□	□	□

F10　请问您一生总共生过几个孩子（包括去世的）？	_____个；其中，男_____个	○	□□, □□
F10-1 请问您生第一个孩子时的年龄	_____岁	○	□□
F10-2 请问您生最后一个孩子时的年龄	_____岁	○	□□

F10-3 请您告诉我您所有孩子（包括已去世，包括非亲生）的情况（从老大开始）。 项目选项： 是否亲生：1. 是　2. 否 性　别：1. 男　2. 女 是否健在：1. 健在　2. 已去世 年龄：如果健在，请填写目前年龄，如果过世，请填写他/她去世时年龄。（若不知道准确年龄，请访问员帮助老人回忆，并估算一下大致年龄，参见访问员手册）。 是否经常来看您：1. 是　2. 否 是否经常通信联系：1. 是　2. 否 居住地：健在者填现在居住地，去世者填去世时居住地。 0. 与老人同住 1. 本村（街道） 2. 本乡或本区 3. 本县（市） 4. 同省其他县（市） 5. 其他地方 8. 不知道	排行	是否亲生	性别	是否健在	年龄	是否常来看您	经常通讯联系	居住地	是否亲生	性别	是否健在	年龄	是否常来看您	经常通讯联系	居住地
	1							○	□	□	□	□□	□	□	□
	2							○	□	□	□	□□	□	□	□
	3							○	□	□	□	□□	□	□	□
	4							○	□	□	□	□□	□	□	□
	5							○	□	□	□	□□	□	□	□
	6							○	□	□	□	□□	□	□	□
	7							○	□	□	□	□□	□	□	□
	8							○	□	□	□	□□	□	□	□
	9							○	□	□	□	□□	□	□	□
	10							○	□	□	□	□□	□	□	□
	11							○	□	□	□	□□	□	□	□
	12							○	□	□	□	□□	□	□	□
	13							○	□	□	□	□□	□	□	□

*F11-1 您平时与谁聊天最多？（限选三项）（此题必须由老人本人回答）	00. 配偶　01. 儿子　02. 女儿 03. 儿媳　04. 女婿 05. 孙子女或其配偶 06. 其他亲属　07. 朋友/邻居 08. 社会工作者　09. 保姆 10. 无人聊天　11. 网聊	第一　第二　第三 □□　□□　□□
*F11-2 如果您有心事或想法，最先向谁说？（限选两项）（此题必须由老人本人回答）	00. 配偶　01. 儿子　02. 女儿 03. 儿媳　04. 女婿 05. 孙子女或其配偶 06. 其他亲属　07. 朋友/邻居 08. 社会工作者　09. 保姆 10. 无人可说	第一　第二 □□　□□
*F11-3 如果您遇到问题和困难，最先想找谁解决？（限选两项）（此题必须由老人本人回答）	00. 配偶　01. 儿子　02. 女儿 03. 儿媳　04. 女婿 05. 孙子女或其配偶 06. 其他亲属　07. 朋友/邻居 08. 社会工作者　09. 保姆 10. 无人解决	第一　第二 □□　□□

F12 近一年来，您的子女（包括同住与不同住的所有孙子女及其配偶）给您现金（或实物折合）多少元？	儿子 ____元	女儿 ____元	孙子女 ____元	○	儿子 □□□□□	女儿 □□□□□	孙子女 □□□□□
F13 近一年来，您给子女（包括同住与不同住的所有孙子女及其配偶）提供现金（或实物折合）多少元？	儿子 ____元	女儿 ____元	孙子女 ____元	○	儿子 □□□□□	女儿 □□□□□	孙子女 □□□□□

F14 您所在社区有哪些为老年人提供的社会服务？（多选）			
F14-1 起居照料	1. 有　　2. 没有		F14-1□
F14-2 上门看病/送药	1. 有　　2. 没有		F14-2□
F14-3 精神慰藉/聊天解闷	1. 有　　2. 没有		F14-3□
F14-4 日常购物	1. 有　　2. 没有		F14-4□
F14-5 组织社会和娱乐活动	1. 有　　2. 没有	○	F14-5□
F14-6 提供法律援助 （维权）	1. 有　　2. 没有		F14-6□
F14-7 提供保健知识	1. 有　　2. 没有		F14-7□
F14-8 处理家庭邻里纠纷	1. 有　　2. 没有		F14-8□
F14-9 其他（请注明）：	1. 有　　2. 没有		F14-9□

F15 您是否希望社区为老年人提供下列社会服务？（多选）			
F15-1 起居照料	1. 是　　2. 否		F15-1□
F15-2 上门看病、送药	1. 是　　2. 否		F15-2□
F15-3 精神慰藉，聊天解闷	1. 是　　2. 否		F15-3□
F15-4 日常购物	1. 是　　2. 否		F15-4□
F15-5 组织社会和娱乐活动	1. 是　　2. 否	○	F15-5□
F15-6 提供法律援助（维权）	1. 是　　2. 否		F15-6□
F15-7 提供保健知识	1. 是　　2. 否		F15-7□
F15-8 处理家庭邻里纠纷	1. 是　　2. 否		F15-8□
F15-9 其他（请注明）：	1. 是　　2. 否		F15-9□

*F16 您希望哪一种居住方式（此题必须由老人本人回答）	1. 独居（或仅与配偶居住），子女在不在附近无所谓 2. 独居（或仅与配偶居住），子女最好住在附近 3. 与子女一起居住 4. 敬老院、老年公寓或福利院； 8. 不知道	□

G 生理健康			编码
G1 不戴眼镜，您看这个圆圈有没有开口？如有，开口在什么地方（上，下，左，右）？（用手电筒照访问员手册上视力表上的圆圈。）	1. 能，　且能分清缺口方向 2. 能，　但不能分清缺口方向 3. 看不清　　　　4. 失明	○	□
G2-1 请问您有几颗牙（不包括假牙）？	_____颗	○	□□
G2-2 请问您是否戴假牙？	1. 是　　2. 否	○	□
G2-3 您一天刷几次牙？ [如果老人现在有牙齿（包括假牙），则问现在的刷牙情况；如果老人没有牙齿，则问他/她有牙齿的时候的刷牙情况]	0. 从不刷牙 1. 偶尔刷牙 2. 一天一次 3. 一天两次 4. 一天三次或多于三次 8. 不知道	○	□
G2-4 过去 6 个月内，您是否在吃东西时遇到不止一次牙疼问题？	1. 是 2. 否—跳至 G2-5	○	□
G2-4-1 您最严重的一次牙疼的疼痛程度为多大（用 1、2、3、4、5、6、7、8、9、10 表示疼痛程度，数字越大疼痛感越强）？	_____	○	□
G2-5 过去 6 个月内，您是否经历不止一次面颊疼痛或者下颌疼痛？	1. 是 2. 否—跳至 G3	○	□
G2-5-1 您最严重一次面颊或下颌疼痛的程度为多少（用 1、2、3、4、5、6、7、8、9、10 表示疼痛程度，数字越大疼痛感越强）？	_____	○	□
G3 请问您能用筷子吃饭吗？	1. 是　　2. 否	○	□
G4 请问您吃饭习惯用哪只手？	1. 右手　　2. 左手	○	□
G4a 请问您写字习惯用哪只手？	1. 右手　　2. 左手　　3. 从不写字	○	□
G4b 请问您刷牙习惯用哪只手？	1. 右手　　2. 左手　　3. 从不刷牙	○	□
G5-1 你在过去的一年里跌倒过吗？	1. 是　　2. 否（如果否，则跳至问题 G5）	○	□
G5-2 在过去的一年里，你跌倒过多少次？	_____次（不记得请填写 88）	○	□□
G5-3 在那次/任何一次的跌倒中，你有没有严重受伤到需要治疗？	1. 是　　2. 否　　3. 不记得		□
G6 血压（访问员需为老人测量两次血压，两次之间的间隔至少为 1 分钟） G6-1-1 收缩压 G6-1-2 舒张压 G6-2-1 收缩压 G6-2-2 舒张压	第一次： 收缩压_____毫米汞柱 舒张压_____毫米汞柱 第二次： 收缩压_____毫米汞柱 舒张压_____毫米汞柱	○	□□□ □□□ □□□ □□□

G7 心率	_____次/分钟	□□□
G8 上肢活动能力： G8-1 手触颈根	1. 只能用右手　　2. 只能用左手 3. 双手都能　　4. 双手都不能	□
G8-2 手触后腰	1. 只能用右手　　2. 只能用左手 3. 双手都能　　4. 双手都不能	□
G8-3 手臂上举	1. 只能用右手　　2. 只能用左手 3. 双手都能　　4. 双手都不能	□
G9 被访老人坐在椅子上，能自己独立站起 　　来吗？（注意保护）	1. 能，不需搀扶或倚靠任何物体 2. 能，需搀扶或倚靠任何物体 3. 不能	□
G10-1 被访老人的体重（公斤）：	_____公斤（四舍五入至整数） 999 无法测量	□□□
G10-1-1 被访老人的小腿围（厘米）：	_____厘米（四舍五入至整数）	□□
G10-2 被访老人是否驼背？ （此题请访问员根据自己观察做出选择， 不需要询问被访老人，以免老人不高兴）	1. 是　2.否	□
G10-2a 直接测量站立时身高	_____厘米（四舍五入至整数） 999 无法测量	□□□
G10-2a.1 右前臂尺骨顶端至右肩顶端距离： 右腿膝盖距地面距离： （操作方法参见下面图示）	_____厘米（四舍五入至整数） _____厘米（四舍五入至整数）	□□ □□

测右前臂尺骨顶端至右肩顶端距离的方法见附图 1-1。

测右腿膝盖距地面距离的方法见附图 1-2。

（1）请老人脱去右鞋。

（2）请老人右脚落地，右大腿与右小腿成 90 度直角。

（3）放一张塑料垫板/平整的厚纸在老人右大腿上，并向前伸出与一头着地的并与地面垂直的皮卷尺交叉。

（4）阅读并记下塑料垫板/平整厚纸前端与皮卷尺交叉处的厘米刻度数。

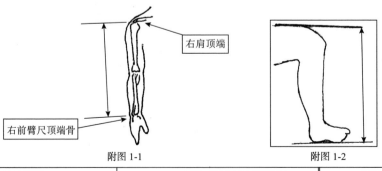

右肩顶端

右前臂尺顶端骨

附图 1-1　　　　　　　　　　　　　　附图 1-2

G10-2c 测量老人腰围	_____厘米（四舍五入至整数）	□□□
G10-2d 测量老人臀围	_____厘米（四舍五入至整数）	□□□

按照以下步骤测量腰围

腰围必须用皮尺直接贴着皮肤测量。

（1）标示测量部位：站在被访老人右侧，按压臀部以确定骨盆右髂骨的位置。用铅笔在右髂骨的外侧缘上方画一条水平线，再沿着腋中线（始于腋窝，沿着躯干的线）画条纵线，与上述水平线相交。附图1-3展示了髂骨的腰腹部位置。调查人员再站到被访老人左侧重复上述步骤。

（2）测量：测量时要求被访老人不能吸气，测量的卷尺不要扭转。将卷尺围绕老人的腰部一周，注意这一周的起点是卷尺的零刻度处。应使用可伸缩的卷尺。在测量时，将卷尺置于第1步标记的水平区域。最好能站在镜子前测量，从而可以观察测量时卷尺的一周是否处于同一水平面，而没有上下歪斜。或者另请一位帮手站于老人对面，检查卷尺的一周是否平行于地面，以及是否与皮肤良好贴合。如果既没有镜子也没有帮手，调查人员则需自行检查。附图1-3展示了正确的测量位置。等老人呼气快结束时进行测量。

（3）拿下卷尺，记录腰围。

（4）重复测量一次。

注意：测量腰围的工具包括可伸缩卷尺。

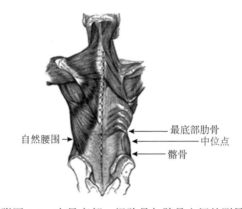

附图1-3　在最底部一根肋骨与髂骨之间的测量部位

G10-6 您是否有听力困难？	1. 是 2. 否—跳至 G11	○	□
G10-6-1 您哪只耳朵有听力困难？	1. 左耳　2. 右耳　3. 双耳	○	□
G10-6-2 您大概从什么时候发现自己听力有问题？	1. 自出生以来（跳至 G11） 2. 儿童时期（15岁之前） 3. 15~40岁 4. 40岁以后	○	□
G10-6-3 您的听力困难是怎么出现的？	1. 突然出现（几天之内） 2. 在几个月内逐渐表现出来 3. 在几年内逐渐表现出来	○	□
G11 被访老人能捡起地上的书吗？	1. 能站着捡起 2. 只能坐着捡起　　3. 不能		□
G12 被访老人自转一圈共走了多少步？（注意保护）	＿＿＿步（不能转圈：88）		□□
G13-0 最近两个星期内，您是否觉得有	1. 是　　2. 否	○	□

	身体不适?								
G13 过去两年中,您曾经患过几次重病（重病指需住院治疗或在家卧床不起）?		_____次（未曾患过重病,填 00,跳到 G14；长年卧床不起,填 88,仅回答 G13-1）； 其中,住院_____次				○			□□ □□
G13-1 第一次患的什么病 　　　住院或卧床天数		_____病（编码参照 G14） _____天				○			□□ □□□
G13-2 第二次患的什么病 　　　住院或卧床天数		_____病（编码参照 G14） _____天				○			□□ □□□
G13-3 第三次患的什么病 　　　住院或卧床天数		_____病（编码参照 G14） _____天				○			□□ □□□

G14 您现在是否患有下列慢性疾病?	是否有病?（自报） 1. 有 2. 没有 8. 不知道	是否经过医院诊断? 1. 是 2. 否	是否服药? 1. 是 2. 否	是否影响日常生活? 1. 相当大 2. 一点儿 3. 没有	是否有病	是否诊断	是否服药	影响程度
1. 高血压					□	□	□	□
2. 糖尿病					□	□	□	□
3. 心脏病					□	□	□	□
4. 中风及脑血管疾病					□	□	□	□
5. 支气管炎,肺气肿,哮喘病或肺炎					□	□	□	□
6. 肺结核					□	□	□	□
7. 白内障					□	□	□	□
8. 青光眼					□	□	□	□
9. 癌症,及其名称:_____					□	□	□	□
10. 前列腺疾病					□	□	□	□
11. 胃肠溃疡					□	□	□	□
12. 帕金森氏病					□	□	□	□
13. 褥疮					□	□	□	□
14. 关节炎					□	□	□	□
15. 痴呆					□	□	□	□
16. 癫痫					□	□	□	□
17. 胆囊炎或胆石症					□	□	□	□
18. 血脂异常					□	□	□	□
19. 风湿或类风湿					□	□	□	□
20. 慢性肾炎					□	□	□	□

21. 乳腺增生					☐	☐	☐	☐
22. 子宫肌瘤					☐	☐	☐	☐
23. 前列腺增生					☐	☐	☐	☐
24. 肝炎					☐	☐	☐	☐
25. 其他，请说明					☐	☐	☐	☐

G 生理健康：医生体检部分			
G15-1 请问您 24 小时内是否吸过烟？（如回答"否"，则跳到 G16-1）	1. 是　　2. 否　　9. 不适用	○	☐
G15-2 请问您最近一次吸烟距离现在几个小时？	＿＿＿＿ 小时	○	☐☐
G16-1 请问您 24 小时内是否饮过酒？（如回答"否"，则跳到 G17）	1. 是　　2. 否　　9. 不适用	○	☐
G16-2 请问您最近一次饮酒距离现在几个小时？	＿＿＿＿ 小时	○	☐☐

G17 营养补充剂							
G17-1 您平时是否经常服用营养素补充剂？（如回答"否"，则跳到 G17-3）			1. 是　2. 否	○			☐
G17-2 若您平时服用营养素补充剂，请填写下表：							
营养补充剂	是否食用 1.是 2.否	使用年限 ＿＿＿年	使用频率：1. 偶尔 2. 有时　3. 经常		是否食用	使用年限	使用频率
G17-2.1 蛋白质				○	☐	＿＿＿	☐
G17-2.2 钙				○	☐	＿＿＿	☐
G17-2.3 铁				○	☐	＿＿＿	☐
G17-2.4 锌				○	☐	＿＿＿	☐
G17-2.5 复合维生素				○	☐	＿＿＿	☐
G17-2.6 维生素 A/D				○	☐	＿＿＿	☐
G17-2.7 DHA				○	☐	＿＿＿	☐
G17-2.8 其他				○	☐	＿＿＿	☐
G17-3 过去 24 小时内您是否服用过营养素补充剂？（如回答"否"，则跳到 G18-1）	1. 是 2. 否 9. 不适用			○		☐	
G17-4 请问您最近一次服用营养素补充剂距离现在几个小时？	＿＿＿＿小时			○		＿＿＿	
G17-5 过去24小时服用营养素补充剂的名称？	＿＿＿＿＿			○		＿＿＿	

G18 药物服用			
G18-1 过去 24 小时您服用过什么药物？ （如回答"否"，则跳到 G19）	1.是　2.否	○	□
G18-2 若您过去 24 小时服用过药物，请问服用过哪类药物？	1. 降血脂药　　　2. 降压药 3. 口服降糖药　　4. 胰岛素 5. 止痛药　　　　6. 抗凝血药 7. 安眠药　　　　8. 治疗哮喘药 9. 止咳药　　　　10. 抗生素 11. 激素类药　　　12. 溶栓剂 13. 阿司匹林类　　14. 利尿剂 15. 其他 _____	○	□
G18-3 请问您最近一次服用药物距离现在几个小时？	_____小时	○	——

G19 采集唾液 是否用唾液自我采集器提供了唾液样本？	1. 是　　2. 否	□
G20 心率	_____bpm	□□

H 访问后观察记录（以下问题由访问员回答）		编码
H1. 被访老人能听清您所提的问题吗？	1. 能，不需助听器 2. 能，需助听器 3. 部分能，需助听器 4. 不能	□
H2-1 被访老人能否接受体检？	1. 能（跳到 H3） 2. 不能　　3. 部分能	□
H2-2 若不能或部分能，请说明原因： （单选）	1. 视觉障碍，但能听见 2. 听觉障碍，但能看见 3. 视觉、听觉障碍 4. 瘫痪　　5. 不合作 6. 痴呆，不能理解问题 7. 生病，不能接受访问 8. 其他原因（请详细说明）_____	□
H3 被访老人看上去：	1. 相当健康　　2. 比较健康 3. 身体虚弱　　4. 体弱多病	□
H4 身份证上被访老人的出生年月： （注：一些高龄老人若没有身份证，请填上户口本上的出生年月）	_____年____月	

H4-1 此出生日期与被访老人自报的是否一致？	1. 不一致　2. 一致　3. 无自报 4.其他（说明）＿＿＿＿＿	☐
H4-2 若不一致，您认为哪一个准确？	1. 自报准确　　2. 身份证或户口本上准确　　3. 无法判断	☐
H4-3 被访老人的身份证号码（注：一些高龄老人若没有身份证，则填"0"）	＿＿＿＿＿＿＿＿＿＿＿＿	
H5 请确认年龄，并抄在第一页（样本类别部分） 注明您确认老人年龄的依据： （不管自报还是无自报，都要给出对老人年龄的确认。此处如写不下，请使用下一页的访问人员后记）	＿＿＿＿岁 依据：＿＿＿＿＿＿＿＿	☐☐☐
H6 对有无漏问的问题，在离开现场前是否核查了？	1. 是　　　　2. 否	☐
H7 是否有人代替被访老人回答了任何问题？	1. 是　2. 否（跳至访问人员后记）	☐
H7-1 若是，请核对您是否已将他人代答的问题在○内画"×"，并说明代答部分主要由谁代答。	1. 配偶 2. 子女或其配偶 3. 孙子女或其配偶 4. 重孙子女或其配偶 5. 兄弟姐妹 6. 父母或岳父母 7. 保姆或养老院工作人员 8. 其他，请注明＿＿＿＿＿	☐
访问人员后记		

B 卡

老人参照 B 卡绘图处

附录2　中国老年健康调查第8次调查死亡老人家属问卷

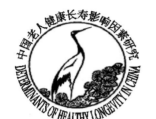

本调查属于自愿性访问

中国老年健康调查（2018）

死亡老人调查问卷（询问老人家属）

死亡老人全国编号　□ □ □ □ □ □ □ □

省（市）编码　□ □

县（区）编码　□ □ □ □

原被访死亡老人的居住地 □

1. 城市　　2. 镇　　3. 乡

原被访老人姓名：_____

回答问题者姓名：_____　　回答人签名：_____

回答问题者与死亡老人的关系：0. 父母　1. 配偶　2. 子女　3. 子女的配偶　4. 孙子女或其配偶

5. 亲属　　6. 邻居　　7. 社区工作者　8. 其他_____

被访问老人原住址：_____省_____市_____县（区）_____乡（街道），（村，组）

门牌号码_____

邮政编码：□ □ □ □ □ □

联系电话：_____　　　　　联系人：_____

居/村委会联系电话：_____　　居/村委会联系人：_____

家属申报老人确切死亡时间：_____年_____月_____日

经审核，确认老人确切死亡时间：_____年_____月_____日

如无法完成调查，其原因是：1. 拒访　　2. 其他（请注明）_____　□

访问员签字_____　____月____日；县级审核人签字_____　____月____日

省级督导签字_____　____月____日

中国疾控中心项目督导签字_____　____月____日

1. 性别	1. 男　　2. 女	□
2. 临终前婚姻状况：（单选）	1. 已婚，并与配偶住在一起 2. 已婚，但不与配偶住在一起 3. 离婚　　4. 丧偶　　5. 从未结过婚	□

（如老人临终前已婚而且配偶存活，跳至2-2） 2-1　老人临终前是否有虽未正式结婚，但在一起居住生活的老伴?	1. 是　2. 否 如果是，从____年__月开始在一起居住生活	□ □□□□, □□
2-2　老人临终前是否参加养老保险?	1. 是　2. 否	□
2-3　每月领取养老金	____元	□□□□

	与老人关系	性别	年龄	受教育程度	职业	平均每天在家吸烟量
2-4 请列出去世老人临终前一起居住的住户成员的情况。 项目选项： 与老人关系：0. 配偶　1. 子女 2. 子女配偶　　　3. 孙子女 4. 孙子女配偶　　5. 重孙子女 6. 兄弟姐妹　　　7. 父母或岳父母 8. 其他（请注明）_____ 年龄：如不知道，填888 受教育程度： 1. 未上过学　2. 小学　　3. 初中 4. 高中　　　5. 大专及以上 职业 0. 专业技术人员/医生/教师 1. 行政管理 2. 一般职员/服务人员/工人 3. 自由职业者　　4. 农民 5. 家务劳动　　　6. 军人 7. 无业人员 8. 其他（请注明）_____		1. 男 2. 女	___岁			0. 不抽烟　1. 超过20支/1包烟 2. 少于1包烟，具体 __ 支 99. 不清楚
		1. 男 2. 女	___岁			0. 不抽烟　1. 超过20支/1包烟 2. 少于1包烟，具体 __ 支 99. 不清楚
		1. 男 2. 女	___岁			0. 不抽烟　1. 超过20支/1包烟 2. 少于1包烟，具体 __ 支 99. 不清楚
		1. 男 2. 女	___岁			0. 不抽烟　1. 超过20支/1包烟 2. 少于1包烟，具体 __ 支 99. 不清楚
		1. 男 2. 女	___岁			0. 不抽烟　1. 超过20支/1包烟 2. 少于1包烟，具体 __ 支 99. 不清楚
		1. 男 2. 女	___岁			0. 不抽烟　1. 超过20支/1包烟 2. 少于1包烟，具体 __ 支 99. 不清楚
		1. 男 2. 女	___岁			0. 不抽烟　1. 超过20支/1包烟 2. 少于1包烟，具体 __ 支 99. 不清楚
		1. 男 2. 女	___岁			0. 不抽烟　1. 超过20支/1包烟 2. 少于1包烟，具体 __ 支 99. 不清楚
		1. 男 2. 女	___岁			0. 不抽烟　1. 超过20支/1包烟 2. 少于1包烟，具体 __ 支 99. 不清楚
		1. 男 2. 女	___岁			0. 不抽烟　1. 超过20支/1包烟 2. 少于1包烟，具体 __ 支 99. 不清楚

3. 临终前一年主要居住方式： （单选）	1. 养老院　　2. 独居 3. 老年夫妇二人家庭 4. 子女（包括孙子女） 5. 其他亲属 8. 其他（请注明）＿＿＿＿＿	□
4. 死亡地点：（单选）	1. 家中　　2. 医院　　3. 养老院 4. 其他（请注明）	□
5-1. 临终前日常生活第一位主要 照料者：（单选） （如果回答是"8"或"9"，跳至6）	1. 配偶　　　　　　2. 子女及其配偶 3. 孙子女及其配偶　4. 其他家庭成员 5. 朋友　　　　　　6. 社会服务 7. 保姆　8. 无人照料　9. 无需照料	□
5-1-1. 临终前一个月第一位主要 照料者提供照料的天数	＿＿＿＿＿＿天	□□
（如果只有一位照料者，则跳至5-4）		
5-2. 临终前日常生活第二位照料 者：（单选）	1. 配偶　　　　　　2. 子女及其配偶 3. 孙子女及其配偶　4. 其他家庭成员 5. 朋友　　　　　　6. 社会服务 7. 保姆	□
5-2-1. 临终前一个月第二位照料 者提供照料的天数	＿＿＿＿＿＿天	□□
（如果只有二位照料者，则跳至5-4）		
5-3. 临终前日常生活第三位照料 者：（单选）	1. 配偶　　　　　　2. 子女及其配偶 3. 孙子女及其配偶　4. 其他家庭成员 5. 朋友　　　　　　6. 社会服务 7. 保姆	□
5-3-1. 临终前一个月第三位照料 者提供照料的天数	＿＿＿＿＿＿天	□□
5-4. 总的说来，包括您在内的照料 者觉得在老人临终前一个月 照料老人的负担重吗？	1. 很重　　　　　　2. 比较重 3. 一般　　　　　　4. 不重 99. 不清楚	□
6. 临终前是否卧床不起：	1. 否　2. 是 卧床不起天数：＿＿＿＿＿天	□, □□□□
7-1. 从2014年调查到去世前老人 患过几次重病（指住院或卧床 不起）：	（若未患过重病，则填00；若常年卧床不起， 则填88） ＿＿＿＿＿次	□□
7-2. 患的什么病，多少天： （若患重病超过三次，第三次指 最后一次；疾病分类请参见下面 第8题）	第一次：＿＿＿＿＿＿＿（病），＿＿＿天	□□, □□□□
	第二次：＿＿＿＿＿＿＿（病），＿＿＿天	□□, □□□□
	第三次：＿＿＿＿＿＿＿（病），＿＿＿天	□□, □□□□

	01. 高血压　　　　　0 否　1 是		□
	02. 糖尿病　　　　　0 否　1 是		□
	03. 心脏病　　　　　0 否　1 是		□
	04. 中风及脑血管疾病　0 否　1 是		□
	05. 支气管炎，肺气肿，哮喘病或肺炎 　　　　　　　　　0 否　1 是		□
	06. 肺结核　　　　　0 否　1 是		□
	07. 白内障　　　　　0 否　1 是		□
	08. 青光眼　　　　　0 否　1 是		□
	09. 癌症　　　　　　0 否　1 是 如"是"，请说明癌症名称＿＿＿＿		□
	10. 前列腺疾病　　　0 否　1 是		□
	11. 胃肠溃疡　　　　0 否 1 是		□
8. 临终前是否患有下列疾病：	12. 帕金森氏病　　　0 否　1 是		□
	13. 褥疮　　　　　　0 否　1 是		□
	14. 关节炎　　　　　0 否　1 是		□
	15. 痴呆　　　　　　0 否　1 是		□
	16. 癫痫　　　　　　0 否　1 是		□
	17. 胆囊炎或胆石症　0 否　1 是		□
	18. 血脂异常　　　　0 否　1 是		□
	19. 风湿或类风湿　　0 否　1 是		□
	20. 慢性肾炎　　　　0 否　1 是		□
	21. 乳腺增生　　　　0 否　1 是		□
	22. 子宫肌瘤　　　　0 否　1 是		□
	23. 前列腺增生　　　0 否　1 是		□
	24. 肝炎　　　　　　0 否　1 是		□
	25. 其他（请注明）＿＿＿＿		□
9. 导致老人去世的主要疾病或其 他原因是什么（单选）？	1. 传染病和寄生虫病 2. 肿瘤 3. 血液、造血器官及免疫疾病 4. 内分泌、营养和代谢疾病 5. 精神和行为障碍 6. 神经系统疾病 7. 眼和附器疾病 8. 耳和乳突疾病 9. 循环系统疾病 10. 呼吸系统疾病		□□

9. 导致老人去世的主要疾病或其他原因是什么（单选）？	11. 消化系统疾病 12. 皮肤和皮下组织疾病 13. 肌肉骨骼系统和结缔组织疾病 14. 泌尿生殖系统疾病 15. 损伤、中毒、意外或其他外因 16. 其他_____ 99. 不知道	
10. 从 2014 年调查到去世前老人患病后能否得到及时治疗：	1. 能　　2. 不能　　3. 没有生过病	□
11. 临终前的主要经济生活来源是：（单选）	1. 退休金　　2. 配偶　　3. 子女 4. 孙子女　　5. 其他亲属 6. 当地政府或社团　7. 自己劳动或工作 8. 其他（请注明）_____	□
12. 临终前一年老人家庭年人均纯收入	_____元（超过 10 万，请填 99998）	□□□□□
13. 老人临终前，家中是否有下列设施：	1. 厕所　　　　0. 没有　　1. 有	□
	2. 自来水　　　0. 没有　　1. 有	□
	3. 洗澡设备　　0. 没有　　1. 有	□
	4. 取暖设备　　0. 没有　　1. 有	□
	5. 电视机　　　0. 没有　　1. 有	□
	6. 洗衣机　　　0. 没有　　1. 有	□
	7. 电话　　　　0. 没有　　1. 有	□
14. 如果去世老人居住在农村，所在行政村中有无医生？（注：行政村有自己的村委会，一个行政村可有几个相隔较近的自然村）	1. 没有　2. 有 如有，村医生属于： 1. 大专以上学历有行医执照 2. 大专以下或受过专业培训有行医执照 3. 自学行医，无行医执照	□ □
15. 去世老人医药费用的主要来源：（单选）	01. 公费医疗；　　　02. 老人自己 03. 配偶；　　　　　04. 子女/孙子女 05. 农村合作医疗；　06. 国家或集体补助 07. 城镇医疗保险；　08. 无钱看病买药 09. 未生病求医； 10. 其他（请注明）_____	□□
16. 老人去世前一年实际花费的医疗费（包括公费、保险公司、自费等途径的所有支出）	总支出：_____元（超过 10 万，请填写 99998） 其中，自费（包括自己、配偶、子女等）_____元	□□□□□ □□□□□
17-1. 临终前老人洗澡能否自理：	1. 完全能自理 2. 部分能自理，持续_____天 3. 完全不能自理，持续_____天	□，□□□□

17-2. 临终前老人穿衣能否自理:	1. 完全能自理 2. 部分能自理, 持续_____天 3. 完全不能自理, 持续_____天	□, □□□□
17-3. 临终前老人上厕所能否自理:	1. 完全能自理 2. 部分能自理, 持续_____天 3. 完全不能自理, 持续_____天	□, □□□□
17-4. 临终前老人在室内活动是否需要他人帮助:	1. 完全不需要 2. 部分需要, 持续_____天 3. 完全需要, 持续_____天	□, □□□□
17-5. 临终前老人能否控制大小便:	1. 能控制 2. 偶尔失禁, 持续_____天 3. 不能控制或使用导管协助控制, 持续_____天	□, □□□□
17-6. 临终前老人吃饭能否自理:	1. 完全能自理 2. 部分能自理, 持续_____天 3. 完全不能自理, 持续_____天	□, □□□□
17-7. 老人临终前需要完全依赖他人提供照料的天数	_____天	□□□□
17-8. 老人临终前需要完全照料的总费用为:（包括看护费、照料人员的误工费、请保姆的费用以及医生、护士上门服务的各项服务费用, 不包括医药费、给老人购买食物或日用品的费用。）	_____元（超过 10 万, 请填写 99998）	□□□□□
17-9. 临终前一个月照料的实际直接费用总计为	_____元（超过 10 万, 请填写 99998）	□□□□□
17-10. 临终前照料的费用主要由谁支付?	1. 医疗或护理保险　　2. 老人自己 3. 配偶　　　　　　　4. 子女/孙子女 5. 国家或集体 6. 其他（请注明）_____	□
18. 老人临终前多少天白天在家卧床休息的时间长于活动的时间:	_____天	□□□□
19. 从 2014 年调查到去世前老人是否吸烟:	1. 否　　2. 是 若是, 每天吸___次	□ □□

20-1. 从 2014 年调查到去世前老人是否经常饮酒	1. 否　　2. 是	□
20-2. 如果常饮酒, 饮什么酒:（单选）	1. 白酒　2. 果酒　3. 米酒　4. 其他	□
20-3. 每天饮:	_____两	□□

21. 老人是否在去世前明确告诉过家人他（她）将去世？	1. 否　　2. 是，去世前＿＿＿＿＿天	□，□□
22. 老人去世前自己有无死亡的梦境？	1. 否　　2. 是　　3. 不知道	□
23. 老人去世时表情是否痛苦？	1. 非常痛苦　2. 比较痛苦　3. 一般 4. 比较安详　5. 很安详　6. 说不清	□
24. 老人去世前是否神志不清？	1. 否 2. 是，神志不清的天数：＿＿＿＿＿天	□，□□

听力衰退		
25. 老人临终前六个月平时是否有听力困难？	1. 是 2. 否　（跳至 C-1） 9. 不知道	□
26. 老人临终前六个月平时哪只耳朵有听力困难？	1. 左耳　　2. 右耳　　3. 双耳 9. 不知道	□
27. 老人大概从什么时候开始有听力困难？	1. 自出生以来 2. 儿童时期（15 岁之前） 3. 15～40 岁 4. 40～60 岁 5. 60 岁以后 9. 不知道	□
28. 老人有听力困难是如何发生的？	1. 突然出现　（几天之内） 2. 在几个月内逐渐表现出来 3. 在几年内逐渐表现出来 9. 不知道	□

关于死亡老人死亡前 3～6 个月认知功能的知情者问卷（IQCODE） 我希望您能记起老人临终前 3～6 个月认知功能的情形［此部分问题在提示选项后必须由老人的知情人（家庭成员）亲自回答］		编码
C-1 他/她能记得家人和熟悉朋友的名字吗？	1. 能　　　　　2. 不能 3. 不知道　　　9. 拒绝回答	□
C-2 他/她能记得家人和熟悉朋友的职业、生日或住址吗？	1. 能　　　　　2. 不能 3. 不知道　　　9. 拒绝回答	□
C-3 他/她能记得最近发生的事情吗？	1. 能　　　　　2. 不能 3. 不知道　　　9. 拒绝回答	□
C-4 他/她会说话到一半就忘记了要说什么吗？	1. 能　　　　　2. 不能 3. 不知道　　　9. 拒绝回答	□
C-5 他/她能记得自己家住址和电话吗？	1. 能　　　　　2. 不能 3. 不知道　　　9. 拒绝回答	□

C-6 他/她能记得当时是几月份吗？	1. 能　　　　　2. 不能 3. 不知道　　　9. 拒绝回答	☐
C-7 他/她能使用家常用具（如开关电视机、使用剪刀等）吗？	1. 能　　　　　2. 不能 3. 不知道　　　9. 拒绝回答	☐
C-8 他/她能学习使用新的家常用具吗？	1. 能　　　　　2. 不能 3. 不知道　　　9. 拒绝回答	☐
C-9 他/她能记住年轻及童年往事吗？	1. 能　　　　　2. 不能 3. 不知道　　　9. 拒绝回答	☐
C-10 他/她能看懂电视上讲的故事吗？	1. 能　　　　　2. 不能 3. 不知道　　　9. 拒绝回答	☐
C-11 他/她能与他人交谈表达自己的想法吗？	1. 能　　　　　2. 不能 3. 不知道　　　9. 拒绝回答	☐
C-12 他/她对日常事务自己会做决定吗？	1. 能　　　　　2. 不能 3. 不知道　　　9. 拒绝回答	☐
C-13 他/他会使用钱买东西吗？	1. 能　　　　　2. 不能 3. 不知道　　　9. 拒绝回答	☐
C-14 他/她有处理财务的能力（如领取退休金或补助、去银行等）吗？	1. 能　　　　　2. 不能 3. 不知道　　　9. 拒绝回答	☐
C-15 他/她能处理日常生活上的数字问题吗？（例如，知道需要买多少食物？）	1. 能　　　　　2. 不能 3. 不知道　　　9. 拒绝回答	☐
C-16 他/她能了解发生了什么事，并能想出适当的处理方式吗？	1. 能　　　　　2. 不能 3. 不知道　　　9. 拒绝回答	☐

附录 3　中国老年健康调查数据库列表

中国老年健康调查数据集（1998～2018年）

名称	调查年份	数据构成：人数（接受调查年份，说明）	失访情况
1998～2018 跟踪数据集	1998、2000、2002、2005、2008、2011、2014、2018	1. 9 093（1998，80 岁及以上老人） 2. 4 831（1998、2000） 3. 3 368（2000，1998 年曾接受调查、2000 年调查时已去世老人的近亲） 4. 2 643（1998，2000，2002） 5. 1 604（2002，1998 和 2000 年曾接受调查、2002 年已去世老人的近亲） 6. 1 051（1998，2000，2002，2005） 7. 1 308（2005，1998、2000、2002 年曾接受调查，2005 年已去世老人的近亲） 8. 358（1998，2000，2002，2005，2008）	2000 年 894 人 2002 年 585 人 2005 年 284 人 2008 年 214 人 2011 年 53 人 2014 年 6 人 2018 年 14 人

名称	调查年份	数据构成：人数（接受调查年份，说明）	失访情况
1998~2018 跟踪数据集	1998、2000、2002、2005、2008、2011、2014、2018	9. 480（2008，1998、2000、2002、2005 年曾接受调查，2008 年已去世老人的近亲） 10. 128（1998，2000，2002，2005，2008，2011） 11. 177（2011，1998、2000、2002、2005、2008 年曾接受调查、2011 年已去世老人的近亲） 12. 47（1998，2000，2002，2005，2008，2011，2014） 13. 75（2014，1998、2000、2002、2005、2008、2011 年曾接受调查、2014 年已去世老人的近亲） 14. 10（1998，2000，2002，2005，2008，2011，2014，2018） 15. 23（2018，1998、2000、2002、2005、2008、2011、2014 年曾接受调查，2018 年已去世老人的近亲）	2000 年 894 人 2002 年 585 人 2005 年 284 人 2008 年 214 人 2011 年 53 人 2014 年 6 人 2018 年 14 人
2000~2018 跟踪数据集	2000、2002、2005、2008、2011、2014、2018	1. 11 199（2000，80 岁及以上老人） 2. 6 315（2000，2002） 3. 3 343（2002，2000 年曾接受调查、2002 年已去世老人的近亲） 4. 2 628（2000，2002，2005） 5. 2 963（2005，2000、2002 年曾接受调查、2005 年已去世老人的近亲） 6. 950（2000，2002，2005，2008） 7. 1 174（2008，2000、2002、2005 年曾接受调查、2008 年已去世老人的近亲） 8. 363（2000，2002，2005，2008，2011） 9. 458（2011，2000、2002、2005、2008 年曾接受调查、2011 年已去世老人的近亲） 10. 143（2000，2002，2005，2008，2011，2014） 11. 201（2014，2000、2002、2005、2008、2011 年曾接受调查、2014 年已去世老人的近亲） 12. 30（2000，2002，2005，2008，2011，2014，2018） 13. 68（2018，2000、2002、2005、2008、2011、2014 年曾接受调查、2018 年已去世老人的近亲）	2002 年 1 541 人 2005 年 724 人 2008 年 505 人 2011 年 129 人 2014 年 19 人 2018 年 45 人
2002~2018 跟踪数据集	2002、2005、2008、2011、2014、2018	1. 16 064（2002，65 岁及以上老人） 2. 8 175（2002，2005） 3. 5 874（2005，2002 年曾接受调查、2005 年已去世老人的近亲） 4. 4 191（2002，2005，2008） 5. 2 520（2008，2002、2005 年曾接受调查、2008 年已去世老人的近亲） 6. 2 513（2002，2005，2008，2011） 7. 1 184（2011，2002、2005、2008 年曾接受调查，2011 年已去世老人的近亲） 8. 1 681（2002，2005，2008，2011，2014） 9. 717（2014，2002、2005、2008、2011 年曾接受调查，2014 年已去世老人的近亲）	2005 年 2 015 人 2008 年 1 464 人 2011 年 494 人 2014 年 116 人 2018 年 408 人

续表

名称	调查年份	数据构成：人数（接受调查年份，说明）	失访情况
2002~2018 跟踪数据集	2002、2005、2008、2011、2014、2018	10.790（2002，2005，2008，2011，2014，2018） 11.484（2018，2002、2005、2008、2011、2014 年曾接受调查，2018 年已去世老人的近亲）	2005 年 2 015 人 2008 年 1 464 人 2011 年 494 人 2014 年 116 人 2018 年 408 人
2005~2018 跟踪数据集	2005、2008、2011、2014、2018	1.15 638（2005，65 岁及以上老人） 2.7 472（2005，2008） 3.5 228（2008，2005 年曾接受调查，2008 年已去世老人的近亲） 4.4 191（2005，2008，2011） 5.2 255（2011，2005、2008 年曾接受调查，2011 年已去世老人的近亲） 6.2 791（2005，2008，2011，2014） 7.1 185（2014，2005、2008、2011 年曾接受调查，2014 年已去世老人的近亲） 8.1 330（2005，2008，2011，2014，2018） 9.760（2018，2005、2008、2011、2014 年曾接受调查，2018 年已去世老人的近亲）	2008 年 2 938 人 2011 年 1 026 人 2014 年 216 人 2018 年 702 人
2008~2018 跟踪数据集	2008、2011、2014、2018	1.16 954（2008，65 岁及以上老人） 2.8 418（2008，2011） 3.5 642（2011，2008 年曾接受调查，2011 年已去世老人的近亲） 4.5 245（2008，2011，2014） 5.2 589（2014，2008、2011 年曾接受调查，2014 年已去世老人的近亲） 6.2 440（2008，2011，2014，2018） 7.1 547（2018，2008、2011、2014 年曾接受调查，2018 年已去世老人的近亲）	2011 年 2 894 人 2014 年 591 人 2018 年 1 259 人
2011~2018 跟踪数据集	2011、2014、2018	1.9 765（2011，65 岁及以上老人） 2.6 066（2011，2014） 3.2 879（2014，2011 年曾接受调查，2014 年已去世老人的近亲） 4.2 884（2011，2014，2018） 5.1 837（2018，2011、2014 年曾接受调查，2018 年已去世老人的近亲）	2014 年 820 人 2018 年 1 345 人
2014~2018 跟踪数据集	2014、2018	1.7 192（2014，65 岁及以上老人） 2.3 441（2014，2018） 3.2 226（2018，2014 年曾接受调查，2018 年已去世老人的近亲）	2018 年 1 525 人
2018 数据集	2018	15 874（2018，65 岁及以上老人） 其中 10 人接受过 1998 年以来的历次调查，30 人接受过 2 000 年以来的历次调查，790 人接受过 2002 年以来的历次调查，1 330 人接受过 2005 年以来的历次调查，2 440 人接受过 2008 年以来的历次调查，2 884 人接受过 2011 年以来的历次调查；3 441 人接受过 2014 年调查，12 433 人为 2018 年首次调查	

附录4　应用中国老年健康调查数据库的

研究成果列表

一、在国内出版发行的中文著作（按发表年份排序）

中国高龄老人健康长寿研究课题组. 2000. 中国高龄老人健康长寿调查数据集(1998). 北京: 北
　　京大学出版社.

曾毅. 2004. 健康长寿影响因素分析. 北京: 北京大学出版社.

曾毅, 顾大男, 萧振禹, 等. 2005. 中国高龄老人健康长寿调查图集. 北京: 中国人口出版社.

柳玉芝, 原野, 等. 2007. 中国高龄老人调查研究. 北京: 中国人口出版社.

尹德挺. 2008. 老年人日常生活自理能力的多层次研究. 北京: 中国人民大学出版社.

曾毅, 等. 2010. 老年人口家庭、健康与照料需求成本研究. 北京: 科学出版社.

沈可. 2013. 中国老年人居住模式之变迁. 北京: 社会科学文献出版社.

曾毅, 等. 2018. 中国健康老龄发展趋势和影响因素研究. 北京: 科学出版社.

二、在国外出版发行（或国内出版国外发行）的英文著作（按发表年份排序）

The Chinese Longitudinal Healthy Longevity Survey Project. 2000. The Data Book of the 1998 Wave
　　of Chinese Longitudinal Healthy Longevity Survey. Beijing: Peking University Press.

Zeng Y, Gu D N, Xiao Z Y, et al. 2005. Graphics of Socio-Demographic and Health Profiles of
　　Oldest-Old in China. Beijing: China Population Press.

Zeng Y, Crimmins E, Carrière Y, et al. 2006. Longer Life and Healthy Aging. Dordrecht: Springer.

Robine J M, Crimmins E M, Horiuchi S, et al. 2007. Human Longevity, Individual Life Duration, and
　　the Growth of the Oldest-Old Population. Dordrecht: Springer.

Zeng Y, Poston Jr D L, Vlosky D A, et al. 2008. Healthy Longevity in China: Demographic,
　　Socioeconomic, and Psychological Dimensions. Dordrecht: Springer.

三、在国外出版发行的英文专著章节（按发表年份排序）

Zeng Y, George L K. 2001. Extremely rapid ageing and the living arrangement of the elderly: the case
　　of China// Population Bulletin of the United Nations: Living Arrangements of Older Persons,
　　Special Issue. New York: United Nations: 255-287.

Zeng Y. 2002. Aging in China//Ekerdt D J. Encyclopedia of Aging. New York: Macmillan Reference
　　USA: 224-228.

Guo Z G. 2006. Living arrangement of the oldest old in China//Zeng Y, Crimmins E, Carrière Y, et al.
　　Longer Life and Healthy Aging. Dordrecht: Springer: 261-272.

Zeng Y, Gu D N, Land K C. 2006. A method for correcting the underestimation of disabled life expectancy, with an empirical application to oldest-old in China//Zeng Y, Crimmins E, Carrière Y, et al. Longer Life and Healthy Aging. Dordrecht: Springer: 49-69.

Zeng Y, Liu Y Z, George L K. 2006. Female disadvantages among the elderly in China//Zeng Y, Crimmins E, Carrière Y, et al. Longer Life and Healthy Aging. Dordrecht: Springer: 201-211.

Zhou Y, Ren Q. 2006. Longevity among Chinese consanguines//Zeng Y, Crimmins E, Carrière Y, et al. Longer Life and Healthy Aging. Dordrecht: Springer: 273-281.

Gu D N, Feng Q S, Jessica S. 2008. Social network types, intimacy and healthy longevity among the Chinese elderly//Garner J B, Christiansen T C. Social Sciences in Health Care and Medicine. New York: Nova Publisher: 11-49.

Gu D N, Vlosky D A. 2008. Long-term care needs and related issues in China//Garner J B, Christiansen T C. Social Sciences in Health Care and Medicine. New York: Nova Publisher: 52-84.

Li D M, Chen T Y, Wu Z Y. 2008. An exploration of the subjective well-being of the Chinese oldest-old//Zeng Y, Poston Jr D L, Vlosky D A, et al. Healthy Longevity in China: Demographic, Socioeconomic, and Psychological Dimensions. Dordrecht: Springer: 347-356.

Zhou Y, Zheng Z Z. 2008. Tooth loss among the elderly in China//Zeng Y, Poston Jr D L, Vlosk D A, et al. Healthy Longevity in China: Demographic, Socioeconomic, and Psychological Dimensions. Dordrecht: Springer: 315-327.

Gu D N, Vlosky D A, Zeng Y. 2009. Gender differentials in transitions and expected years spent in seven living arrangements among the oldest-old in China—a population-based decrement-increment life table analysis//Benninghouse H T, Rosset A G. Women and Aging: New Research. New York: Nova Publisher: 539-575.

Maria P. 2010. Marriage and the elderly in China//Eggleston K, Tuljapurkar S. Aging Asia: Economic and Social Implications of Rapid Demographic Change in China, Japan, and Korea. Palo Alto: The Walter H. Shorenstein Asia-Pacific Research Center at Stanford University: 77-94.

Zeng Y, George L K. 2010. Population ageing and old-age insurance in China//Dannefer D, Phillipson C. The Sage Handbook of Social Gerontology. London: Sage Publisher: 420-429.

Zhou Y, Liu Y. 2010. Long-term care in China and Japan//Dannefer D, Phillipson C. The Sage Handbook of Social Gerontology. London: Sage Publisher: 563-572.

Shen K, Zeng Y. 2011. The association between resilience and survival among Chinese elderly//Resnick B, Gwyther L P, Roberto K A. Resilience in Aging: Concepts, Research and Outcomes. New York: Springer: 217-229.

Gao S, Meng X Y. 2015. The impact of government size on Chinese elders' life satisfaction: 1998-2008//Maggino F. A New Research Agenda for Improvements in Quality of Life. Cham: Springer: 135-161.

Liu Z R, Huang Y Q, Li T, et al. 2017. China//Yates L A, Yates J, Orrell M, et al. Cognitive Stimulation Therapy for Dementia: History, Evolution and Internationalism. London: Routledge: 227-236.

Ye M Z, Chen Y W, Peng Y S. 2017. A new era in living arrangements: determinants of quality of life among Chinese older adults//Tsai M C, Chen W C. Family, Work and Wellbeing in Asia. Singapore: Springer: 43-64.

Jiang C, Shen K. 2019. A study on the income disparity of aged population and social security institutions//Li Y N, Cheng Z Q. China's Reform to Overleap the Middle-Income Trap. Singapore: Springer: 55-68.

四、中文学术期刊论文

检索关键词：CLHLS，以及根据不同年代应用当时调查名称检索；检索范围：全部期刊；CNKI 2020 年 3 月 10 日搜索结果：455 篇（详细列表从略）。

五、英文学术期刊论文

检索关键词：CLHLS；检索工具：Google Scholar；2020 年 3 月 10 日搜索结果：356 篇（详细列表从略）。